W0046677

DR. MED. IRIS ZACHENHOFER
DR. MED. MARION REDDY

ESSEN
MACHT
SCHLANK

Mit den besten Rezepten
für Kopf und Bauch endlich
erfolgreich abnehmen

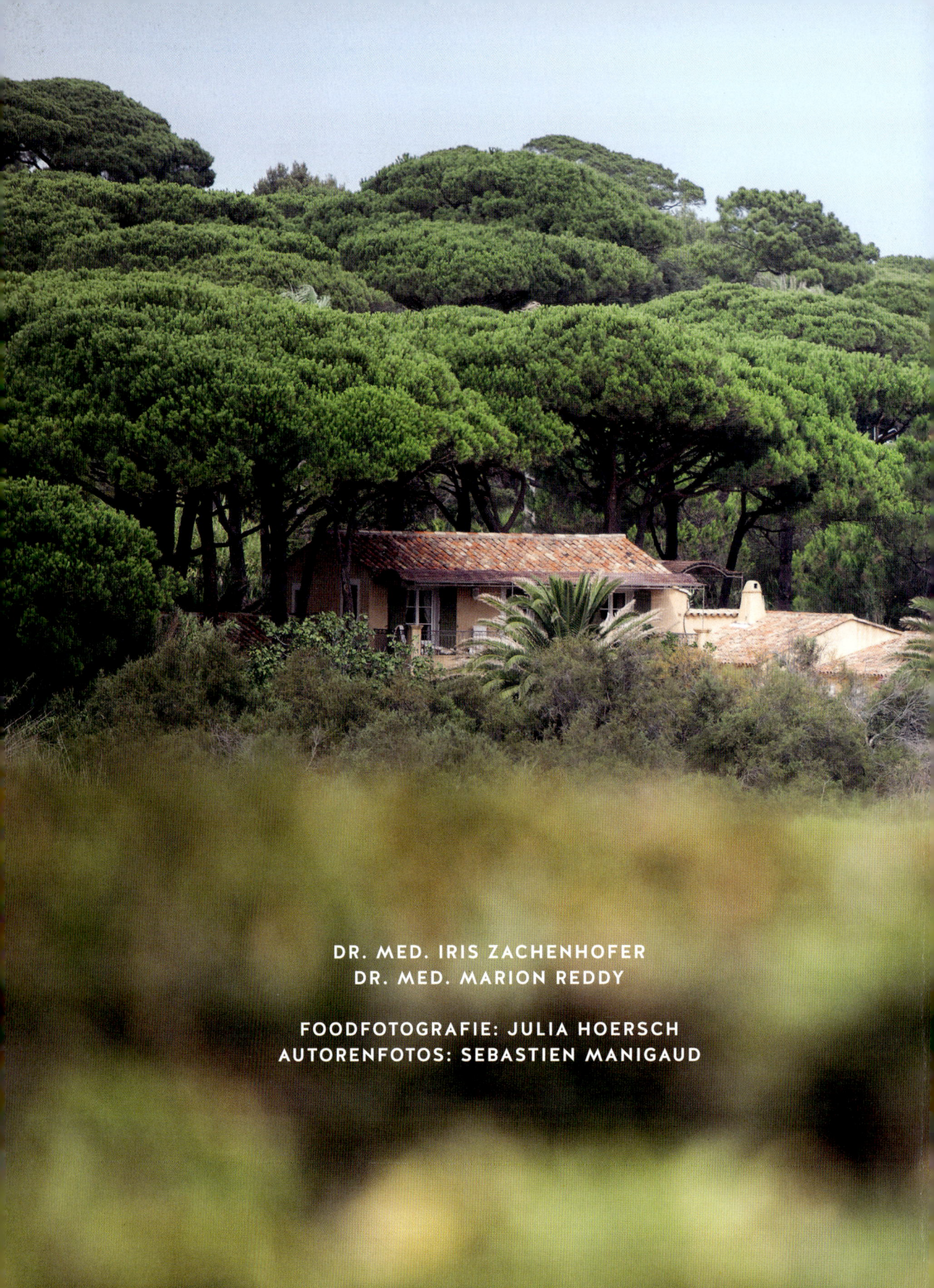

DR. MED. IRIS ZACHENHOFER
DR. MED. MARION REDDY

FOODFOTOGRAFIE: JULIA HOERSCH
AUTORENFOTOS: SEBASTIEN MANIGAUD

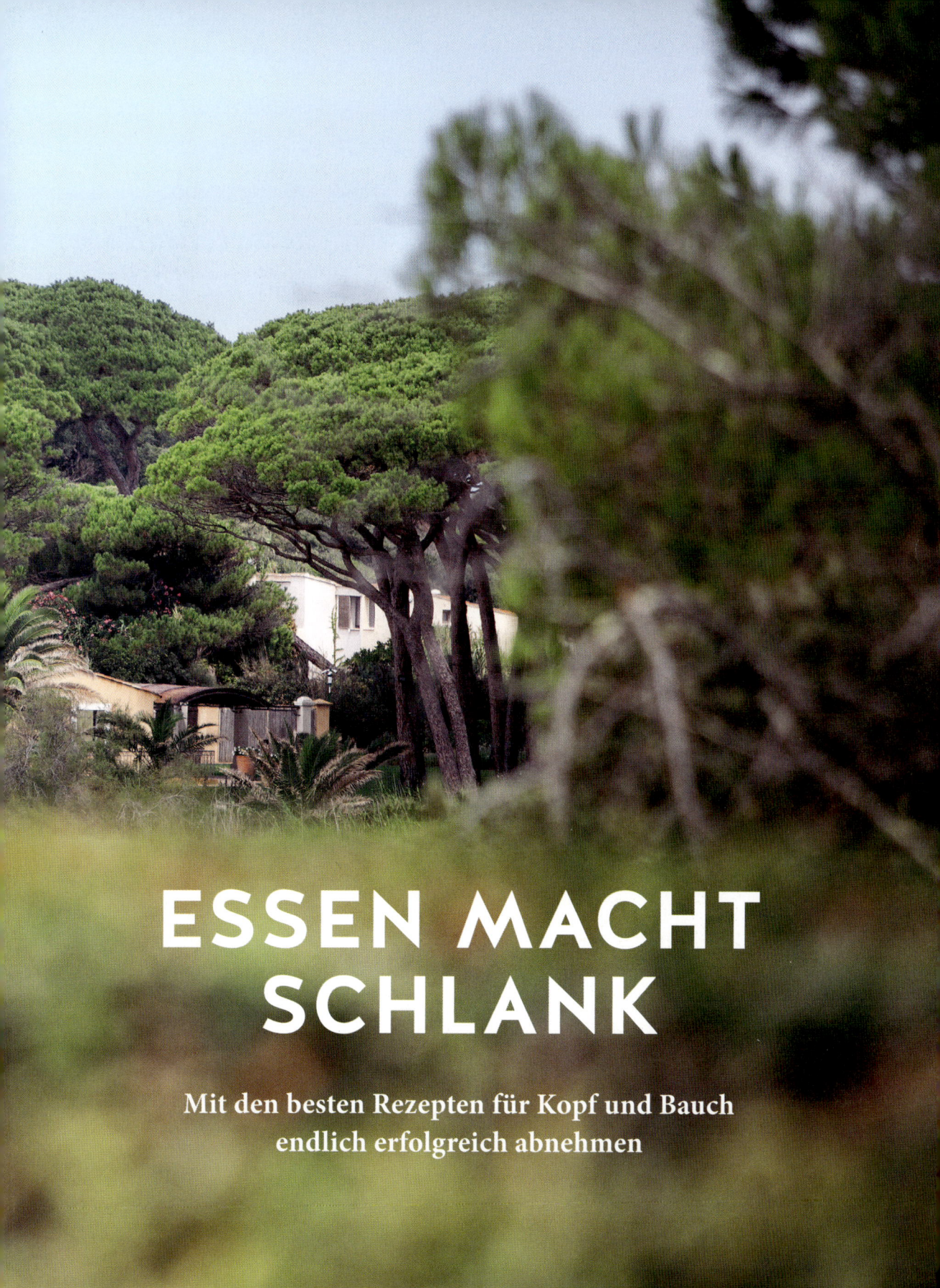

ESSEN MACHT SCHLANK

Mit den besten Rezepten für Kopf und Bauch
endlich erfolgreich abnehmen

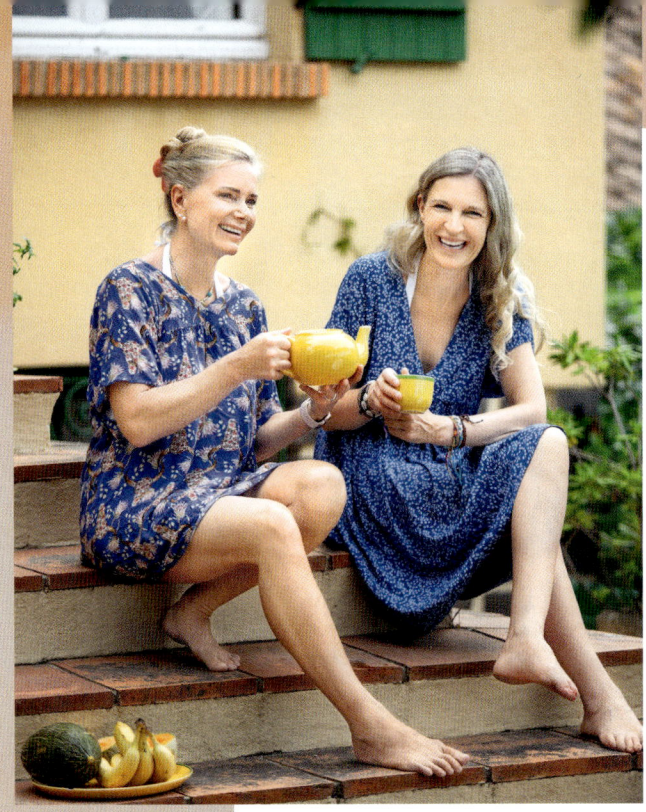

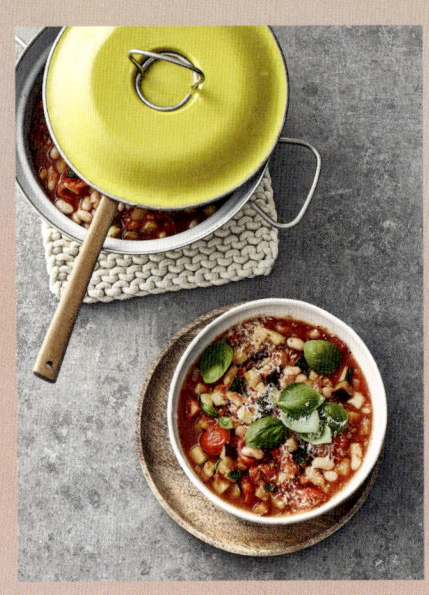

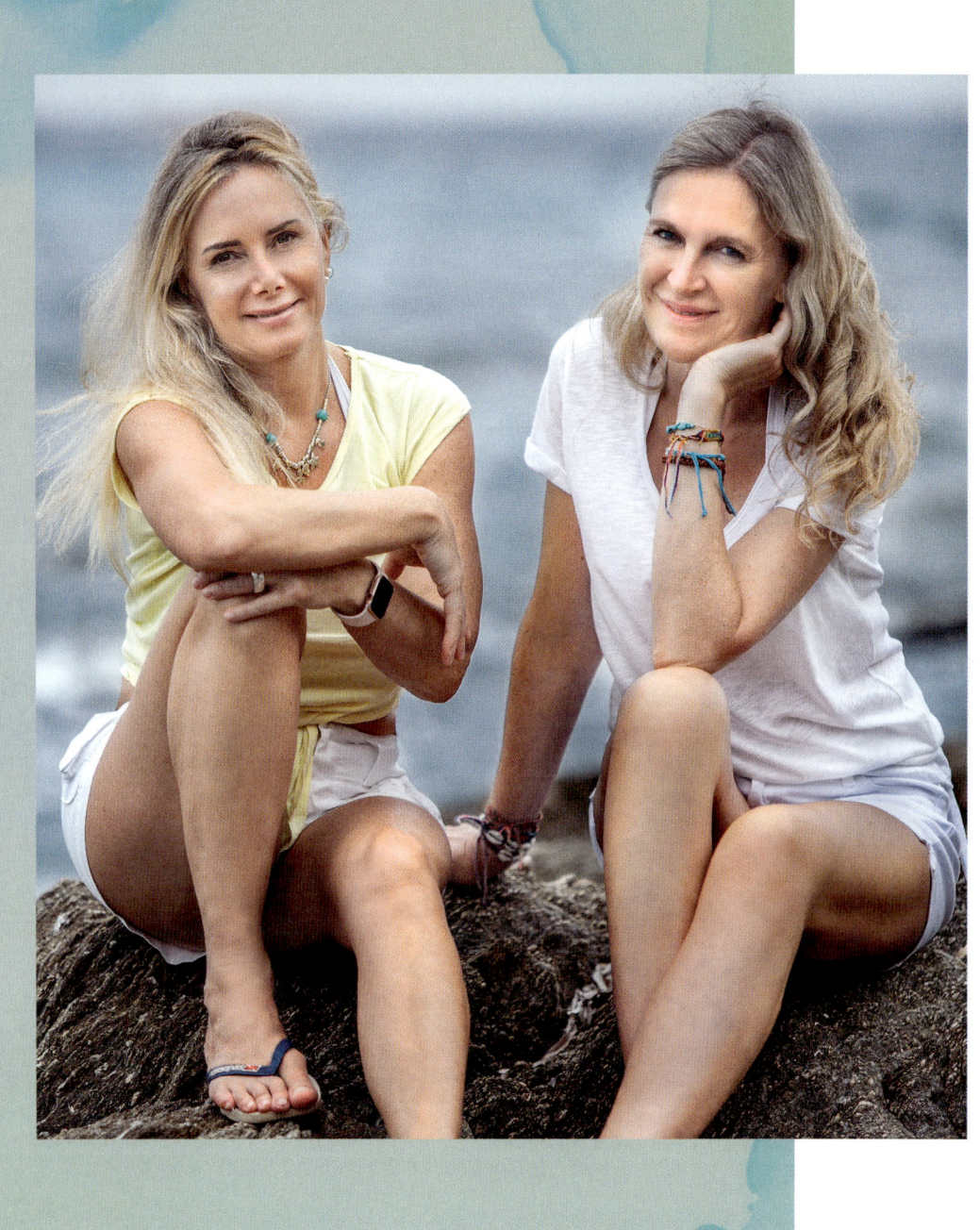

VORWORT

Ungeplante Partys sind meist die besten. Spontan, improvisiert, ohne große Vorbereitungen oder Stress, dafür mit viel Spaß und überraschenden Gästen. Dieses Buch hier ist ähnlich, denn wir hatten nie wirklich vor ein Kochbuch zu schreiben, es ist einfach so passiert. Es entstand spontan und nebenbei, während wir an anderen Büchern gearbeitet hatten. Zum Schreiben treffen wir uns immer in Südfrankreich oder Italien. Und wenn wir schon so hart arbeiteten, wollten wir es uns wenigstens beim Essen gut gehen lassen, uns belohnen und viele regionale Speisen probieren. Also hatten wir uns alle Köstlichkeiten gegönnt, die wir finden konnten: Auf den Märkten kauften wir das süßeste und reifste Obst, klebrig süße Feigen, Pfirsiche und Melonen, deren Aromen über Tage im ganzen Haus zu riechen waren. Wir füllten unseren Chariot mit Tomaten, Zucchini, Auberginen und großen Büscheln Basilikum. Wir probierten die unterschiedlichsten Ziegenkäse, Oliven, kauften Tapenade, Pasteten und Olivenbaguette für den Apero. Vom Fischmarkt schleppten wir Muscheln, Sardinen und Doraden, vom Fleischer Hühner oder Rindfleisch nach Hause. Wichtig war uns aber auch, nicht zu viel Zeit mit Kochen zu verbringen, damit wir gut mit den Manuskripten vorankamen. So kochten wir bodenständige, einfache Gerichte. Doch unser Essen musste uns auch fit halten und durfte nicht im Magen liegen und müde machen. Also experimentierten wir, tauschten in den klassischen Rezepten Weißmehl gegen gesündere Alternativen aus, erhöhten den Gemüseanteil und überlegten uns einige Tricks. Damit sind wir gut gefahren, haben geschlemmt, uns wohl gefühlt und die Arbeit lief stets sehr gut. Wir bemerkten, dass wir während dieser Zeit auch kaum mehr Heißhunger auf Süßigkeiten hatten.

Was uns am Ende dieser Aufenthalte dann aber wirklich zunehmend auffiel, war, dass wir trotz aller Schlemmereien jedes Mal bei der Abreise eine viel bessere Figur hatten als bei der Ankunft: die Taille definierter, der Bauch straffer, die Haut praller, die Beine schlanker. Kein Wunder, denn solches Essen macht einfach schlank! Daher möchten wir Ihnen in diesem Buch unsere Rezepte vorstellen, die auch Sie schlank machen werden. Größtenteils traditionelle italienische oder südfranzösische Gerichte, und so angepasst, dass Sie sich fit und gut fühlen werden und die Sie rasch Ihrer Bikinifigur näher bringen werden. Gleichzeitig erfahren Sie, warum Abnehmen im Kopf beginnt und was unser Gehirn mit einem Mischpult zu tun hat. Wir laden Sie zu einer Reise ein, die zu einem neuen Körpergefühl und einem definierteren Körper führen wird. Eine Reise, bei der schon der Weg das Ziel ist.

Ihre Dr. med Iris Zachenhofer und
Dr. med. Marion Reddy

Wie Essen unser Gehirn beeinflusst

Abnehmen beginnt im Kopf – dauerhaft schlank werden ohne Diäten-Quälerei.

WAS ABNEHMEN SO SCHWIERIG MACHT

Obwohl mehr Informationen über Abnehmen und Veränderung des Essverhaltens kursieren als je zuvor, das Internet von wohlgemeinten Ratschlägen geradezu überschwemmt ist und kaum ein paar Minuten vergehen, in denen wir nicht von den Medien mit Fitnesstrends bombardiert werden, haben wir in unserer Gesellschaft ein Problem mit Übergewicht. Es scheint ein Paradox: Einerseits sind heutzutage viele Menschen nahezu Ernährungsexperten und kennen den Nährwert, den Eiweißgehalt und die glykämische Last von unzähligen Nahrungsmitteln, andererseits erkranken oder sterben immer mehr Menschen an den Folgen von Übergewicht.

Wir beschäftigen uns als Ärztinnen schon seit mehreren Jahren mit dem Zusammenhang zwischen dem Gehirn, dem Denken und einer guten Figur. Inzwischen sind wir zu der Meinung gekommen, dass Abnehmen immer schwieriger wird. Denn aufgrund des Überangebots an Informationen zu diesem Thema und der Dauerbeschallung mit Rezepten und Fitnessübungen sind wir davon übersättigt, haben längst die Schotten dichtgemacht und lehnen uns unbewusst gegen alle Abnehmtipps auf – wir zeigen ein sogenanntes reaktantes Verhalten.

Psychologische Reaktanz

Unter psychologischer Reaktanz verstehen wir eine (unbewusste) Abwehrreaktion gegen Einschränkungen oder Vorschriften, die uns von anderen aufs Auge gedrückt werden. Wir wollen quasi die Kontrolle über unser Leben behalten und möchten daher »verbotene Handlungen« erst recht ausführen. Verbotenes wird nun noch wichtiger und attraktiver als je zuvor. In Bezug auf das Thema Gewichtsabnahme kann das der Fall sein, wenn wir vom Arzt, dem Partner und der Umgebung ständig suggeriert bekommen, dass

wir uns »endlich einmal zusammenreißen« und abnehmen sollen. Oder wenn in Zeitungen, Zeitschriften, Fernsehen und Internet überall immer Abnehmtipps, neue Diäten oder Sporttrends auf uns einprasseln. Dann haben wir irgendwann genug davon und wollen – meist unbewusst – erst recht nicht, zeigen eine Art Trotzreaktion und sabotieren unsere eigenen Diäten. Verbotenes Essen bekommt einen solchen Reiz für uns, dass wir gar nicht mehr widerstehen können.

WIE ABNEHMEN GELINGEN KANN

Die Lösung besteht darin, dass wir eine Änderung des Lebensstils und der Essgewohnheiten als etwas absolut Positives sehen, als etwas, das nur wir selbst entschieden haben. Das, was wir verändern wollen, geschieht freiwillig und wird uns von niemandem aufgezwungen. Nur wir können unseren eigenen Weg gehen. Relevante Informationen und gute Rezepte sind dann dabei zwar hilfreich, aber was wir wirklich davon übernehmen, was unser Körper braucht und mag, das kann jeder nur für sich selbst bestimmen. Denn jeder Mensch und jeder Körper ist anders, und nur wir selbst können wirklich sagen, was uns guttut.

Wir halten nicht viel von Vorschriften, was man wann und wie essen soll oder welchen Sport man wie oft und wie lange betreiben soll. Die letzten Jahre der Dauerbeschallung haben uns zunehmend bewiesen, dass Menschen damit immer mehr zu- anstatt abnehmen.

Wir zeigen Ihnen in diesem Buch, welche Mechanismen im Gehirn ablaufen und wie diese unseren Appetit und unsere Gefühle beeinflussen. Gleichzeitig haben wir für Sie Rezepte zusammengestellt, die diese Mechanismen berücksichtigen, und geben Ihnen jede Menge Tipps, die Ihnen das Abnehmen erleichtern werden.

Wie Sie diese Informationen und Rezepte dann in Ihren Alltag integrieren, bleibt allerdings Ihnen überlassen – so entscheiden Sie zum Beispiel

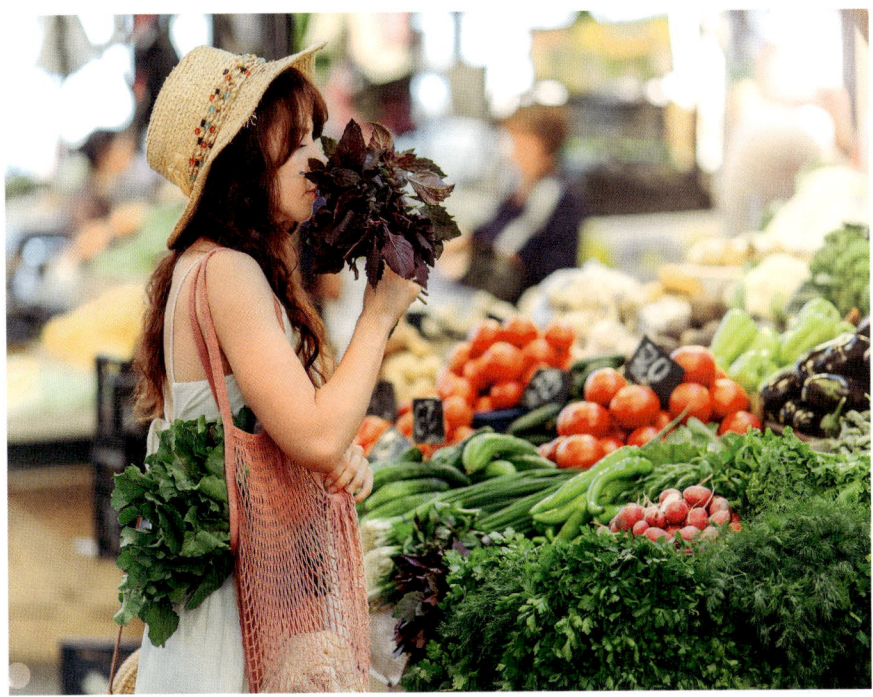

Der Wunsch abzunehmen muss aus uns selbst kommen.
Zu viele, unterschiedliche Informationen und ständiges
Drängeln führen zu einer Abwehrreaktion.

für sich selbst, ob Sie um sechs Uhr morgens oder erst mittags frühstücken oder ob Sie die Frühstücksbowl überhaupt am liebsten erst am Abend essen. Wir geben Ihnen keine strengen Pläne vor, denn unsere Sorge wäre viel zu groß, dass Sie dann reaktantes Verhalten entwickeln und alles sabotieren würden.

Die sechs Regler im Gehirn

Schlank sein beginnt im Kopf. In den nächsten Kapiteln lernen Sie deshalb zunächst einmal die sechs Regler kennen, die unser Appetitverhalten, unsere Stimmung und unsere Gefühle beeinflussen. Anschließend werden Sie lernen, wie Sie mit den Reglern arbeiten und dadurch selbst Ihr Verhalten beeinflussen und steuern können. Stellen Sie sich Ihr Gehirn als eine Art Mischpult vor, das Informationen aus verschiedenen Bereichen des Körpers wahrnimmt, verarbeitet und daraus dann das Verhalten generiert: Wenn Sie die Regler für Ihr Mischpult gut kennen, können Sie auf diese selbst Einfluss nehmen, sie bedienen und so einstellen, dass ein Essverhalten entsteht, das Ihnen guttut. Und wie in der Musik wird das Ergebnis umso harmonischer werden, mit je mehr Reglern Sie arbeiten. Wir stellen Ihnen viele unterschiedliche Rezepte vor, die in den meisten Fällen mehrere Regler gleichzeitig bedienen und dadurch auch gleich mehrere Effekte haben.

KRITERIEN FÜR EIN ERFOLGREICHES REZEPT

Es ist eine Sache, dass unsere Rezepte positiv auf das Gehirn wirken und wir damit gut abnehmen können. Doch damit wir uns auch wirklich motivieren können, die Rezepte nicht nur gelegentlich in einem Anfall von Ehrgeiz, sondern wirklich regelmäßig in unseren Alltag zu integrieren, müssen sie noch einiges mehr können.

Toller Geschmack

Wenn Essen nicht oder langweilig schmeckt, werden wir es nicht mögen, ganz gleich wie gesund oder gut für unsere Figur es ist. Wir haben uns in den letzten Jahren zum Schreiben meistens in Südfrankreich oder in Italien getroffen, weshalb unsere Rezepte von diesen Regionen inspiriert sind. Wir haben die Aromen des Südens verwendet und Zutaten, die für Ihre Figur weniger förderlich sind, ausgetauscht oder weggelassen – aber so, dass es schmeckt wie das Original, egal ob Quiches, Pasta, Hamburger oder Salate. Das Abnehmen geht dann ganz nebenbei und, was uns ganz besonders wichtig ist, Sie werden sich auch richtig gut dabei fühlen.

Einfache Küche

Vielleicht bekommen Sie nun ein mulmiges Gefühl, dass Ihnen das vielleicht zu viel Arbeit sein könnte. Sie haben schließlich noch anderes zu tun und möchten Ihr Leben jetzt nicht der komplizierten französischen Küche widmen. Wir können Ihnen versichern: Das meiste, was wir in den vielen Sommerwochen an den Stränden von Italien oder Frankreich gesehen, gegessen und nachgekocht haben, war so gar nicht das, was viele von uns mit einem französischen oder italienischen Menü verbinden. In Wirklichkeit handelt es sich um eine simple, leichte, aber dennoch geschmacksintensive Sommerküche mit einfachen Zutaten. Kein

Mensch in Südfrankreich denkt in den Ferien ans Abnehmen, doch die Rezepte sind dennoch leicht und bekömmlich, weil man sich mit dieser Art zu essen in der Hitze einfach am wohlsten fühlt. In erster Linie haben wir tolle Salate gesehen, riesige Teller mit Wassermelonen oder Ananas, Gemüsedips mit Avocados, Oliven oder Kichererbsen und viel Gegrilltes oder leichte Quiches oder Pasta.

Keine Regeln

Natürlich mögen wir schöne mehrgängige Menüs, aber diese sind eher die Ausnahme als die Regel. Die Regel ist: Es gibt keine Regeln. Denn auch, wenn viele Studien in bestimmte Richtungen weisen, müssen bestimmte Trends nicht auch automatisch für Sie gelten. Beispiel Frühstück: Die meisten ernährungsmedizinischen Studien ergaben, dass es am gesündesten ist, ausgiebig zu frühstücken. Das mag statistisch gesehen für viele Menschen gelten, allerdings nicht für alle. Oder: Wir haben viel über Intervallfasten gehört und wie gesund es ist, öfters das Dinner zu canceln oder nach 16 Uhr nichts mehr zu essen. Das mag stimmen, kann aber bei Menschen, die Schwierigkeiten damit haben, Druck, negative Gefühle und Stress auslösen. Wir plädieren stattdessen

REGELMÄSSIG MESSEN

Neben dem täglichen Wiegen raten wir, einmal wöchentlich immer zur gleichen Uhrzeit jeweils den Umfang von Brust, Bauch, Hüfte, Oberarmen und Oberschenkeln zu messen und zu notieren. Denn letztendlich ist das Wichtigste nicht eine Zahl auf der Waage, sondern wie Ihr Körper aussieht. Wir gehen davon aus, dass das Dokumentieren unbewusst Ihr Ernährungs- und auch Bewegungsverhalten beeinflusst.

für Freiwilligkeit: Wenn bei Ihnen das Frühstück die größte Mahlzeit des Tages ist oder wenn Sie es schaffen, öfters mal Intervall zu fasten, ist das gut. Wenn nicht, ist Ihr Körper vielleicht noch nicht so weit oder benötigt die Nahrung einfach. Wir glauben, dass es wichtig ist, uns von Regeln zu lösen und uns darauf zu fokussieren, was zu uns passt. »Woher weiß ich dann, wie viel ich essen kann?«, fragen Sie sich jetzt vielleicht. Wir empfehlen: Wiegen Sie sich täglich und halten Sie Ihr Gewicht schriftlich fest. Denn Studien haben gezeigt, dass Menschen, die sich täglich gewogen haben, innerhalb eines Jahres zehn Prozent Ihres Gewichts verloren, ohne bewusst ihr Essverhalten zu ändern. Die Vergleichsgruppe, die sich unregelmäßig wog, hielt ihr Gewicht im Schnitt konstant. Die Studienleiter vermuteten, dass das tägliche Wiegen unbewusst das Essverhalten beeinflusst, weil die Probanden gleich am nächsten Tag mit der Folge ihres Tuns konfrontiert waren (z. B. Pizza in der Nacht bewirkt eine Gewichtszunahme am nächsten Tag durch Kalorien und Wassereinlagerung durch Salz).

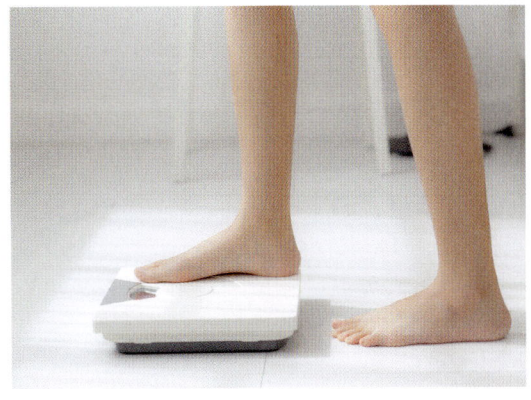

Statt eines strengen Diätplans empfehlen wir: einmal täglich wiegen, bitte!

Passend zum Lebensstil

Unsere Rezepte sollen Ihnen das Leben leichter machen. Einkaufen und kochen sind wichtig, sollten aber unser Leben nicht ausfüllen. Wir konzentrieren uns in den Rezepten auf regionale, saisonale und geschmacksintensive Zutaten, von denen es nur wenig braucht, damit ein Gericht gut schmeckt. Auf keinen Fall sollen Sie Ihre Zeit mit aufwendigen Essensplänen oder der langen Suche nach ausgefallenen Zutaten verschwenden. Vielmehr muss Zeit bleiben für einen aktiven, gesunden Lebensstil und die Möglichkeit etwas für die Figur zu tun und Sport zu treiben. Aus diesem Grund lassen sich auch die meisten der Rezepte ganz oder teilweise vorbereiten und einfrieren. Sie haben quasi einmal die Arbeit und haben sich dann für andere Mahlzeiten freigespielt.

Positiver Spirit

Es ist wichtig, dass Sie Ihren Wunsch abzunehmen als etwas Positives empfinden, dass Sie sich darauf freuen, Ihr Leben zu verändern. Dafür ist es wesentlich, dass für Sie die Rezepte, die Sie täglich kochen, unbedingt einen positiven Spirit haben – Sie sollten sie in Zusammenhang bringen mit Ferien, Genuss, Spaß, Freizeit, einfach mit einem sorglosen Lifestyle. Wir sind überzeugt, dass Ihnen das mit den meisten unserer mediterran beeinflussten Rezepte gelingen wird und Sie diese auch noch dann kochen, wenn Sie »nur« Ihr Gewicht halten wollen.

An dieser Stelle möchten wir auch betonen, dass Sie sich auf jeden Fall auf das konzentrieren sollten, was Sie essen dürfen. Freuen Sie sich also über Lasagne, Schokobowl oder Pizza statt darüber zu jammern, was Sie meiden sollten. Das ist ganz essenziell, um sich einen positiven Spirit zu behalten: Bemitleiden Sie sich nicht, sondern freuen Sie sich über die vielen spannenden Veränderungen, die auf Sie zukommen werden. Ob Sie es langsam angehen möchten oder sich voll hineinstürzen, all das können Sie selbst entscheiden, ganz so, wie Sie sich damit am wohlsten fühlen.

VISUALISIERUNG – READY TO TAKE OFF

Bevor Sie richtig loslegen: Lehnen Sie sich noch einmal zurück und überlegen Sie sich genau, was Sie eigentlich wollen. Sie wollen schlanker sein, klar. Aber was bedeutet das genau? Wie viele Kilos möchten Sie abnehmen? In welcher Zeit? Wie genau möchten Sie aussehen und was möchten Sie mit Ihrer neuen Figur unternehmen? Keiner will Sie nerven, wenn Sie vielleicht schon in den Startlöchern scharren. Aber letztendlich stehen Sie nun am Beginn einer Reise. Stellen Sie sich vor, Sie sind ein Pilot: Er wird schließlich auch nicht mit der groben Vorgabe »nach Südostasien« starten, sondern immer den genauen Zielort wissen müssen, den Flughafen und im Laufe der Reise auch die Landebahn. Auch ihr Gehirn will einen genauen Zielort wissen, sonst nimmt es Ihre Pläne nicht ernst. Ungenaue Ziele (z. B. »gesünder essen«) erkennt es ebenso wenig wie negative Ziele (z. B. »weniger essen«, »kein Abendessen«, »nie mehr Zucker«). Stattdessen ist es gut, wenn Sie Ihre Ziele möglichst detailgenau visualisieren, denn je klarer und eindeutiger sie sind, umso mehr Erfolg werden Sie haben und auch schwierige Phasen meistern. Die Ursache liegt im präfrontalen Cortex, unserem Vernunfthirn, das unter anderem für die Umsetzung von Plänen und Zielen zuständig ist. Je mehr Sie Ihre Ziele vor Ihrem geistigen Auge sehen, je mehr Sie sie verinnerlichen, umso mehr werden Sie automatisch die richtigen Handlungen setzen. Mit Aktionen wie Listen schreiben, Ziele definieren, Gewicht und Maße notieren aktivieren Sie den präfrontalen Cortex und damit den »vernünftigen« Anteil unseres Gehirns. Je besser Sie Ihr Vorhaben planen, je mehr Sie auf visuelle Aspekte wie schreiben oder zeichnen setzen, umso mehr aktivieren Sie den präfrontalen Cortex.

Vorbilder helfen beim Visualisieren

Aus der Psychologie wissen wir auch, dass Menschen, die sehr klare Vorbilder haben, unbewusst deren Verhalten nachahmen und dadurch versuchen, sich den Vorbildern zu nähern. Ihr Vorbild muss Ihnen körperlich nicht ähneln, ähnliche Ideale oder Einstellungen können ebenso inspirieren. Überlegen Sie: Welche Menschen bewundern Sie oder haben Sie als Kind bewundert? Wer sind Ihre Filmhelden? Welche Rolle würden Sie gerne in einem Film spielen? Warum? Gibt es Schauspieler, Sänger oder Models, die Sie bewundern? Warum bewundern Sie diese? Je mehr Details unseres Vorbilds wir durchdenken, umso mehr wird der präfrontale Cortex aktiviert. Gehen sie noch einmal in sich und überlegen Sie, was Sie jetzt schon tun können, um sich diesem Vorbild anzunähern: Was genau tut die Person und wie tut sie es? Was macht sie in ihrer Freizeit? Was isst sie? Macht sie Sport? Welchen? Wie kleidet sie sich? Wie trägt sie die Haare? Sie werden entdecken, dass Sie vielleicht schon jetzt einige Dinge tun können, um sich Ihrem Vorbild anzunähern und sich wohler in Ihrem Körper zu fühlen. Sie sollten immer wieder visualisieren, vor dem Einschlafen, beim Aufwachen, an ruhigen Orten, was Sie erreichen möchten, und dieses Gefühl verinnerlichen. Wie fühlt sich meine neue Figur an? Wie fühle ich mich? Ähnlich machen es auch erfolgreiche Sportler, die vor einem Wettkampf diesen mental durchgehen und einen erfolgreichen Ausgang visualisieren.

BABY-SCHRITTE MACHEN

In der Psychiatrie sprechen wir von »Baby-Schritten«, winzige Schritte, mit denen Sie sich Ihrem Ideal bereits annähern. Es müssen nicht immer die großen Schritte sein, ein paar Kilo abnehmen, eine Kleidergröße kleiner. Auch Baby-Schritte halten uns am Weg. Das Wichtigste ist vielmehr, dass wir unseren Weg kontinuierlich gehen.

ZUSÄTZLICHE ABNEHMTIPPS

SKINNY FAT VORBEUGEN

Unter »skinny fat« verstehen wir Menschen, die zwar schlank wirken, jedoch einen relativ hohen Fettanteil und einen geringen Muskelmasse-anteil haben. Frauen neigen dazu, vor allem, wenn Sie nur für ihre Figur hungern und sonst nichts dafür tun. Das sieht dann weder athle-tisch noch muskulös aus. Stattdessen hängt der Hintern, die Oberarme flattern und die Haut ist schlaff. Es fehlt die Muskelmasse und ein star-kes Bindegewebe. Regelmäßiges Cardiotraining wie Laufen oder Radfahren ist dann eher kont-raproduktiv, da man dadurch eher noch mehr Muskelmasse verbrennt, anstatt die Haut durch Muskeltraining quasi von innen zu »füllen«. Die einzige Möglichkeit vorzubeugen: Die Muskeln schon von Beginn der Gewichtsreduktion an zu stärken, etwa durch regelmäßige Gymnastik oder Krafttraining. 20 Minuten täglich reichen, die kann sich jeder im Laufe des Tages nehmen. Lösen Sie sich von Vorstellungen, dass Sie nur morgens trainieren möchten, wenn Sie merken,

SUCHTGEDÄCHTNIS

In der Medizin kennen wir den Begriff »Suchtgedächtnis«: Unser Gehirn lernt, bestimmte Menschen, Orte, Gerüche oder Situationen mit Essen zu verknüp-fen. Werden wir erneut damit konfron-tiert, denken wir automatisch an Essen. Meiden Sie deshalb alles, was Sie mit bestimmtem Essen verknüpfen – um-gehen Sie zum Beispiel Eisdielen, Bä-ckereien oder Fast-Food-Restaurants, um nicht in Versuchung zu geraten.

dass es sich dann doch nie ausgeht oder Sie sich zu einer anderen Tageszeit vielleicht eher in der Lage fühlen. Stellen Sie sich einen Handy-Timer und trainieren Sie 20 Minuten ohne Unterbre-chung und Ablenkung. Suchen Sie die Übungen vorher aus, um keine Zeit zu verlieren, und ge-stalten Sie das Training abwechslungsreich. In diesen 20 Minuten sollte es nur um Gymnastik und Muskeltraining gehen, Cardiotraining ma-chen Sie extra.

LEBENSSTIL ÄNDERN

Sport reduziert das appetitanregende Hormon Ghrelin, da der Blutfluss Richtung Magen redu-ziert ist. In Studien aßen Probanden, die zuvor Sport gemacht hatten, ein Drittel weniger bei All-you-can-eat-Buffets als die Vergleichsgrup-pe. Andere Studien zeigten, dass Sport das Glückshormon Dopamin auslöst (s. S. 36).

Schlafen Sie ausreichend und versuchen Sie auch Schlaf vor Mitternacht zu erwischen: Im Schlaf, vor allem zwischen 22 und 0 Uhr, sinken unsere Stresshormone am stärksten. Ab 3 Uhr steigt unser Cortisolspiegel wieder an, um uns für den Tag fit zu machen, Sie können diesen Er-holungseffekt dann nicht mehr nachholen. Wer zu wenig schläft oder sehr spät schlafen geht, wird immer ein erhöhtes Stresslevel haben und automatisch versuchen, sich durch essen zu be-ruhigen. Ausreichend Schlaf beugt Heißhunger-attacken vor!

Verzichten Sie so oft wie möglich auf Alkohol. Al-kohol wirkt appetitanregend und enthemmend und wird Ihre Pläne gewaltig erschweren.

REZEPTOREN IM MAGEN-DARM-TRAKT

Wie steuere ich meine Rezeptoren
im Magen-Darm-Trakt und trickse damit
den Hypothalamus im Gehirn aus?

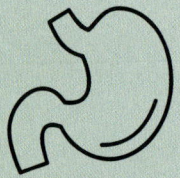

WIE SÄTTIGUNG ENTSTEHT

Vielleicht gehören Sie auch zu den Menschen, die sich immer wieder damit gequält haben, mehrere Gläser Wasser zu trinken, um das Hungergefühl zu beseitigen. Die unter großen Mühen Wasser, Wasser mit Zitrone oder Tee »hinuntergewürgt« haben, und sich immer wunderten, dass es nie so recht klappte und der Hunger entweder gar nicht verschwand oder gleich wieder kam. Die sich vielleicht sogar selbst die Schuld dafür gaben, sich für gierig oder undiszipliniert hielten.

Aber eventuell haben Sie auch schon länger vermutet: Irgendetwas ist faul an dieser Geschichte mit der angeblichen Sättigung. Dann haben Sie recht! Denn so einfach lässt sich unser Gehirn nämlich wirklich nicht austricksen. Damit nämlich das Sättigungszentrum im Gehirn das Signal »satt« sendet, ist es nicht wirklich ausreichend, ein paar Gläser Wasser zu trinken.

Die Rezeptoren im Magen-Darm-Trakt

In der Magenwand befinden sich Mechanorezeptoren, die den Füllungszustand des Magens und die Magendehnung registrieren. Viel Flüssigkeit führt zunächst einmal zu einer Dehnung des Magens, das stimmt, so wie es uns immer gesagt wurde. Dafür, dass unser Hypothalamus nun wirklich das Signal »satt« sendet, ist allerdings die Information der Mechanorezeptoren alleine leider nicht ausreichend. Dafür benötigt der Hypothalamus nämlich auch noch die Information der Chemorezeptoren im Darm. Diese kontrollieren, ob auch wirklich Energie angekommen ist (und nicht nur Wasser!).

Erst wenn beide Rezeptoren die richtigen Signale setzen, meldet der Hypothalamus schließlich »satt«. Aus diesem Grund macht es wenig Sinn, dass Sie nur Wasser trinken, um Ihren Appetit zu vertreiben. Sie können sich vielleicht ein bisschen ablenken, aber ein großartiges Sättigungsgefühl wird dadurch nicht entstehen.

DIE ROLLE DER ENERGIEDICHTE

Zu einem wirklichen Dilemma kommt es, wenn wir Nahrung mit großer Energiedichte und vielen Kalorien essen. Dazu gehören zum Beispiel Schokoriegel, die nur wenig Volumen haben, aber jede Menge Kalorien liefern. Diese Nahrungsmittel reizen nur die Chemorezeptoren, nicht aber die Mechanorezeptoren. In der Folge haben wir vielleicht die Kalorienmenge einer kleinen Hauptmahlzeit zu uns genommen, spüren aber dennoch keine anhaltende Sättigung.

Damit sowohl die Mechano- als auch die Chemorezeptoren die richtigen Signale geben und dadurch, bildlich gesehen, der »Regler 1«, also der Regler im Hypothalamus, sich zunehmend in Richtung »satt« stellt, müssen wir versuchen Essen mit sehr viel Volumen und einer geringen Energiedichte zu uns zu nehmen.

Viel Volumen, geringe Energiedichte – das mag sich jetzt vielleicht kompliziert anhören, ist aber dennoch zu schaffen: Versuchen Sie einerseits zu möglichst vielen Mahlzeiten Gemüse zu essen. Gemüse hat einen hohen Wasseranteil von 75 bis 95 Prozent, liefert gleichzeitig aber nur wenige Kalorien. Zweitens sind Ballaststoffe sehr wichtig, die das Nahrungsvolumen vergrößern, ohne zugleich den Energiegehalt bedeutend zu steigern. Ballaststoffe können bis zum Hundertfachen ihres Eigengewichts an Wasser binden. Dafür benötigen sie allerdings auch viel Flüssigkeit, daher ist es bei ballaststoffreicher Kost sehr wichtig

NOCH SCHNELLER SATT

Auch Intervallfasten von mindestens 16, besser noch 24 Stunden, ändert sofort den Status der Magendehnung. Der Magen verkleinert sich, dadurch wird in der Folge viel schneller durch ein bereits geringeres Nahrungsvolumen eine Magendehnung registriert.

immer ausreichend zu trinken. Sonst kann nämlich der gegenteilige Effekt eintreten: Der Magen- und Darminhalt würde verklumpen, verhärten und so zu Verstopfung führen.

Das A und O: Obst und Gemüse

Wenn Sie zu den Hauptmahlzeiten regelmäßig Obst und Gemüse essen, werden Sie es durch das Volumen und die niedrige Kalorienanzahl dieser Nahrungsmittel leicht schaffen, sowohl Ihre Mechano- als auch die Chemorezeptoren zu stimulieren. Doch mit unseren Rezepten werden Sie auch lernen, Gemüse in Ihren Speiseplan so einzubauen, dass Sie es gar nicht gleich bemerken. Etwa in unseren Frühstückbowls, die mit Gemüse »gestreckt« werden und deshalb so lange sättigen.

BEWUSST WAHRNEHMEN

Wir wissen aus vielen Medikamentenstudien, dass Medikamente, egal welcher Art, bei jenen Menschen am wirksamsten sind, die von den Ärzten genau über die Wirkung und den Wirkungsmechanismus informiert wurden und die sich entsprechend damit auseinandergesetzt haben. Wenn wir nun berücksichtigen, dass Nahrung ebenso heilend sein kann, empfehlen wir Ihnen wirklich, dass Sie sich mit Ihrer Nahrung auseinandersetzen. Stopfen Sie nicht, wie wir es oft in Stresssituationen tun, irgendetwas gedankenlos in sich hinein, sondern versuchen Sie stattdessen sich bewusst damit zu konfrontieren, was Sie Ihrem Körper eigentlich zuführen.

Vor allem Ballaststoffe lassen sich sehr gut visualisieren, zum Beispiel als eine Art Zauberpulver, als eine Substanz, die erst durch viel Flüssigkeit aktiv wird und dann Wunder wirken kann. Stellen Sie sich vor, durch Flüssigkeit würde das Zauberpulver aktiv werden, sich vergrößern und daher, in unserem Fall, das Magen- und Darmvolumen erhöhen, sowohl die Mechanorezeptoren als auch die Chemorezeptoren aktivieren und somit an unserem Regler 1 des Gehirns wirken.

Für unser Gehirn sind die kurzfristigen Ziele die lohnendsten. Das Gehirn ist quasi kurzsichtig und Langzeiterfolge, wie eine ausgeglichenere Darmflora, eine bessere Darmgesundheit oder ein niedrigeres Krebsrisiko, interessieren es nur wenig. Visualisieren Sie daher stattdessen die kurzfristigen, schnellen Erfolge von Ballaststoffen: Sie sorgen für eine angenehmes und länger anhaltendes Sättigungsgefühl, ohne sich »überfressen« zu fühlen. Und sie führen zu einem regelmäßigeren und gut funktionierenden Stuhlgang.

DER GESCHMACK MUSS STIMMEN

Vielleicht macht sich nun etwas Grauen in Ihnen breit und vor Ihren Augen poppen bereits Bilder von langweiligen rohen Gemüsesticks oder Magerquark auf Vollkornbrot auf. Aber keine Sorge: Eines unserer wichtigsten Kriterien für die Rezepte in diesem Buch war, dass alle Gerichte gut schmecken und das Kochen und die Zubereitung Spaß machen. Auf keinen Fall dürfen Sie das Gefühl haben, Sie müssten leiden oder sich irgendwie quälen. Stattdessen werden Sie viele der Gerichte an Urlaube in Italien erinnern oder Ihnen Südfrankreich näher bringen. Einige Mahlzeiten werden Ihnen suggerieren, Sie würden beim Italiener sitzen, in einem Bistro in Frankreich oder bei einem Picknick am sonnigen Strand.

NEUE WEGE GEHEN

Je mehr Ihrer Mahlzeiten Sie gegen die neuen Rezepte austauschen und je länger Sie sich damit beschäftigen, umso mehr werden Sie bemerken, wie die intensive Gier nach Essen nachlässt und Platz für eine stabile Sättigung und ein Gefühl der Ruhe macht.

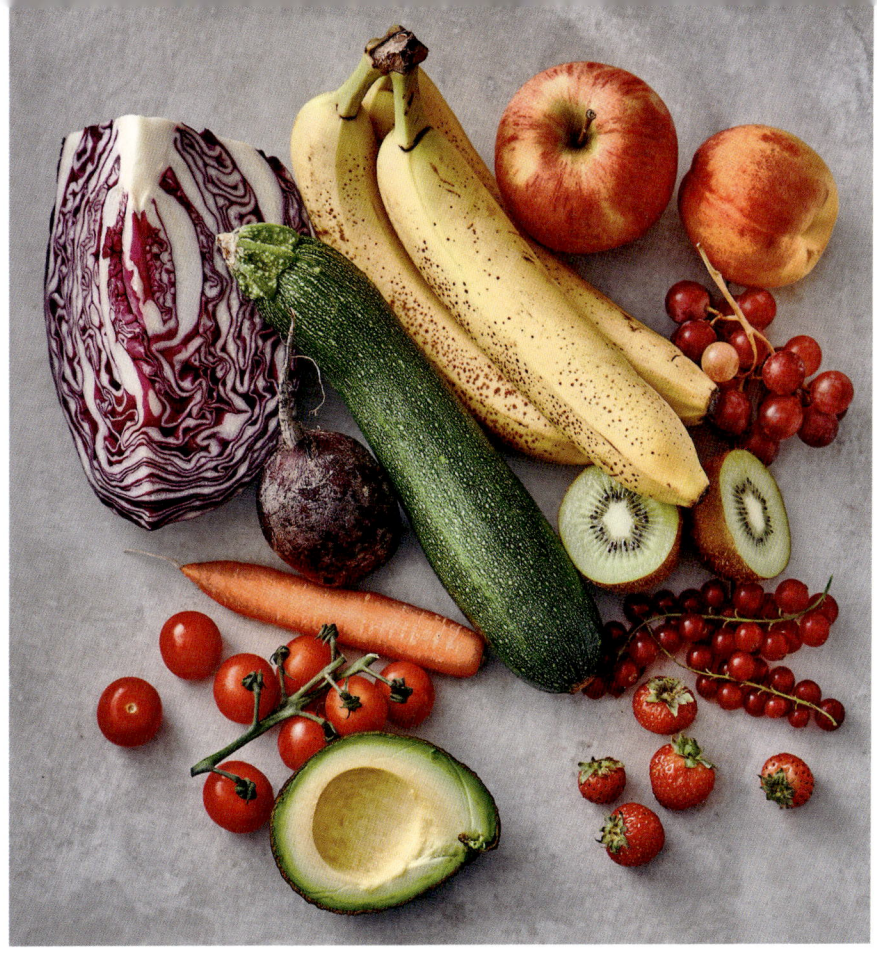

Obst und Gemüse sollte von nun an in Ihren Mahlzeiten die Hauptrolle spielen. Durch das große Volumen sättigt es gut, ohne viele Kalorien zu liefern.

Unsere Rezepte sind nämlich keine langweiligen Diätrezepte, sondern stammen in vielen Fällen von traditionellen Rezepten aus Italien oder Südfrankreich ab. Wir haben nur manche der Zutaten verändert, sodass die Gerichte für Ihren Körper besser sind als die Originale. Im Geschmack stehen sie den Originalen aber dennoch um nichts nach. Das ist wichtig! Denn nur, wenn Sie die Gerichte mögen und sich gut damit fühlen, werden Sie sie auch längerfristig immer häufiger in Ihren Speiseplan integrieren.

Für Sie hat das nun den Vorteil, dass Ihr Gehirn sich entspannt und Sie nie das Gefühl haben werden »auf irgendetwas verzichten« oder »sich quälen« oder »sich kasteien« zu müssen. Vielmehr werden Sie das Gefühl haben, sich von nun an viel besser und gesünder zu ernähren. Denn gegen alles andere, alles, was Ihr Gehirn irgendwie an Diät oder Verzicht erinnert, würde es sich früher oder später mit einer Art Trotzverhalten unbewusst auflehnen. Wir nennen dieses Verhalten psychologische Reaktanz (s. S. 10).

MIT EIWEISS UNSER GEHIRN MANIPULIEREN

Welche Rolle spielt Eiweiß beim
Abnehmen und was hat es mit dem
Peptid YY auf sich?

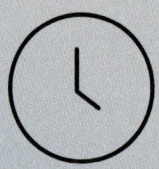

DAS PEPTID YY

Haben Sie schon einmal von Peptid YY gehört? Peptid YY ist ein gastrointestinales Hormon, das beim Energiegleichgewicht und der Gewichtsregulation eine große Rolle spielt. Es ist quasi so etwas wie ein natürlicher Appetitzügler, der im Gehirn Sättigung signalisiert. Ein natürlicher Appetitzügler, der auf das Gehirn wirkt? Wie toll wäre das denn, fragen Sie sich jetzt vielleicht.

Die Wirkung von Peptid YY

Wir wollen Sie nicht länger auf die Folter spannen: Forscher des University College of London haben nämlich herausgefunden, dass vor allem Nahrung mit einem hohen Eiweißanteil die Bildung dieses körpereigenen Eiweißstoffes Peptid YY anregt. In Studien sah man auch, dass Probanden, die vor dem Essen eine Injektion mit Peptid YY erhalten hatten, ungefähr 30 Prozent weniger aßen als eine Kontrollgruppe, die kein Peptid YY erhalten hatte. Peptid YY wirkt im Gehirn vorwiegend im Sättigungszentrum im Hypothalamus und signalisiert unserem Gehirn daher »satt«. Untersuchungen mit funktionellen Magnetresonanztomografien gaben aber auch Hinweise darauf, dass das Peptid vermutlich ebenso im Hirnstamm und im Belohnungssystem Wirkungen zeigt. In all diesen Gehirnregionen kommt es durch Peptid YY nämlich zu einer Veränderung der Aktivität der Nervenzellen. Das bedeutet für uns nun, dass Proteine noch eine neue, wichtige Bedeutung bekommen, sie wirken nämlich indirekt auf mehrere Regionen unseres Gehirns.

Quelle für Peptid YY

Es ist leider nicht so, dass wir Peptid YY einfach so als Tablette schlucken können und sich dadurch alle unsere Probleme mit einem zu großen Appetit lösen ließen. Für die Versuche wurde vielmehr das Peptid immer entweder intravenös gegeben oder über Sonden direkt in den Darm oder in die Hohlräume des Gehirns injiziert – nichts, was man unbedingt an sich selbst ausprobieren möchte. Stattdessen bleibt uns nur die Möglichkeit es über eine ausreichende Proteinzufuhr mit unserer Nahrung selbst zu bilden. Also versuchen Sie, wenn Sie Ihr Essen planen, auch zu berücksichtigen, wie sehr Proteine über das Peptid YY Einfluss auf Ihr Gehirn nehmen. Achten Sie darauf, möglichst bei jeder Mahlzeit Protein zu sich zu nehmen, um am ehesten ihren Tagesbedarf zu erreichen und ein stabiles Sättigungsgefühl zu haben.

PROTEINE IN DER ERNÄHRUNG

Proteine übernehmen in unserem Körper sehr viele Funktionen. Sie sind unter anderem Transportsubstanzen für Nährstoffe, aber auch Baustoffe für Zellen und Gewebe, Enzyme, Hormone, Antikörper und Gerinnungsfaktoren. Wir sind deshalb auf eine regelmäßige Proteinzufuhr über die Nahrung angewiesen. Für die Proteinsynthese benötigt der menschliche Organismus 20 Aminosäuren. Neun der proteinogenen Aminosäuren können im menschlichen Organismus nicht neu aufgebaut werden, sie werden als unentbehrlich (früher: essenziell) bezeichnet. Diese Aminosäuren heißen Isoleucin, Leucin, Lysin, Methionin, Phenylalanin, Threonin, Tryptophan, Valin und Histidin. Ohne eine regelmäßige Zufuhr dieser unentbehrlichen Aminosäuren können Mangelerscheinun-

HAUPTNÄHRSTOFFE

In einer ausgewogenen Mischkost sollte der Anteil der Energie aus Protein 15 bis 20 Prozent der Energiezufuhr ausmachen. Der Kohlenhydratanteil sollte 55 bis 60 Prozent betragen, und der empfohlene Anteil von Fetten liegt bei 25 bis 30 Prozent.

gen auftreten. Die übrigen elf der proteinogenen Aminosäuren können unter normalen Bedingungen und bei ausreichenden Mengen an Stickstoff im Stoffwechsel selbst aufgebaut werden. Sie gelten als entbehrlich (früher wurden sie als »nicht essenziell« bezeichnet – diese Bezeichnung findet sich nach wie vor häufig). Diese Aminosäuren sind Alanin, Arginin, Asparagin, Asparaginsäure, Cystein, Glutamin, Glutaminsäure, Glycin, Prolin, Serin und Tyrosin.

Wie viel Protein brauchen wir?

Die Meinungen, wie viel Protein wir wirklich benötigen, gehen auseinander. Laut der Deutschen Gesellschaft für Ernährung (DGE) beträgt die empfohlene Zufuhr für Protein für Erwachsene ab 19 Jahren bis unter 65 Jahre 0,8 g Protein / kg Körpergewicht pro Tag. Für Erwachsene ab 65 Jahren gibt die DGE einen Schätzwert für eine angemessene Zufuhr von 1,0 g / kg Körpergewicht pro Tag an. Doch in vielen Publikationen wird, je nach körperlicher Aktivität, zu einer viel höheren Proteinzufuhr geraten. So wird in manchen Studien 0,8 g Protein nur für Menschen ohne regelmäßige körperliche Aktivität empfohlen. Menschen mit Ausdauersport wird dagegen zwischen 1,2 und 1,5 g Protein / kg Körpergewicht empfohlen, Menschen, die Kraftsport betreiben, sogar 1,6 bis 2 g oder darüber.

Forscher vermuten inzwischen auch, dass die Ursache des großen Problems mit dem Übergewicht vielleicht gar nicht so sehr der übermäßige Verzehr von Fetten oder Kohlenhydraten ist, sondern vielmehr ein Proteinmangel. Durch den Proteinmangel kann es zu einem übermäßigen Appetit kommen, da der Körper versucht, durch vermehrte Energiezufuhr auch automatisch mehr Protein zu bekommen. Die meisten industriell stark verarbeiteten Lebensmittel sind proteinarm und enthalten dafür billigere, hochkalorische Zutaten wie Kohlenhydrate und Fett. Durch künstliche Geschmacksstoffe wird dem Körper allerdings »pikanter«, proteinreicher Geschmack vorgetäuscht, sodass wir erst recht mehr davon essen.

PROTEINJOGHURT & CO.

In den letzten Jahren ist ein regelrechter Hype um Proteine entstanden, und der Markt ist mit »Proteinprodukten« regelrecht überflutet worden. Schauen Sie sich die Nährwerte von diesen Fertigprodukten wie Proteinjoghurt, Proteinaufstriche etc. jedoch einmal genau an: Sie werden sehen, dass viele oft nur geringfügig mehr Protein enthalten als ein »normales« vergleichbares Produkt, aber dafür viel Zucker. Wir empfehlen deshalb prinzipiell eher auf solche Produkte zu verzichten und stattdessen unverarbeitete Lebensmittel zu verwenden.

Den Proteinbedarf decken

Bei einer ausgewogenen, nährstoff- und abwechslungsreichen Ernährung sollte unser Proteinbedarf an und für sich gedeckt sein. Wenn wir allerdings gelegentlich einen Fastentag einlegen oder zu wenig Zeit haben, um uns etwas Vernünftiges zum Essen zu organisieren, kann es vorkommen, dass wir den Eiweißbedarf nicht mehr gänzlich aus der Nahrung gewinnen können. An solchen Tagen können pflanzliche Bio-Proteinprodukte als Nahrungsergänzung sehr nützlich sein, zum Beispiel Reis-, Hanf-, Leinsamen- oder Erbsenprotein. Die Pulver kann man ganz einfach in Suppen, Saucen, Müsli oder Joghurt rühren und so in den Speiseplan integrieren. Wir glauben, dass man sich das Leben nicht unnötig schwer machen sollte – und es gibt nun mal immer wieder Tage, an denen wir wenig Möglichkeit haben gesund und ausgegli-

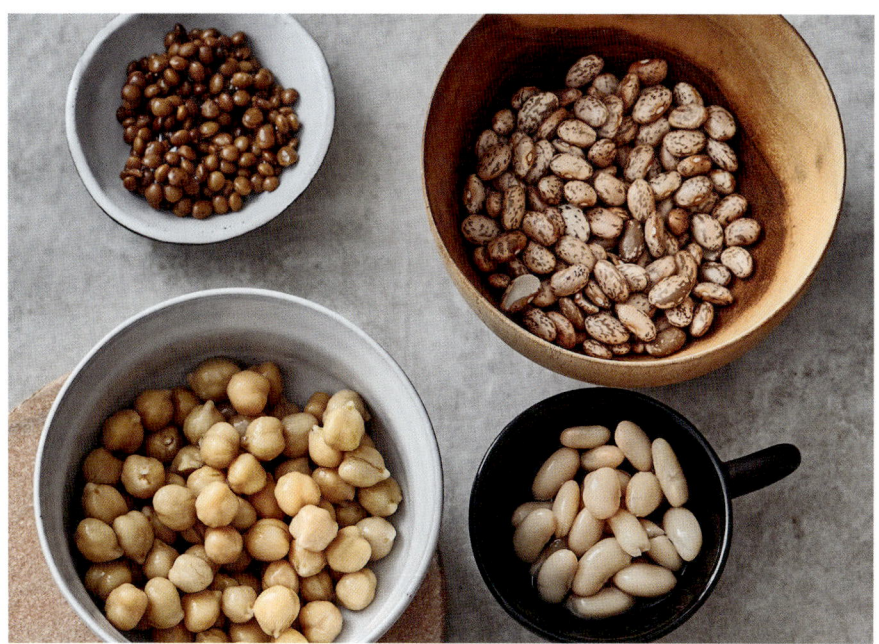

*Pflanzliche Proteinlieferanten wie Hülsen-
früchte versorgen uns ganz nebenbei auch noch
mit vielen Ballast- und Pflanzenstoffen.*

chen zu essen. Dann empfiehlt es sich, zumindest auf eine ausreichende Proteinzufuhr zu achten, um sich nicht auch noch mit Heißhungerattacken herumärgern zu müssen!

Wenn Sie sich schon ein wenig mit dem Thema Ernährung oder Diäten auseinandergesetzt haben, werden Sie wissen, dass Eiweiß vor allem während einer Diät sehr wichtig ist, weil der Körper ansonsten Aminosäuren über den Abbau von Muskelfasern gewinnt. Durch eine geringere Muskelmasse sinkt aber auch wiederum Ihr Grundumsatz, und Sie kommen in einen ganz furchtbaren Kreislauf von Ab- und Zunehmen. Gerade während Phasen der Gewichtsreduktion ist es daher ganz besonders wichtig, auf eine ausreichende Proteinzufuhr zu achten.

Pflanzliches oder tierisches Eiweiß?

Eiweiße können aus tierischen oder pflanzlichen Produkten stammen. Gute tierische Eiweißlieferanten sind Eier, Quark, Hüttenkäse, Joghurt, Buttermilch, Fisch, Hähnchen- oder Putenfleisch, rotes Fleisch und Meeresfrüchte. Pflanzliche Eiweißquellen haben gegenüber tierischen Eiweißquellen den Vorteil, dass sie gleichzeitig auch viele Ballaststoffe und sekundäre Pflanzeninhaltsstoffe liefern.

Zu den pflanzlichen Lebensmitteln mit einem hohen Proteinanteil zählen zum Beispiel Linsen, Bohnen, Kichererbsen, Erbsen, Haferflocken, Quinoa, Buchweizen, Dinkel und Rollgerste sowie Kürbiskerne, Erdnüsse, Walnüsse, Mandeln, Cashewkerne und Haselnüsse.

DIE GLYKÄMISCHE LAST REDUZIEREN

Erfahren Sie, wie Sie Ihren
Hypothalamus mit einer niedrigen glykämischen
Last überlisten können.

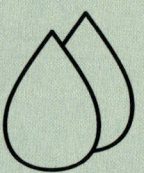

BEDEUTUNG DER GLYKÄMISCHEN LAST

Bei der Zusammenstellung Ihrer Mahlzeiten kommen nun der glykämische Index (GI) und die glykämische Last (GL) ins Spiel: Der glykämische Index sagt aus, wie stark die Kohlenhydrate eines Lebensmittels den Blutzuckerspiegel erhöhen. Je geringer der glykämische Index, desto weniger und langsamer steigt der Blutzuckerspiegel an. Wichtiger noch als der glykämische Index ist jedoch die glykämische Last. Denn die glykämische Last berücksichtigt neben der Qualität der Kohlenhydrate auch die mit einem Lebensmittel zugeführte Menge an Kohlenhydraten. Die glykämische Last ist damit der eigentlich relevante Parameter für die Wirkung von Kohlenhydraten auf den Blutzuckerspiegel und den dadurch ausgelösten Insulinbedarf.

Wirkung eines schnellen Blutzuckeranstiegs

Lebensmittel mit einer hohen glykämischen Last sind zum Beispiel Weißmehlprodukte, Süßigkeiten oder gezuckerte Getränke. Diese bewirken einen schnellen und hohen Blutzuckeranstieg. Durch den hohen Blutzucker bildet der Körper viel Insulin, das für eine schnelle Zuckeraufnahme in die Körperzellen sorgt. Dadurch aber, dass relativ viel Insulin gebildet und der Zucker rasch in die Zellen gebracht wurde, kann es in der Folge zu einem niedrigen Blutzuckerspiegel kommen – oft niedriger als vor der Mahlzeit. Das alarmiert nun den Hypothalamus im Gehirn. Denn der Hypothalamus ist jene Stelle, die unterschiedliche Funktionen und Werte misst und überwacht: Kreislaufparameter wie den Blutdruck und die Körpertemperatur, aber auch den Blutzucker. Wenn der Blutzucker nun zu niedrig ist, schlägt der Hypothalamus Alarm. Dieser Alarm ist ein uralter, evolutionärer Mechanismus, der unser Gehirn schon seit der Steinzeit vor einer Unterzuckerung schützt. Denn diese hätte früher den Tod bedeuten können. Wenn wir durch einen zu niedrigen Blutzucker-spiegel ins Koma gefallen wären, wären wir für sämtliche Säbelzahntiger der Steinzeit eine leichte Beute gewesen! Der Hypothalamus aktiviert nun also sämtliche Systeme, die uns Appetit machen: Er lässt uns Essen intensiver sehen und riechen, er erinnert uns an Mahlzeiten, die wir mögen und dämpft unser vernünftiges Denken. Wenn wir einmal in diesen Zustand gekommen sind, ist es fast nicht mehr möglich, ohne etwas zu essen wieder herauszukommen. Denn hier handelt es sich um einen Überlebenstrieb, der stärker ist als die Vernunft mit den Gedanken an eine gute Figur.

Den Hypothalamus überlisten

Die Lösung, einen schnellen Blutzuckeranstieg zu verhindern, liegt darin, Mahlzeiten mit einer insgesamt niedrigen glykämischen Last zu kreieren. Wenn die glykämische Last unserer Nahrung nämlich niedrig ist, steigt der Blutzucker nur wenig an und es wird in der Folge viel weniger Insulin ausgeschüttet. Dadurch kommt es nie zu extremen Schwankungen zwischen einem sehr hohen und sehr niedrigen Blutzuckerspiegel. Der Hypothalamus misst die relativ konstanten Blutzuckerwerte und sieht keinerlei Bedarf, seine Alarmmechanismen zu starten.

Der Tabelle »Glykämischer Index und glykämische Last von Lebensmitteln« (s. S. 27) können Sie für einige Lebensmittel sowohl den glykämischen Index als auch die glykämische Last entnehmen. Das Wesentliche ist aber die gesamte glykämische

GL BERECHNEN

Die glykämische Last eines Lebensmittels berechnet sich aus glykämischem Index und der Menge an verwertbaren Kohlenhydraten des Lebensmittels:

$$GL = \frac{GI \cdot \text{verwertbare Kohlenhydrate (in Gramm)}}{100}$$

Last einer Mahlzeit. Wenn Sie geringe Mengen einer Substanz mit hoher glykämischer Last verwenden, können Sie das auch gut ausgleichen, indem Sie dafür mehr Substanzen mit niedriger glykämischer Last hinzufügen.

Allgemein senken auch Ballaststoffe die glykämische Last einer Mahlzeit. Denn aus ballaststofffreier Nahrung werden die Kohlenhydrate im Darm langsamer aufgenommen. Dies bewirkt einen langsameren Blutzuckeranstieg nach dem Essen und dementsprechend weniger steilen, späteren Blutzuckerabfall nach der Spaltung der Stärke. Aus diesem Grund wird Diabetikern auch empfohlen, sich ballaststoffreich zu ernähren. Ebenso verlangsamen Proteine und Fette die Aufnahme von Kohlenhydraten.

WARUM KOCHEN ALCHIMIE IST

Als wir dieses Kapitel schrieben, las Iris mit ihren kleinen Töchtern gerade »Harry Potter 5«. Darin waren dem Zauberschüler Harry Potter mehrfach hintereinander die Zaubertränke misslungen, sehr zur Freude des ihm nicht gerade wohlgesonnenen Lehrers, Professor Snape. Kleine Fehler, Unachtsamkeiten, Über- oder Unterdosierungen können sehr rasch dazu führen, dass Zaubertränke misslingen. Genauso ist es in der Schulmedizin und auch in der Naturheilkunde: Medikamente können

PROTEINREICHE PASTA

Achten Sie beim Kauf von Pasta unbedingt auf einen hohen Proteinanteil – Proteine verlangsamen die Aufnahme von Kohlenhydraten und senken so die glykämische Last der Pasta. Pasta sollte mindestens 13,5 Proteinanteil haben, je mehr, desto besser. Wir hatten von Reisen aus Italien auch schon Pasta mit 16 Prozent Protein mitgenommen.

Leben retten oder, in der falschen Dosierung, Menschen töten. Schon Paracelsus schrieb, dass jedes Gift in bestimmter Dosis auch als Arznei dienen und ein sogenannter unschädlicher Stoff giftig wirken kann.

Und wiederum ganz ähnlich ist es eigentlich auch beim Kochen: Manche Zutaten sind in geringer Dosis sehr nützlich und notwendig, wenn wir aber zu viel davon nehmen, sind sie ungesund. Die Dosis macht auch hier das Gift (oder den Zaubertrank), deshalb vergleichen wir Kochen mit Alchimie. Das Ziel, das wir erreichen wollen – unser Zaubertrank –, ist die Zubereitung einer Mahlzeit, die insgesamt eine niedrige glykämische Last aufweist: Dazu bedienen wir uns der Kombination von verschiedenen Zutaten, deren unterschiedliche glykämische Last am Ende niedrig ist.

Zutatenmix bestimmt die glykämische Last

Wenn Sie nur Zutaten mit einer niedrigen glykämischen Last verwenden, sind Sie von Haus aus auf der sicheren Seite. Wenn Sie nun allerdings Zutaten mit sehr hoher glykämischer Last verwenden, wird es dagegen schwierig sein, die gesamte glykämische Last der Mahlzeit noch akzeptabel zu halten. Ihr »Zaubertrank« wird zwar nicht explodieren, Sie werden sich nicht in eine Katze verwandeln oder das Haus in die Luft sprengen, aber um Ihr Gewicht reduzieren zu können und um mehrere Stunden satt zu sein und keine Heißhungerattacken zu haben, wird eine solche Mahlzeit nicht geeignet sein.

Wir haben in unseren Rezepten sehr viele Zutaten mit hoher glymkämischer Last durch solche mit einer niedrigeren glykämischen Last ausgetauscht, etwa weißen Reis durch Buchweizen oder Couscous durch Quinoa. In anderen Fällen haben wir die Menge der Zutat mit einer relativ hohen glykämischen Last (z. B. Pasta) etwas reduziert und dafür Zutaten mit einer niedrigeren glykämischen Last (z. B. Gemüse, Käse) erhöht.

GLYKÄMISCHER INDEX UND GLYKÄMISCHE LAST VON LEBENSMITTELN

Lebensmittel	Glykämischer Index (ca.-Werte)	übliche Portions-größe (in Gramm)	verwertbare Kohlen-hydrate pro Portion	Glykämische Last pro Portion
Obst				
Apfel, Golden Delicious	39	120	16	6
Aprikosen	34	120	9	3
Banane	47	120	24	11
Erdbeeren	40	120	3	1
Kiwi	58	120	12	7
Orange	40	120	11	4
Wassermelone	80	120	6	5
Gemüse				
Bohnen, breite (TK, erhitzt)	63	80	5	3
Bohnen (Cannellini, Dose)	31	150	21	6
Erbsen (TK, gekocht)	51	80	7	4
Kartoffeln (gekocht)	82	150	16–32	9–25
Kichererbsen (gekocht)	14	150	30	3
Linsen, grüne (gekocht)	37	150	14	5
Möhren (roh oder gekocht)	39	80	6	2
Getreide, Pseudogetreide				
Buchweizen	51	150	30	15
Dinkelweißbrot	93	30	16	10
Haferflocken	59	30	19	11
Gerstengraupen (gekocht)	35	150	42	15
Quinoa (gekocht)	50	50	34	17
Spaghetti (weiß, gekocht)	49	180	48	24
Weizenvollkornbrot (fein gemahlenes Getreide)	74	30	12	9
Sonstiges				
Cashewkerne	25	50	12	3
Erdnüsse (gehackt)	7	50	4	0
Feigen, getrocknet	61	60	26	16
Naturjoghurt, fettarm	19	200	14	3
Milch (3,5% Fett)	31	250	12	4
Rosinen	64	60	44	28
Zucker (weißer)	65	10	10	7

Datenquellen: Atkinson FS, Foster-Powell K, Brand-Miller JC. International Tables of Glycemic Index and Glycemic Load Values: 2008. Diab Care 2008; 31(12); Strohm, Daniela: Glykämischer Index und glykämische Last – ein für die Ernährungspraxis des Gesunden relevantes Konzept? Ernährungs Umschau | 2013; The University of Sydney: glycemicindex.com

NEURO-PROTEKTIVE FAKTOREN

Mit rundum gut versorgten Nervenzellen
bleibt auch die Stimmung gut und Essen aus Frust
und Stress haben keine Chance.

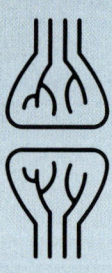

FÜR STARKE NERVENZELLEN

Wenn Essen logisch wäre, gäbe es keine übergewichtigen Menschen. Neben der Vernunft, neben
dem, was wir wissen, was und wie viel wir essen
sollten, spielen aber ebenso unsere Emotionen
eine große Rolle. Denn obwohl wir theoretisch
ganz genau wissen, was gut für uns wäre, essen
viele von uns mehr, wenn sie sich schlecht fühlen
oder gestresst sind.

In letzter Zeit wird immer mehr erforscht, wie sehr
auch Essen auf unsere Stimmungslage und unsere
Nervenzellen wirken kann: Hier stellen wir Ihnen
nun die »Top Six« der Wirkstoffe vor, die durch
unterschiedliche Mechanismen die Nervenzellen
stärken und dadurch unsere Stimmung stabilisie-
ren können.

Antioxidanzien

Antioxidanzien schützen unseren Körper vor »frei-
en Radikalen«, die im Körper während verschiedener Stoffwechselprozesse gebildet werden.
Umwelteinflüsse wie Rauchen oder übermäßiges
Sonnenbaden fördern die Entstehung. Nehmen
die freien Radikale überhand, kommt es zu »oxidativem Stress«, der unter anderem die Schädigung
von Nervenzellen bewirken kann. Lebensmittel
enthalten viele Stoffe, die als Antioxidanzien wirken und vor oxidativem Stress schützen: Vitamin
C und E und sekundäre Pflanzenstoffe wie das
Beta-Karotin aus Möhren oder das Lykopin aus
Tomaten zählen dazu.
Reichlich Antioxidanzien sind in Obst enthalten,
vor allem in Beeren, ebenso aber auch in Gemüse.

Folate

Folate sind unter anderem an der Zellteilung und
-neubildung, der Weitergabe genetischer Informationen und dem Nervenstoffwechsel beteiligt.
In Form der synthetisch hergestellten und vom
Körper direkt aufnehmbaren Folsäure – den meisten dürfte dieser Begriff geläufiger sein – wird das
Vitamin Nahrungsergänzungsmitteln, Lebensmitteln oder Medikamenten zugesetzt. Die Verfügbarkeit der in Lebensmitteln natürlich enthaltenen
Folate ist schlechter und unter anderem auch von
anderen Inhaltsstoffen abhängig. Ein zu niedriger
Folatspiegel führt zu einer Schädigung von Nervenzellen, von Neurotransmittern und verschlech-
tert auch die Enzymbildung im Gehirn. Dadurch
erhöht sich das Depressionsrisiko deutlich.
Reich an Folsäure sind zum Beispiel Brokkoli, Kohl,
Kohlsprossen, Spinat, Spargel, Zitrusfrüchte, Linsen, Kichererbsen, Avocados und Vollkorn.

Omega-3-Fettsäuren

Omega-3-Fettsäuren beeinflussen mehrere
neurochemische Aktivitäten: Sie verändern die
Wiederaufnahme von Neurotransmittern und die
Bildung und Bindung von Rezeptoren, die für die
Wirkung von Neurotransmittern zuständig sind.
Weiter beeinflussen sie die Gefäßwandfunktion,
den Glukosetransport der Blut-Hirn-Schranke und
sie sind wichtig für die Zellwände von Nervenzellen. Insgesamt wirken sie auch antientzündlich,
verlängern die Lebensdauer von Nervenzellen und
haben dadurch antidepressive Effekte.
An Omega-3-Fettsäuren besonders reichhaltig
sind Fische wie Thunfisch, Makrele, Lachs, Forel-

REZEPTE MIT MEHRWERT

Viele unserer Rezepte bedienen mehrere unserer Regler im Gehirn: Denn Obst
und Gemüse, die reichlich Antioxidanzien enthalten, punkten schließlich auch
mit vielen Ballaststoffen und wirken
dadurch sehr stark auf Regler 1. Rezepte, die neben Gemüse auch Proteine,
wie Eier oder Fleisch enthalten, wirken
auch auf unseren Regler 2.

len, Sardinen und Dorsch. Außerdem sind auch Öle wie Rapsöl, Hanföl, Leinöl und Walnussöl gute Quellen, Samen und Kerne wie Chia-Samen, Leinsamen, Walnüsse und Mandeln. Aber auch Kohlsprossen, Spinat, Bohnen oder Avocado liefern die gesunden Fettsäuren.

Magnesium

Der Mineralstoff Magnesium, der mit der Nahrung aufgenommen werden muss, erfüllt im Körper viele Funktionen: Er ist am Energiestoffwechsel, Knochenaufbau, Hormonhaushalt und der Reizübertragung in den Muskeln beteiligt und spielt eine wichtige Rolle für die Kommunikation zwischen den Nervenzellen. Durch einen Magnesiummangel steigt unter anderem das Depressionsrisiko. Gute Magnesiumlieferanten sind Nüsse, Hülsenfrüchte, Vollkornprodukte, Sonnenblumenkerne, Leinsamen, Spinat, Kohlrabi und Himbeeren.

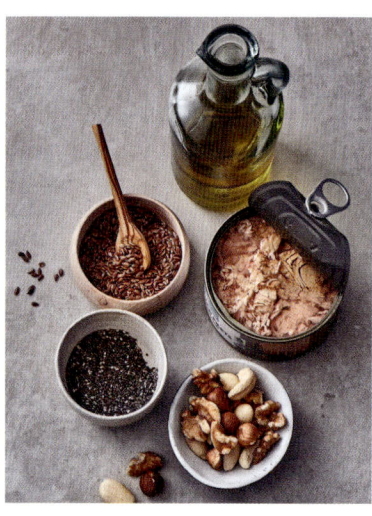

Fett muss sein! Achten Sie aber darauf, welches Fett Sie essen: Die Fettsäuren in Fisch, Olivenöl und Nüsse wirken neuroprotektiv.

Brain-derived neurotrophic factor (BDNF)

BDNF ist ein Peptid, das von Nervengewebe und Gefäßwänden gebildet wird. Es ist wichtig für das Wachstum von Nervenzellfortsätzen, für das Überleben von Nervenzellen und für Umbauvorgänge und Funktion von Synapsen, der Verbindungsstellen zwischen zwei Nervenzellen.
Der Spiegel von BDNF lässt sich erhöhen durch Konsum von Nüssen.

Oleinsäure

Oleinsäure stabilisiert die Membranen der Nervenzellen und erleichtert es auch dem Serotonin sich an die Rezeptoren zu binden. Durch beide Mechanismen verbessert sich unsere Stimmung. Oleinsäure ist vor allem in Olivenöl und High-Oleic-Sonnenblumenöl – aus speziellen Sonnenblumensorten hergestellt – enthalten.

WIE SIE VON DEN NEUROPROTEKTIVEN FAKTOREN VOLL PROFITIEREN

Viele unserer Rezepte enthalten neuroprotektive Faktoren. Manche sind auf einen der Faktoren spezialisiert, andere enthalten gleich mehrere davon. Aber jedes einzelne dieser Rezepte greift durch einen oder mehrere Mechanismen in die Funktionsweise des Gehirns ein, stabilisiert die Nervenzellen und/oder Nervenzellüberleitungen. Um die volle neuroprotektive Wirkung zu erreichen, ist es gleichzeitig auch wichtig, dass Sie Ihren Konsum an verarbeiteten Nahrungsmitteln, an Fast Food, industriellem Gebäck und Kuchen sowie an Süßigkeiten reduzieren. Diese Lebensmittel enthalten viele gesättigte Fettsäuren, Transfette und Zucker und sind in den Studien mit einem höheren Depressionsrisiko assoziiert. Denn diese Bestandteile erhöhen die Produktion von freien Radikalen und Entzündungsfaktoren, bewirken DNA-Schädigungen und schwächen daher die Wirkung der oben genannten Faktoren ab.

MIT SELBSTTÄUSCHUNG DIÄT-STRESS MEIDEN

Studien ergaben, dass es bei Menschen während Kalorienreduktionsdiäten zu einem signifikanten, andauernden Anstieg des Stresshormons Cortisol kommt. Unser Gehirn erkennt nämlich eine Diät als eine große Krise und Gefahr und versetzt uns in einen Alarmzustand. Es kann schließlich nicht unterscheiden, ob nun wirklich eine Hungersnot vorliegt oder wir »nur« eine kalorienreduzierte Diät machen. Die Nahrungsverknappung wird, trotz aller guten Vorsätze und rationellen Argumente, als Bedrohung empfunden und das Gehirn reagiert auf beides gleich: Es aktiviert das Stresssystem und beschäftigt sich nur mehr mit der Suche nach Nahrung. In anderen Studien fielen auch depressive Symptome bis zu Persönlichkeitsveränderungen im Rahmen von Kalorienentzug auf. Aus diesem Grund ist es absolut essenziell, unser Gehirn, wenn wir Gewicht reduzieren wollen, zu überlisten und zu täuschen: Keine der Mahlzeit darf von Ihrem Gehirn als »kalorienreduziert« erkannt werden. Hingegen sollen all Ihre Mahlzeiten unbedingt einen positiven Spirit haben: Sie sollen Ihr Essen mit Urlaub, Genuss und Spaß assoziieren!

GEMÜSENUDELN

Wer einen Spiralschneider für Gemüse hat, kann damit wunderbar seinen visuellen Cortex austricksen: Zucchini damit in lange Nudeln schneiden, kurz andünsten und mit einer beliebigen Pastasauce wie eine Portion Spaghetti oder Tagliatelle zubereiten.

Mobilisieren Sie alles, was Ihnen einfällt. Verwenden Sie Teller, die Sie an Urlaube erinnern, Tischdecken mit persönlichen Erinnerungen, Musik, die Sie mögen, Kerzen, etc. Essen Sie im Freien, picknicken Sie, nehmen Sie sich Zeit, damit Sie immer ein tolles, cooles Essen haben und niemals eine Diätmahlzeit! Vermeiden Sie auch Nahrungsmittel, die Sie nicht mögen oder die Sie an vergangene Diätversuche erinnern. Besonders wirkungsvoll ist es, den visuellen Cortex auszutricksen. Unser Gehirn muss sehr viel an Informationen verarbeiten und dabei auch schnell und effizient arbeiten. Das Zusammensetzen eines Bildes im visuellen Cortex, der Sehrinde im Gehirn, muss ebenso schnell geschehen. Deshalb behilft sich das Gehirn, indem es mental das Bild anhand unserer Erfahrungen rekonstruiert, durch Annahmen und Schlussfolgerungen. Wenn visuelle Informationen unvollständig sind, füllt es Lücken, indem es im Gedächtnis nach einem Mittel sucht, dem Gesehenen einen Sinn zu geben. Das fällt uns beispielsweise auf, wenn wir Wörter lesen, in denen Buchstaben vertauscht sind und wir dennoch deren Sinn erkennen. Manchmal allerdings kommt es dabei zu Wahrnehmungsfehlern oder falschen Annahmen. Es treten optische Täuschungen auf, unsere Wahrnehmung entspricht nicht der Realität. Dies können wir für Diäten nutzen: Indem wir zum Beispiel Speisen optisch wie das Original zubereiten, werden diese vom Gehirn auch so erkannt und registriert, auch wenn sie in Wirklichkeit kalorienreduziert sind. Unser Pesto Genovese (s. S. 148 und 149) ist ein gutes Beispiel für eine gelungene Täuschung.

SEROTONIN HEBT DIE STIMMUNG

Hier verraten wir Ihnen, wie Sie in
Ihrem Körper die Bildung des
»Glückshormons« Serotonin anregen können.

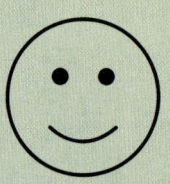

DIE WIRKUNG VON SEROTONIN

Serotonin ist ein Neurotransmitter, der insbesondere im limbischen System des Gehirns gebildet wird. Serotonin wirkt positiv auf unsere Stimmung, es macht uns gelassen, glücklich und zufrieden. Serotonin stimuliert bestimmte Regionen der Großhirnrinde, die für die Regulation unserer Emotionen verantwortlich sind, und hemmt dabei Impulsivität, was für Heißhungerattacken ganz wesentlich ist, sowie auch aggressives Verhalten. Serotonin wirkt auch euphorisierend – für die euphorisierende Wirkung der Drogen LSD und Ecstasy zum Beispiel ist eine Aktivierung von Serotonin-Rezeptoren verantwortlich. Aufgrund dieser Wirkungen wird Serotonin auch gerne als »Glückshormon« bezeichnet.

Gleichzeitig dämpft Serotonin auch unangenehme Gefühle wie Ängste, Sorgen und Hunger. Den Hunger beeinflusst es insofern, dass es auch auf die Bauchspeicheldrüse wirkt, es reguliert den Zuckerstoffwechsel und wirkt positiv auf das Sättigungsgefühl und die Verdauung. Bei übergewichtigen Menschen sind oft der Serotoninspiegel im Gehirn und der Tryptophanspiegel – Tryptophan ist eine Vorstufe von Serotonin – verringert.

DEN SEROTONINSPIEGEL ERHÖHEN

Serotonin ist also in mehrfacher Hinsicht wirklich wichtig für uns, und dieser Regler ist daher ein ganz bedeutender. Für uns ist es relevant, auf welche Weisen wir den Serotoninspiegel in unserem Gehirn erhöhen können, damit wir so viel wie möglich von den für uns günstigen Wirkungen des Serotonins profitieren können.

Tryptophanreiche Nahrung

Serotonin kann die Barriere zwischen Blut und Gehirn, die Blut-Hirn-Schranke, nicht überwinden. Es muss daher vor Ort im Gehirn gebildet werden. Dafür wird die Serotonin-Vorstufe Tryptophan benötigt. Tryptophan ist eine unentbehrliche Aminosäure, das bedeutet, es kann nicht vom Körper selbst gebildet werden, sondern wir müssen es mit der Nahrung zuführen. Wenn wir Lebensmittel konsumieren, die viel Tryptophan enthalten, kann dadurch auch leichter Serotonin in unserem Körper gebildet werden.

Tryptophan ist zum Beispiel reichlich enthalten in Schokolade, Bananen, Datteln, Feigen, Hartkäse, Thunfisch, Hähnchenfleisch, Linsen, Haferflocken, Nüssen und Eiern.

Kohlenhydrate gegen Stimmungstiefs

Damit die Serotonin-Vorstufe Tryptophan vom Blut ins Gehirn gelangt, benötigt der Körper Kohlenhydrate. Diese steigern indirekt durch den Insulinanstieg nach einer kohlenhydratreichen Mahlzeit die Aufnahme von Tryptophan ins Gehirn. Ist genügend Tryptophan vorhanden, fällt es dem Gehirn auch leichter, Serotonin zu bilden.

Es gibt Studien, in denen unterschiedliche Diätprogramme verglichen wurden, die bezüglich der Gewichtsreduktion ähnliche Ergebnisse zeigten. Allerdings fiel in den durchgeführten psychologischen Tests auf, dass die Stimmung der Probanden mit sehr kohlenhydratarmen Diäten verglichen zu den anderen Diäten deutlich schlechter war: Diese Versuchsteilnehmer hatten viele

KOHLENHYDRATE GEGEN STIMMUNGSTIEFS

Auf die geliebte Portion Spaghetti oder ein süßes Dessert müssen Sie auch während des Abnehmens nicht verzichten. Ein Speisplan, der neben Eiweiß und Fett als Energielieferanten auch ausreichend Kohlenhydrate enthält, hilft uns sogar dabei, nicht in ein Stimmungstief zu geraten.

seelische Tiefs, Stimmungsschwankungen und depressive Phasen. Ganz klar, denn ihnen fehlten die Kohlenhydrate, die halfen das Tryptophan auch ins Gehirn zu bringen, um daraus dann Serotonin zu machen. In anderen Studien waren Probanden bei Stresstests deutlich stressrobuster und fühlten sich gelassener und ausgeglichener, wenn sie einen kohlenhydratreichen Speiseplan hatten. Ihr Puls war niedriger und im Speichel war weniger des Stresshormons Cortisol messbar. Was lernen wir daraus? Ein ausgeglichener Speiseplan, der auch ausreichend Kohlenhydrate enthält, verbessert unsere Stimmung deutlich, macht uns glücklicher und zufriedener.

Vitamin D

Vitamin D fördert ebenso die Produktion von Serotonin im Gehirn. Vitamin D wird im Körper hauptsächlich durch Sonneneinstrahlung gebildet, zu einem geringen Anteil nehmen wir es auch über Nahrungsmittel, zum Beispiel mit Eiern oder fettem Seefisch, auf. Da es in den Wintermonaten aufgrund der geringen Sonneneinstrahlung an Vitamin D fehlt, wird auch die Serotoninproduktion gedrosselt. Wir fühlen uns schlechter, müder und antriebslos. Und unser Körper verlangt reflektorisch nach Substanzen mit viel Tryptophan, zum Beispiel nach Schokolade. Im Prinzip ist das ein Schutz der Evolution, von vielen Forschern wird dieses »Wintertief« daher auch als »kleiner Winterschlaf« bezeichnet: Denn in der Steinzeit war es im Winter viel schwieriger Nahrung zu finden und außerdem hätte Bewegung aufgrund der Kälte und des Schnees noch mehr Energie verbraucht. Gewissermaßen liegt es wahrscheinlich auch ein bisschen an uns, dieses Wintertief als das, was es ist, zu akzeptieren und uns damit abzufinden, dass wir in der kalten Jahreszeit einfach nicht dasselbe Energielevel haben können wie im Sommer. Verglichen mit der Steinzeit haben wir aber nun auch Möglichkeiten, mit dem Wintertief umzugehen: Denn wir müssen nicht mehr in meterhohem Schnee hungrig nach einem Mammut jagen, unsere Kühlschränke und Supermärkte sind stattdessen prall gefüllt. Da wir uns nicht mehr mit dem nackten Überleben beschäftigen müssen, können wir aktiv versuchen, etwas mehr Serotonin zu bilden: Zum Beispiel, indem wir darauf schauen, so oft wie möglich ein paar Sonnenstrahlen zu erwischen. Die Sonne zeigt sich weniger häufig und weniger stark und wir müssen etwas flexibler sein, um sie zu erwischen. Aber es kann auch klappen und zeigt dann rasch Wirkung. Wir würden die Sonne aufgrund dieser Wirkung sogar mit einem natürlichen Antidepressivum vergleichen. Und gerade in schwierigen Zeiten, in denen wir uns unsicher oder unwohl fühlen mit unserem Gewicht, können wir jede nur mögliche Unterstützung brauchen.

Die potenzierende Wirkung von Sport

In anderen Studien wurden Menschen verglichen, die Sport im Freien oder in Fitnessstudien betrieben haben: Auch hier zeigte sich in den psychologischen Tests, dass die Outdoor-Gruppe eine deutlich bessere Stimmung hatte. Die Teilnehmer waren glücklicher und hatten niedrigere Stresslevels als die Vergleichsgruppe. Die Forscher begründeten diese Ergebnisse durch die unterschiedlichen Lichtverhältnisse und die vermehrte Serotoninbildung unter Sonneneinstrahlung. Anscheinend potenzierte der Sport die Serotoninbil-

MORGENLICHT FÜR EINE GUTE STIMMUNG

Durch Sonnenlicht kurbeln Sie die Bildung von Serotonin an und sorgen so für gute Laune. Studien haben gezeigt, dass Licht vor 8 Uhr aufgrund seiner Wellenlänge unsere Stimmung besonders günstig beeinflusst.

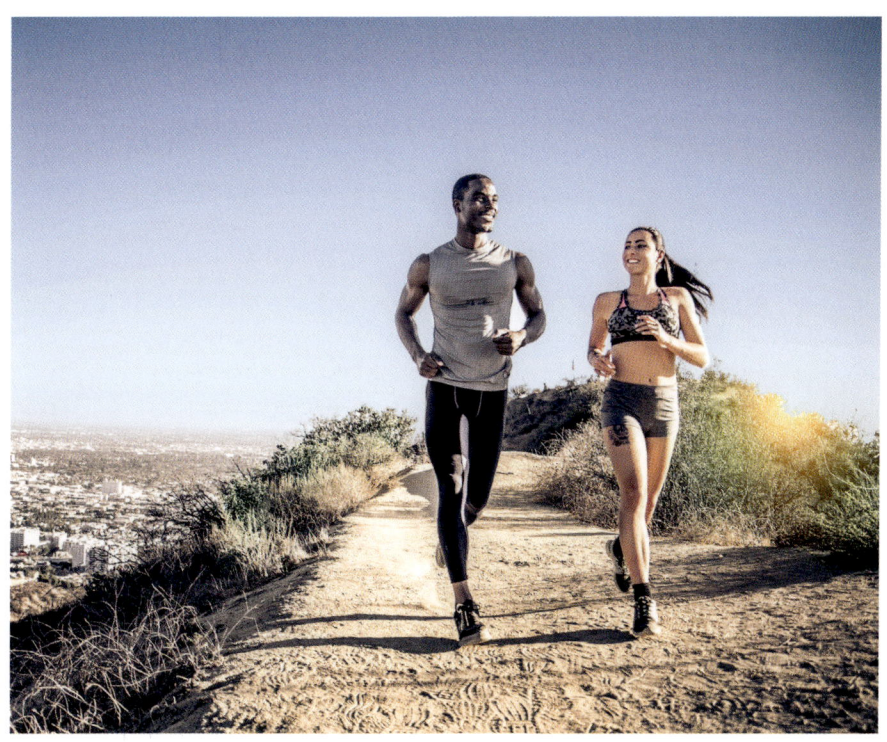

Sport im Freien hebt die Laune doppelt: Durch das Son-
nenlicht wird die Vitamin-D- und damit Serotoninbildung
im Körper angeregt, die Bewegung potenziert die Wirkung.

dung noch zusätzlich. Sport ist ein heikles Thema, das ist uns klar, und Sie haben sich sicher kein neues Kochbuch gekauft, um die ewig alte Leier zu hören, dass Sport gesund ist und man damit gut abnehmen kann. Wenn Sie aber die potenzierte Serotoninbildung während des Sports und die Ergebnisse der psychologischen Tests berücksichtigen, ist es schon eine Überlegung wert, ob man mit ein bisschen Bewegung im Freien nicht noch eins draufsetzen könnte. Natürlich soll es nicht zur Quälerei werden – suchen Sie sich deshalb eine Sportart, die Ihnen wirklich Spaß macht, denn nur dann wird es Ihnen nicht schwerfallen, auch dauerhaft dabeizubleiben.

Intervallfasten

Auch durch das Einhalten von Fastenzeiten von mindestens 16 Stunden, dem sogenannten Intervallfasten, erhöht sich die Verfügbarkeit von Tryptophan in unserem Gehirn. Dadurch kann wiederum mehr Serotonin gebildet und freigesetzt werden. Wie die Tryptophan-Erhöhung im Gehirn genau funktioniert, ist sehr komplex und noch nicht endgültig erforscht.

Praktisch lässt sich das Intervallfasten für die meisten Menschen relativ leicht umsetzen, da in der Regel schon das Auslassen des Abendessens oder des Frühstücks für eine Nahrungspause von mindestens 16 Stunden ausreicht.

AUSSCHÜTTUNG VON DOPAMIN FÖRDERN

Das muss einfach manchmal sein:
sich etwas Schönes zu essen gönnen und damit das
Belohnungssystem im Gehirn aktivieren.

DIE WIRKUNG VON DOPAMIN

Dopamin ist ein Neurotransmitter des zentralen Nervensystems, der wegen seiner euphorisierenden Wirkung – wie auch das Serotonin – gerne als »Glückshormon« bezeichnet wird. Denn es löst positive Gefühle wie Glück und Wohlbefinden in uns aus, es steigert auch unseren Antrieb und wirkt motivierend.

Dopamin wird im Gehirn unter anderem im Belohnungssystem gebildet. Dabei handelt es sich um ein System in unserem Gehirn, das jene Handlungen belohnt, die schon in der Steinzeit unser Überleben gesichert haben. Durch ein schönes Essen kann die Ausschüttung von viel Dopamin ausgelöst werden, ebenso durch Sex, Sport, Musik, Natur oder den Anblick von schönen Dingen.

Die Gier nach Schokoriegel und Co.

Allerdings bewirken nicht nur solch schöne Dinge eine starke Dopaminbildung, sondern ebenso ein hastig verschlungener Schokoriegel, ein Kebab auf der Straße im Gehen oder eine Literpackung Eis vor dem Fernseher. Unser Drang nach Süßem und Fettem ist also im Prinzip nichts Verwerfliches, sondern ein angeborener Reflex, der früher unser Überleben gesichert hat. Allerdings hat unser genetisches Programm seit der Steinzeit kaum ein Update gehabt, und obwohl Nahrung nun rund um die Uhr verfügbar und keine körperliche Anstrengung mehr dafür notwendig ist, gieren wir immer noch danach und haben immer mehr Probleme mit Übergewicht.

Zum Scheitern verurteilt: strenge Diäten

Von allen Säugetieren hat das menschliche Gehirn im Verhältnis das größte Belohnungssystem. Das bedeutet, dass wir regelrecht gemacht dafür sind, belohnt zu werden, Gutes und Schönes zu erfahren. Und aus genau diesem Grund wird es niemals funktionieren, mit einer strengen Reduktionsdiät längerfristig abzunehmen und das Gewicht auch zu halten. Eine Zeit lang mag der Gegenspieler des Belohnungssystems, der präfrontale Cortex, unser Vernunfthirn, uns vielleicht suggerieren, wie wichtig und vernünftig Abnehmen für uns doch wäre, aber langfristig klappt das niemals. Zu sehr sind wir, ist das Belohnungssystem in unserem Gehirn von Belohnung abhängig. Askese ist in den meisten Fällen nicht unsere Sache. Wir müssen verinnerlichen, dass ein langweiliges Diätprogramm, trotz aller guten Vorsätze, einfach nicht durchzuhalten ist.

WIE SICH DIE DOPAMINAUSSCHÜTTUNG FÖRDERN LÄSST

Es ist also bei einer Diät wichtig, dass wir uns auch immer wieder Mahlzeiten gönnen, die den Regler 6 bedienen und in unserem Gehirn die Ausschüttung von Dopamin auslösen. Das Essen muss uns einfach Spaß machen und schmecken oder mit positiven Erinnerungen verknüpft sein. Hier sind wir schon bei dem Punkt, worin sich der Regler 6 von den anderen fünf Reglern unterscheidet: Denn welche Mahlzeiten bei uns Dopamin auslösen, ist letztendlich ein sehr subjektives Thema. Schließlich haben wir alle sehr unterschiedliche Präferenzen, manche von uns fühlen sich eher von süßen Mahlzeiten angezogen, bei anderen lösen Gerichte, die an Urlaube oder an Erlebnisse der

NUR GUTE ZUTATEN

Regler 6 soll kein Freischein für Chips und ähnliche Industrieprodukte sein (s. S. 39). Wer sich etwas »Gutes zum Essen« gönnen und dadurch die Dopaminausschüttung anregen möchte, sollte sich bewusst für eine Mahlzeit aus frischen Zutaten entscheiden und diese zelebrieren.

Kindheit erinnern, die Ausschüttung von Dopamin aus. Der Regler 6 kann deshalb nur individuell angegeben werden. Aber es gibt unterschiedliche Faktoren, die ihn aktivieren.

Positiv besetzte Rezepte wählen

Schon die Auswahl der Rezepte, die Sie später zubereiten möchten, legt die Grundlage dafür, die Dopaminausschüttung zu fördern. Schauen Sie die Rezepte im Rezeptteil des Buchs durch und überlegen Sie für sich, was Sie spontan am meisten anspricht. Setzen Sie sich mit den Rezepten auseinander und überlegen Sie, welche Ihnen davon am meisten Genuss bereiten würden. Was erinnert Sie an Gerichte der Kindheit? An schöne Essen mit der Familie oder mit Freunden? An Urlaube oder an Regionen, die Sie mögen? Welche Gerichte machen Sie sentimental oder nostalgisch? Was wollten Sie immer schon einmal probieren?

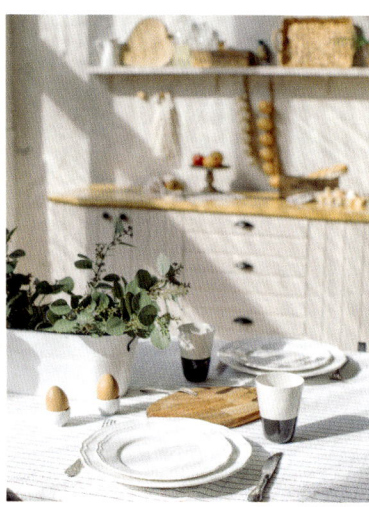

Ein liebevoll gedeckter Tisch lädt ein, das Essen in Ruhe zu genießen – beste Voraussetzungen für die Ausschüttung von Dopamin.

Was hat Sie neugierig gemacht? Dies sind dann die Rezepte, die am meisten Dopamin bei Ihnen auslösen werden.

Die Vorfreude aufs Essen steigern

Studien mit funktioneller Magnetresonanztomografie haben gezeigt, dass es schon vor dem Essen zu einer starken Dopaminausschüttung kommt. Der altbekannte Spruch »Vorfreude ist die schönste Freude« hat also seine Berechtigung: Je länger wir die Zeitspanne zwischen Zubereitung des Essens und Essen halten können, umso mehr Dopamin werden wir bilden. Umgekehrt wird ein hastig auf der Straße verschlungener Hotdog viel weniger Dopamin in unserem Gehirn freisetzen. Lassen Sie sich deshalb Zeit mit der Essenszubereitung. Kaufen Sie die Zutaten sorgfältig ein. Kochen Sie in Etappen, bereiten Sie zum Beispiel bereits einen Teil am Vorabend vor oder am Vormittag für das Abendessen. Nehmen Sie sich Zeit, den Tisch zu decken. Zünden Sie Kerzen an.

Das Essen schön anrichten

Dopamin wird durch alles gebildet, was wir als schön empfinden. Für das Essen gilt daher: Inszenieren Sie es! Bestreuen Sie Hauptmahlzeiten und Salate mit frischen Kräutern, peppen Sie einfarbige Mahlzeiten durch ein paar Tomatenscheiben auf, garnieren Sie Bowls oder Müslis immer mit frischen Früchten. Essen sollte stets richtig gut aussehen. Denn auch wenn es ohnehin gut schmeckt – wenn es noch dazu schon vorher toll aussieht, wird es anschließend noch besser schmecken! Und auch das Ambiente sollte stimmen: Verwenden Sie Geschirr, das Sie gerne mögen, Servietten oder Tischtücher. Das soll jetzt nicht in Stress ausarten, vielmehr geht es wirklich darum die Mahlzeit sehr schön vorzubereiten und zu dekorieren. Je mehr Sie sie inszenieren, umso mehr Dopamin wird gebildet werden.

SUCHT?

»Was hat denn Sucht mit Essen zu tun?«, fragen Sie sich jetzt vielleicht. Bestimmte industrielle Nahrungsmittel können im Gehirn die gleichen Effekte auslösen wie Drogen: Zufriedenheit, Euphorie, Entspannung und Sucht. Im Tierversuch hatte sich gezeigt, dass Ratten, die zwischen Kokain, Heroin und Oreo-Keksen wählen konnten, sich immer für die Kekse entschieden hatten. Die Kombination aus fettig und süß bewirkt, wie Drogen, eine übermäßige Dopaminausschüttung aus dem Belohnungssystem im Gehirn. Dadurch entsteht süchtiges Verhalten. Dopamin kann also, wenn es in unnatürlichen Mengen ausgeschüttet wird, auch gefährlich werden. Zu suchtauslösenden Nahrungsmitteln, »dirty drugs«, zählen vor allem industrielle Produkte wie Eiscreme, Chips, Fertigpizza, Milchschokolade, Burger, Kekse und Muffins. Generell gilt: Je stärker verarbeitet Nahrungsmittel sind, umso eher wirken sie suchtauslösend. Natürliche Zutaten bewirken die Gier nach bestimmten Nahrungsmitteln nicht in diesem Maße. Stillen Sie deshalb Ihre Lust auf »belohnendes« Essen mit selbst zubereiteten Mahlzeiten aus natürlichen Zutaten. Dies beugt auch der Lust auf »dirty drugs« vor.

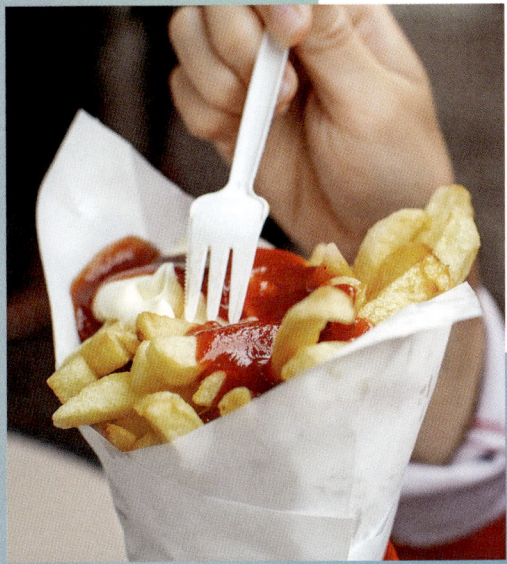

DIE GIER SCHWINDET

Je mehr natürliche Lebensmittel statt industrielle Substanzen Sie essen, umso mehr wird nach und nach die Gier nach Zucker oder anderen ungesunden Substanzen verschwinden.

Die besten Rezepte für die 6 Regler

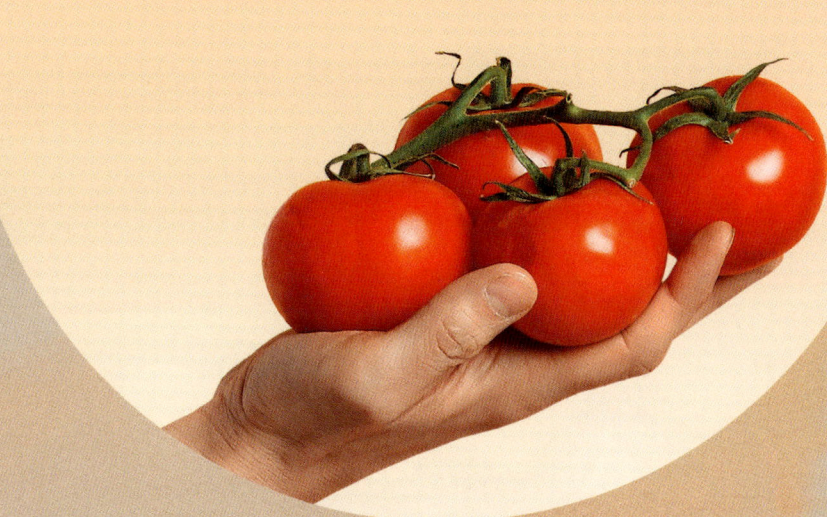

Von morgens bis abends satt sein und trotzdem abnehmen!

FRÜHSTÜCK & SNACKS

Unsere Bowls, Obstsalate und Co. sättigen lang anhaltend und eignen sich deshalb ideal als Frühstück oder Energiespender zwischendurch.

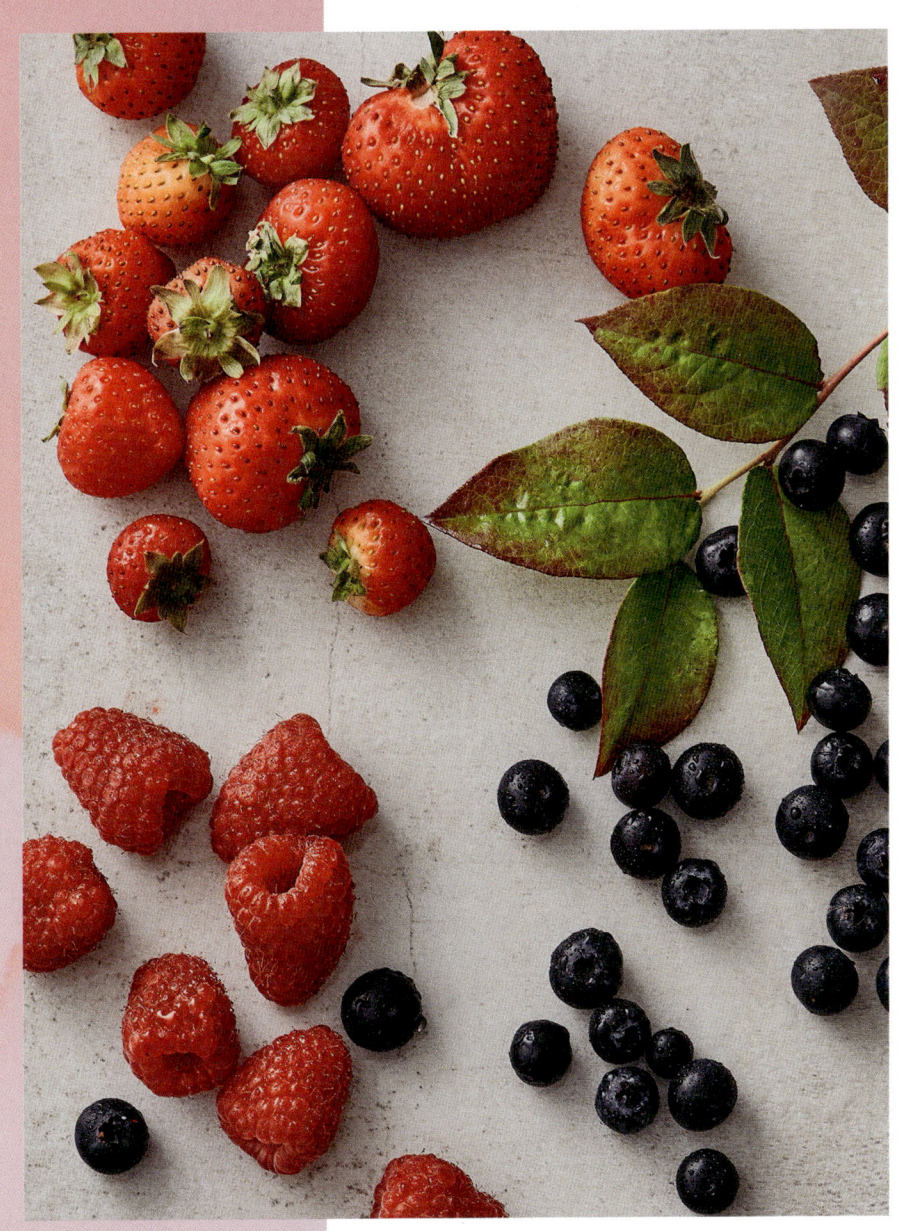

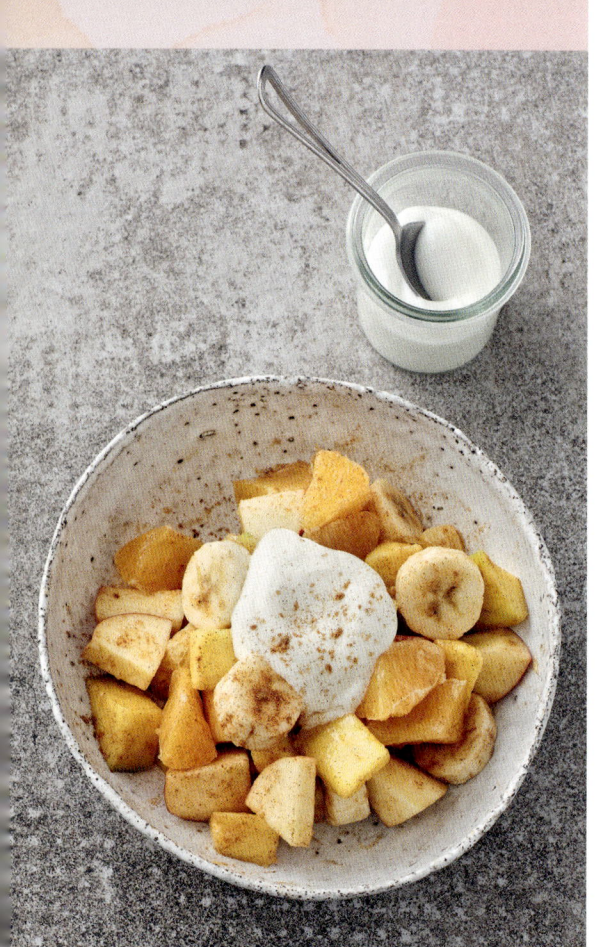

OBSTSALAT MIT JOGHURT

Für 2 Personen | Zubereitung: 15 Min., Kühlen: 1 Std.
Pro Portion: 170 kcal, 6 g EW, 2 g F, 33 g KH

2 Orangen | 1 Apfel | 1 Mango | 1 Banane | 2 TL Zimt-pulver | 4 EL Joghurt griechischer Art (2 % Fett) | Zimt-pulver zum Bestreuen

1. Die Orangen schälen und in einzelne Segmente tei-len. Den Apfel waschen und vierteln, das Kerngehäuse herausschneiden. Die Mango schälen und das Frucht-fleisch vom Stein schneiden. Die Banane schälen.

2. Die vorbereiteten Früchte in mundgerechte Stücke schneiden. Die Fruchtstücke in einer großen Schüssel mit 2 TL Zimtpulver vorsichtig vermischen. Den Obst-salat abgedeckt im Kühlschrank mindestens 1 Std. zie-hen lassen, währenddessen ab und zu durchmischen.

3. Zum Servieren den Obstsalat auf Schälchen ver-teilen. Je 2 EL Joghurt daraufgeben und mit etwas Zimtpulver bestreuen.

CASSIA- ODER CEYLON-ZIMT?

Wer gerne und oft Zimt isst, sollte zu Ceylon-Zimt grei-fen, der weniger Cumarin als Cassia-Zimt enthält. Zu viel Cumarin kann leberschädigend wirken.

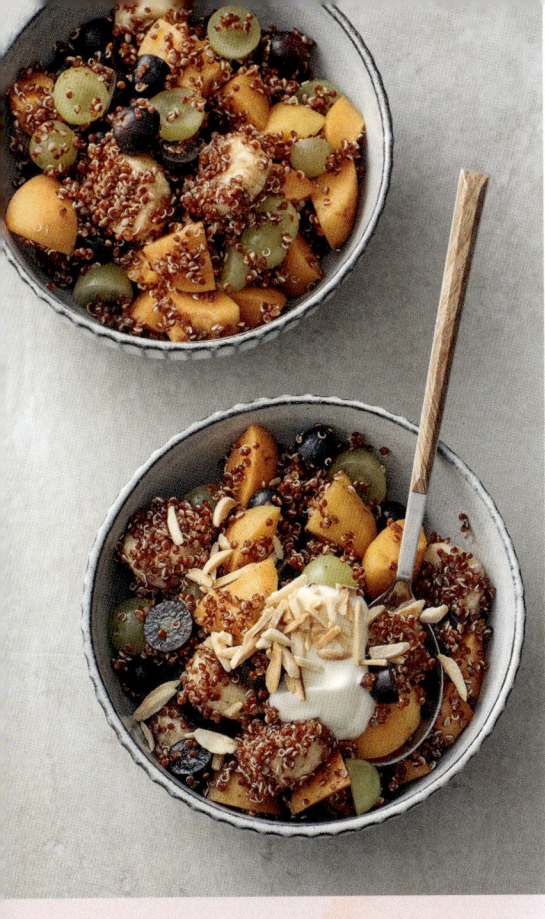

QUINOA-OBSTSALAT

Für 2 Personen | Zubereitung: 15 Min., Garen: 30 Min.,
Kühlen: 1 Std.
Pro Portion: 270 kcal, 7 g EW, 2 g F, 57 g KH

60 g Quinoa (oder 200 g schon gekochte Quinoa,
s. S. 135) | 250 g Weintrauben (nach Belieben rote oder
weiße) | 4 Aprikosen | 1 Banane | 2 TL Zimtpulver

1. Quinoa mit 150 ml Wasser nach Packungsanweisung
zugedeckt in ca. 30 Min. weich garen und ausquellen
lassen. Dann auskühlen lassen.

2. Die Weintrauben und die Aprikosen waschen, die
Banane schälen. Die Trauben jeweils halbieren, Aprikosen und Banane in kleine Stücke schneiden.

3. Die vorbereiteten Früchte in eine große Schüssel
geben. Zimtpulver und Quinoa dazugeben und alles
vorsichtig vermischen.

4. Den Obstsalat abgedeckt im Kühlschrank mindestens 1 Std. ziehen lassen. Zum Servieren in Schälchen
oder auf kleinen Tellern anrichten.

DAS PASST DAZU

Zu diesem Obstsalat schmeckt griechischer Joghurt. Platzieren Sie pro
Portion 2 EL so darauf, dass es aussieht wie Schlagsahne. Als Garnitur
passen noch ein paar Mandelsplit-
ter, eventuell leicht geröstet.

SCHOKO-BOWL

Für 2 Personen | Zubereitung: 20 Min., Kochen: 15 Min., Ruhen: 10 Min.
Pro Portion: 420 kcal, 14 g EW, 9 g F, 66 g KH

FÜR DIE BOWL

160 g Möhren

Salz

1 sehr reife Banane

ca. 70 ml ungesüßter Pflanzendrink (z. B. Hafer-, Din-
kel- oder Buchweizendrink)

50 g feine Haferflocken

1 EL stark entöltes Kakaopulver

1 EL Leinsamen

FÜR DIE GARNITUR

ca. 100 g Früchte (nach Belieben, z. B. Bananenscheiben,
Apfelspalten oder Beeren)

ca. 1 TL gemahlene Mandeln
(nach Belieben)

1. Für die Bowl die Möhren putzen, waschen, falls nötig schälen, und in dünne Scheiben schneiden. Die Möhrenscheiben in einem Topf knapp mit Wasser bedecken und ½ TL Salz hinzufügen. Zum Kochen bringen und bei mittlerer Hitze in 10–15 Min. weich kochen. Inzwischen die Bananen schälen und in ca. 2 cm große Stücke schneiden.

2. Die Möhrenscheiben mit einem Schaumlöffel aus dem Kochwasser nehmen und in einen hohen Rührbecher geben. 300 ml des Kochwassers hinzufügen und die Möhren mit dem Pürierstab fein zerkleinern. Die Ba-nanenstücke sowie den Pflanzendrink dazugeben und alles fein pürieren.

3. Die Haferflocken mit einem Löffel unterrühren und die Masse ca. 10 Min. ruhen lassen. Dann den Kakao hinzufügen und alles nochmals mit dem Pürierstab durchmixen. Sollte die Konsistenz sehr zähflüssig sein, eventuell noch etwas Pflanzendrink untermixen. Die Leinsamen mit einem Löffel unterrühren. Die Bowl auf Schälchen verteilen und nach Belieben mit Früchten und Mandeln garnieren.

VARIANTEN MIT GEMÜSE ODER HIMBEEREN

Die Bowl ist durch den Kakao sehr geschmacksintensiv und Sie können gut auch anderes Gemüse nehmen, z. B. Zucchini, Kürbis oder gekochte Kichererbsen bzw. Bohnen. Da der Kakao zudem den Gemüsegeschmack übertönt, kann in die Bowl relativ viel Gemüsekochwasser – es enthält viele Nährstoffe, aber keine Kalorien!

Für eine Himbeer-Bowl für 2 Personen 160 g Möhren wie oben beschrieben, jedoch nur mit 1 Prise Salz, kochen. Kochwasser abgießen. 2 kleine Bananen schälen und in Stücke schneiden, 130 g Himbeeren vorsichtig waschen. Möhren, Bananen und Him-beeren mit ca. 130 ml Pflanzendrink pürieren, bei Bedarf etwas mehr Pflanzendrink nehmen. 50 g Haferflocken unterrühren, 10 Min. quellen lassen. 1 EL Flohsamenscha-len unterrühren. Mit Kokosraspeln und Himbeeren dekorieren.

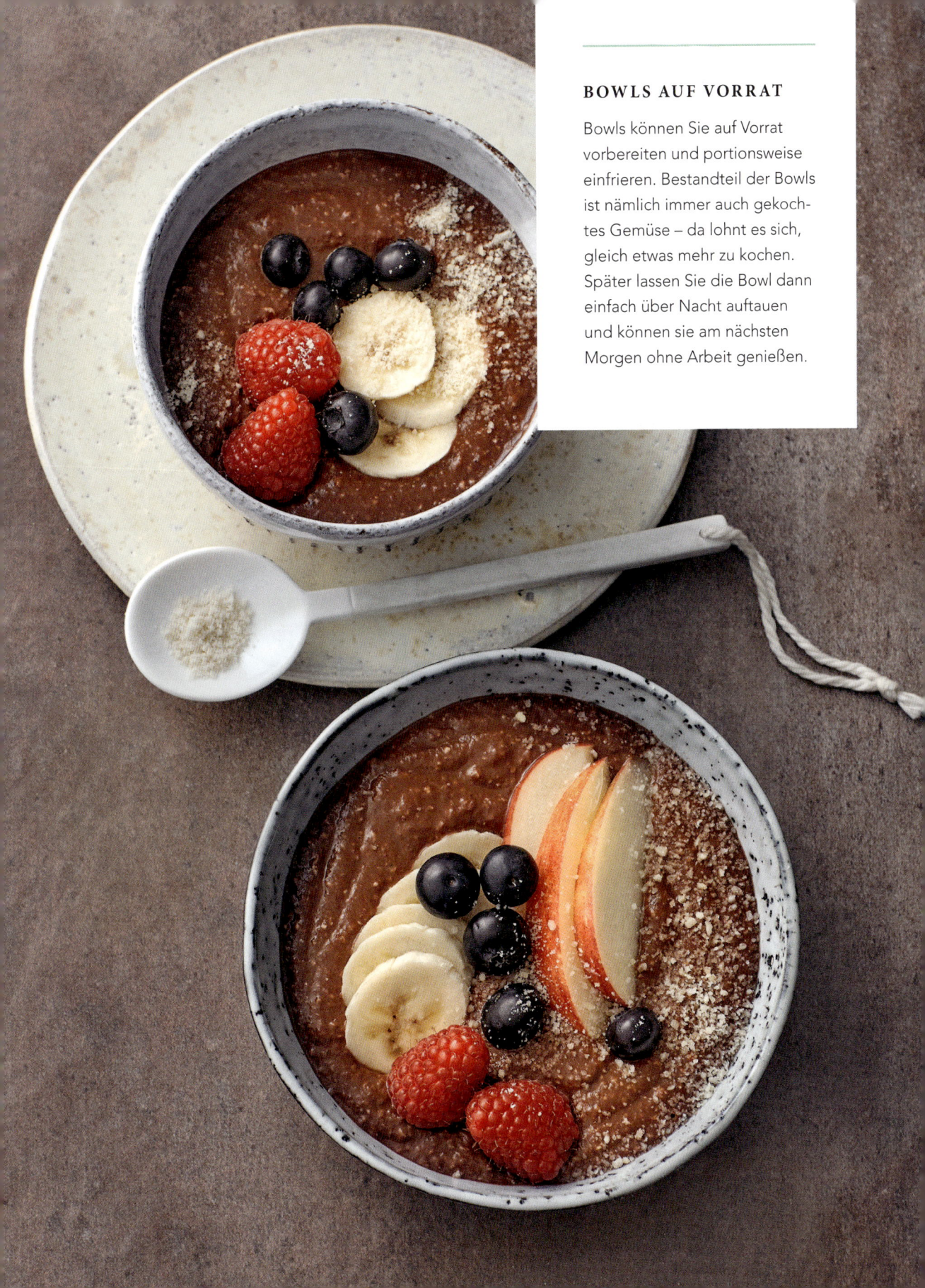

BOWLS AUF VORRAT

Bowls können Sie auf Vorrat vorbereiten und portionsweise einfrieren. Bestandteil der Bowls ist nämlich immer auch gekochtes Gemüse – da lohnt es sich, gleich etwas mehr zu kochen. Später lassen Sie die Bowl dann einfach über Nacht auftauen und können sie am nächsten Morgen ohne Arbeit genießen.

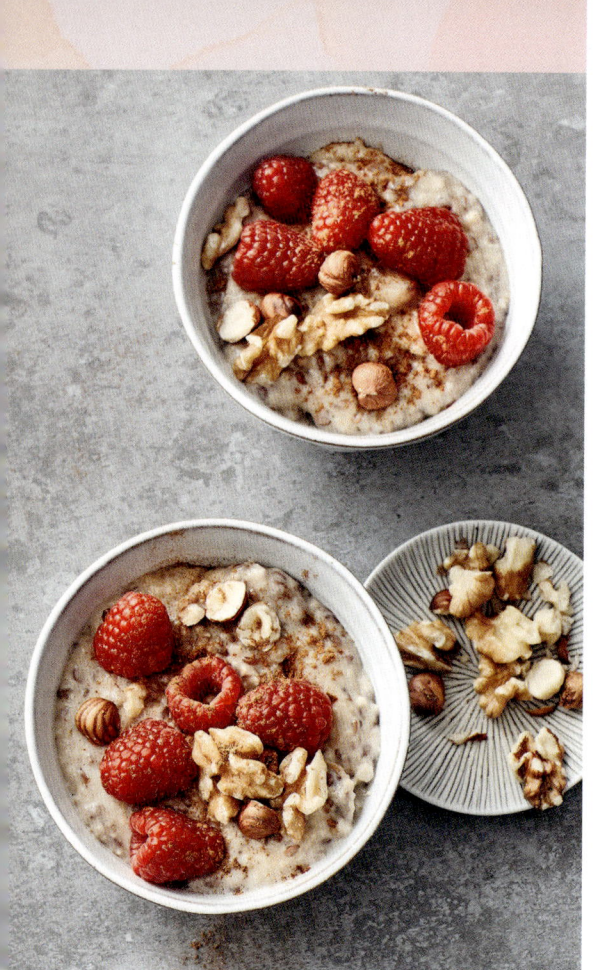

OVERNIGHT-OATS MIT HIMBEEREN

Für 2 Personen | Zubereitung: 20 Min.,
Kühlen: über Nacht
Pro Portion: 600 kcal, 16 g EW, 19 g F, 86 g KH

2 Bananen | 6 getrocknete Pflaumen | 80 g feine Haferflocken | 4 EL Leinsamen | ca. 500 ml ungesüßter Haferdrink (oder Dinkeldrink) | 200 g Himbeeren (oder andere saisonale Früchte) | 2 EL Nusskerne (z. B. Walnüsse, Haselnüsse) | Zimtpulver zum Bestreuen

1. Die Bananen schälen und in Scheiben schneiden. Die Pflaumen klein schneiden. Beides mit Haferflocken, Leinsamen und 500 ml Haferdrink in einem Topf vermengen und abgedeckt über Nacht im Kühlschrank quellen lassen.

2. Am nächsten Morgen alles nochmals durchrühren. Sollte die Mischung zu dickflüssig sein, noch etwas Haferdrink dazugeben. Im Topf bei kleiner Hitze erwärmen. Inzwischen die Himbeeren verlesen, vorsichtig in einem Sieb kalt abbrausen und trocken tupfen.

3. Die Oats auf zwei Schälchen verteilen. Jeweils die Hälfte der Himbeeren und der Nüsse daraufgeben und mit 1 Prise Zimtpulver bestreuen.

VARIANTEN

Um den Proteinanteil zu steigern, können Sie pro Portion noch 2 EL Reisprotein (Pulver), Magerquark oder Skyr unterrühren. Und wer möchte, kann zur Abwechslung die Himbeeren durch frische, vollreife Erdbeeren ersetzen.

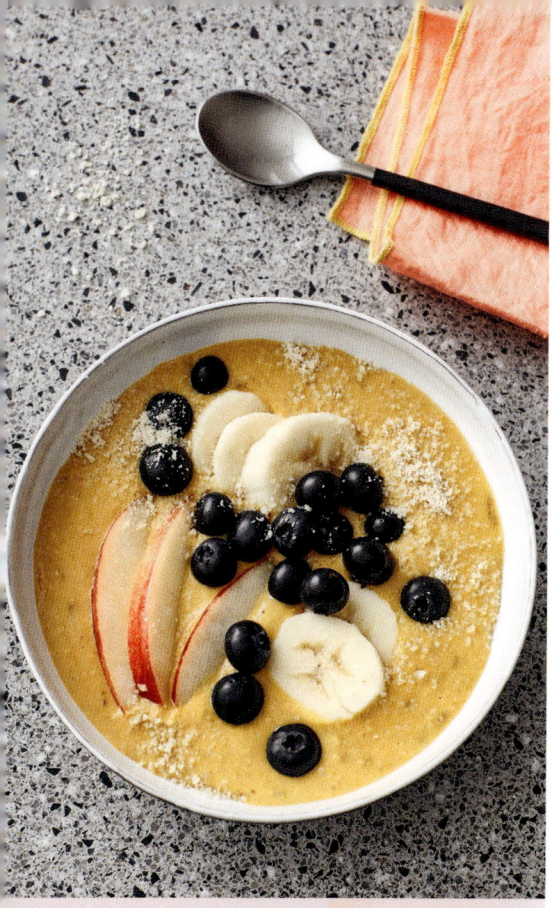

KURKUMA-KOKOS-BOWL

Für 2 Personen | Zubereitung: 20 Min., Kochen: 15 Min., Ruhen: 10 Min.
Pro Portion: 285 kcal, 7 g EW, 7 g F, 46 g KH

100 g Möhren | Salz | 2 kleine, sehr reife Bananen | ca. 100 ml ungesüßter Pflanzendrink (z. B. Haferdrink, Dinkeldrink, Buchweizendrink) | 20 g Kokosmilch | 50 g feine Haferflocken | 1 EL gemahlene Kurkuma | 1 EL Leinsamen | ca. 100 g Früchte für die Garnitur (nach Belieben, z. B. Bananenscheiben, Apfelspalten oder Beeren) | ca. 1 TL gemahlene Mandeln für die Garnitur (nach Belieben)

1. Die Möhren putzen, waschen, falls nötig schälen, und in dünne Scheiben schneiden. Die Möhrenscheiben in einem Topf knapp mit Wasser bedecken und 1 Prise Salz hinzufügen. Zum Kochen bringen und bei mittlerer Hitze in 10–15 Min. weich kochen. Inzwischen die Bananen schälen und grob schneiden.

2. Die Möhren mit einem Schaumlöffel aus dem Kochwasser nehmen und in einen hohen Rührbecher geben. 100 ml des Kochwassers hinzufügen und alles mit dem Pürierstab fein zerkleinern. Bananen, Pflanzendrink sowie Kokosmilch dazugeben und alles fein pürieren. Die Haferflocken mit einem Löffel unterrühren. Die Masse ca. 10 Min. ruhen lassen.

3. Die Kurkuma unterrühren, mit dem Pürierstab pürieren. Ist die Konsistenz sehr zähflüssig, eventuell noch etwas Pflanzendrink untermixen. Die Leinsamen mit einem Löffel unterrühren. Die Bowl auf Schälchen verteilen und nach Belieben mit Früchten sowie gemahlenen Mandeln garnieren.

ZUTATEN-TIPP

Leinsamen bindet viel Flüssigkeit, d. h. die Konsistenz der pürierten Masse wird dann im Schälchen noch etwas fester.

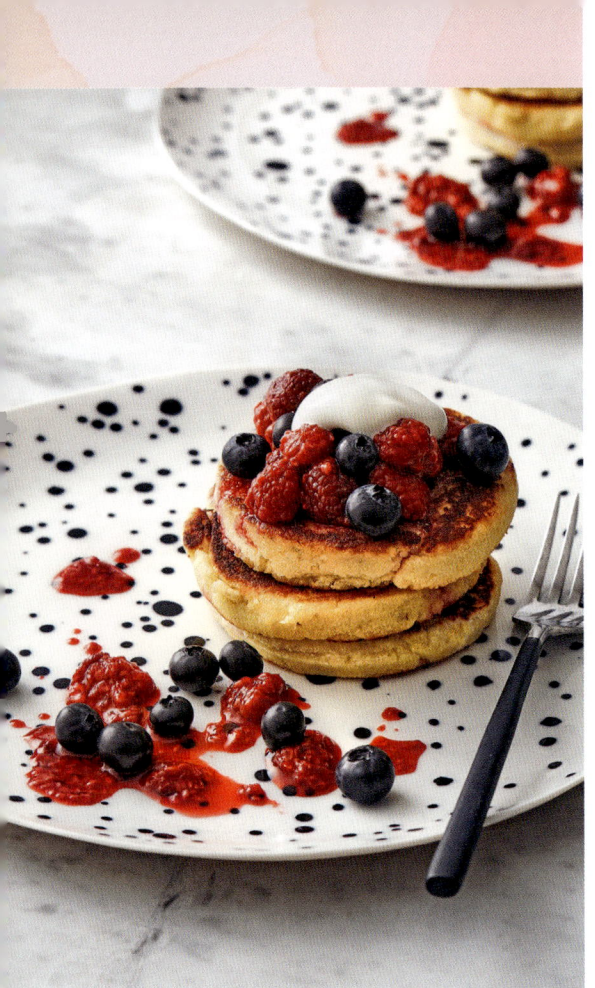

MANDEL-PANCAKES MIT BEEREN

Für 2 Personen | Zubereitung: 15 Min.,
Backen: ca. 12 Min.
Pro Portion: 430 kcal, 37 g EW, 19 g F, 30 g KH

1 sehr reife Banane | 2 Eier (M) | 100 g Mandelmehl
(z. B. aus dem Bioladen) | 2 TL Backpulver | Salz |
240 g Joghurt griechischer Art (2 % Fett) | 1 TL Kokos-
öl | 300 g TK-Himbeeren | 70 g Heidelbeeren

1. Die Banane schälen und mit einer Gabel fein zerdrücken. Die Eier trennen. Eiweiße steif schlagen. Man-
delmehl, Backpulver und 1 Prise Salz mischen. Eigelbe
und 200 g Joghurt in einer Schüssel verquirlen. Erst die
Mandelmehlmischung, dann die Banane unterrühren.
Den Eischnee unterheben.

2. Aus dem Teig nach und nach Pancakes ausbacken:
dafür in einer großen beschichteten Pfanne ½ TL Ko-
kosfett auf mittlerer Stufe erhitzen. Pro Pancake so
viel Teig hineingeben, dass ein 1 cm hoher Pancake
(3–7 cm Ø) entsteht. In 2–3 Min. auf der Unterseite
goldbraun backen. Dann wenden und auf der zweiten
Seite ebenso in ca. 2–3 Min. goldbraun backen. Fertige Pancakes auf einem Teller stapeln.

3. Während die Pancakes backen, nebenher die
Himbeeren in einem kleinen Topf auftauen lassen und
erhitzen. Die Heidelbeeren verlesen, waschen und gut
abtropfen lassen.

4. Die Pancakes mit warmen Himbeeren, restlichem
Joghurt (40 g) und Heidelbeeren servieren.

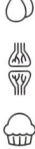

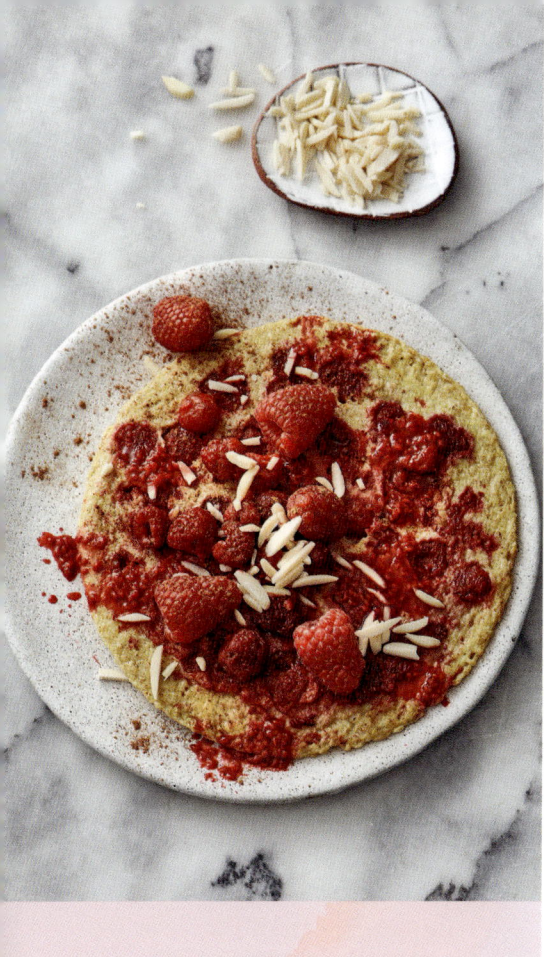

HIMBEER-HAFERFLOCKEN-OMELETT

Für 2 Personen | Zubereitung: 20 Min.,
Auftauen: ca. 30 Min.
Pro Portion: 545 kcal, 30 g EW, 29 g F, 42 g KH

200 g TK-Himbeeren | 100 g Haferflocken | 6 Eier (M) |
120 ml ungesüßter Haferdrink | 1 TL Kokosöl | Zimt-
pulver zum Bestreuen | ca. 50 g frische Himbeeren |
2 TL Mandelstifte

1. Die TK-Himbeeren auftauen lassen. Die Haferflocken mit den Eiern und dem Haferdrink in einer
Schüssel verrühren. Den Teig ca. 5 Min. quellen lassen.

2. Aus dem Teig zwei Omeletts backen. Dafür pro
Omelett ½ TL Kokosöl in eine beschichtete (Crepe-)
Pfanne (ca. 25 cm Ø) geben und die Pfanne auf mittlerer Stufe erhitzen. Hälfte der Omelettmasse hineingießen und ein Viertel der aufgetauten Himbeeren (50 g)
darauf verteilen. Omelett auf der Unterseite 2–3 Min.
anbraten, bis es an der Oberseite zu stocken beginnt.
Wenden, dazu am besten aus der Pfanne auf einen fla-
chen Teller gleiten lassen und mit der Oberseite nach
unten zurück in die Pfanne stürzen. Auf der zweiten
Seite in 2–3 Min. fertig braten. Auf einen Teller geben
und warm halten, z. B. im Backofen bei 70°, bis das
zweite Omelett gebraten ist.

3. Während die Omeletts braten, die übrigen TK-Himbeeren (100 g) in einem kleinen Topf erhitzen. Zum
Servieren die Omeletts mit etwas Zimt bestreuen und
mit den warmen Himbeeren, den frischen Himbeeren
und Mandelstiften garnieren.

SÜSSKARTOFFEL-OMELETT

Für 2 Personen 6 Eier mit 200 ml
ungesüßtem Haferdrink verquirlen.
100 g Süßkartoffelmehl untermixen.
2 Bananen schälen, in Scheiben
schneiden und untermischen. Wie
im Rezept rechts beschrieben zwei
Omeletts braten. Mit Zimt, Banane
und Himbeeren garnieren.

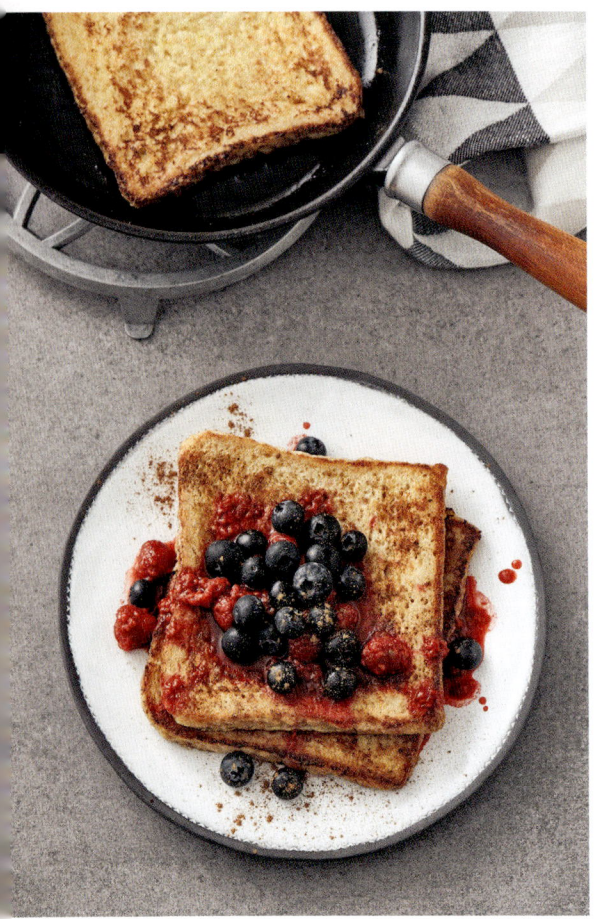

FRENCH TOAST MIT BEEREN

Für 2 Personen | Zubereiung: 15 Min.
Pro Portion: 505 kcal, 27 g EW, 16 g F, 64 g KH

200 g TK-Himbeeren | 70 g Heidelbeeren | 2 Eier (M) |
200 ml ungesüßter Haferdrink | 2 EL Reisprotein
(z. B. aus der Drogerie) | ca. 1 TL Kokosöl | 4 Scheiben
Vollkorn-Dinkeltoastbrot | Zimtpulver

1. Die Himbeeren in kleinem Topf bei mittlerer Hitze
auftauen und erwärmen. Die Heidelbeeren verlesen,
waschen und gut abtropfen lassen. Eier, Haferdrink
und Reisprotein in einer Schüssel gut mit dem Schneebesen verquirlen.

2. Die Brote nacheinander braten: Eine große beschichtete Pfanne mit wenig Kokosöl ausstreichen und
auf mittlerer Stufe erwärmen. Nacheinander 2 Brotscheiben in der Eiermischung wenden, bis sie kom-
plett vollgesogen sind. Dann in der Pfanne auf beiden
Seiten in je ca. 3 Min. goldgelb braten. Auf einen Teller
geben. Übrige Brote auf die gleiche Weise braten.

3. Zum Servieren die Toasts mit etwas Zimtpulver
bestreuen und mit den warmen Himbeeren und den
Heidelbeeren servieren.

PROTEINREICHE ZUTATEN

Wir verwenden statt des klassischen Weizentoasts Vollkorn-Dinkel-
toast, aber auch der Hefezopf (s. S. 56) eignet sich gut. Durch die
natürliche Süße des Haferdrinks ist hier kein Zucker nötig. Sowohl
Dinkel als auch Eier und Haferdrink liefern Protein, die Zugabe von
Reisprotein erhöht den Proteinanteil zusätzlich. Him- und Heidelbeeren steuern Vitamine und Antioxidanzien bei.

REGIONALES OBST
UND GEMÜSE

Regionales Obst und Gemüse schmeckt oft besser und hat mehr Vitamine als weit gereiste Ware, denn es konnte an der Pflanze ausreifen. Und die meisten von uns wissen: Saisonale Produkte aus der Region, im besten Fall aus Bio-Landwirtschaft, sind auch aus ökologischen Gründen die beste Wahl. Aber oft ist es einfach bequemer, in den Supermarkt zu gehen. Wir müssen in dem Zusammenhang oft an den 85-jährigen Vater des Vermieters unserer Ferienwohnung in Italien denken: Als wir dort ankamen, hatte er am Küchentisch sorgfältig Pflaumen, Tomaten und Bohnenschoten aus seinem Garten für uns vorbereitet, ferner selbst gemachten Wein und Olivenöl von seinem Nachbarn. »Supermärkte töten die Bauern«, hatte er immer gesagt und auch gleich ausführlich erklärt, wo es gute Märkte, Ab-Hof-Verkäufe und Privatverkäufe von Melonen unter Autobahnbrücken gab, »um die Menschen aus der Region zu unterstützen und keine großen Konzerne. Es ist klar, dass wir nicht das regionale Angebot von Südfrankreich oder Italien haben, aber wir glauben, dass es wichtig ist, die Augen offen zu halten und nach regionalen Schätzen aus unseren Breitengraden Ausschau zu halten. Kleinigkeiten können dabei oft schon viel verändern – ein Topf frischen Basilikums an einem sonnigen Fenster, eine Handvoll selbst gepflückte Beeren nach einer Wanderung oder ein Stück guten Bergkäse.

Im Winter ist es in unseren Breitengraden natürlich schwierig regionales Obst zu bekommen, weshalb wir dann auch auf tropische Früchte zurückgreifen. Damit diese den langen Transportweg gut überstehen, werden sie oft unreif geerntet und müssen dann eventuell zu Hause noch ein paar Tage nachreifen. Gerade bei Bananen ist das wichtig und funktioniert auch sehr gut: Für alle unsere Rezepte, in denen Bananen vorkommen, eignen sich ausschließlich sehr reife Früchte. Denn die Bananen ersetzen in den Rezepten Zucker – grüne oder halbreife Bananen sind dafür natürlich ungeeignet, weil sie viel zu wenig Geschmack und Süße entwickelt haben. Wir haben deshalb zu Hause extra ein »Bananendepot«, in dem wir Bananen ein paar Tage »liegen« lassen, bis sie richtig reif sind und die nötige Süße für die Rezepte haben. Auch andere tropische Früchte, wie Avocados oder Ananas, brauchen oft noch Zeit zum Nachreifen. Avocados reifen am schnellsten nach, wenn Sie sie dazu in Papier einwickeln. Waren die Früchte bei der Ernte extrem unreif, nützt das Liegenlassen allerdings oft nichts – die Früchte bleiben hart und entwickeln keinerlei Geschmack. Achten Sie deshalb schon beim Einkauf darauf, dass die Früchte bereits ihren typischen Duft verströmen und nicht mehr allzu unreif sind.

NEUES PROBIEREN

Es ist letztendlich Kopfsache, eingetretene Wege zu verlassen und nach Neuem Ausschau zu halten. Aber wenn Ihnen das Obst und Gemüse besser schmeckt, werden Sie automatisch mehr davon essen und gleichzeitig den Hypothalamus austricksen (s. S. 17).

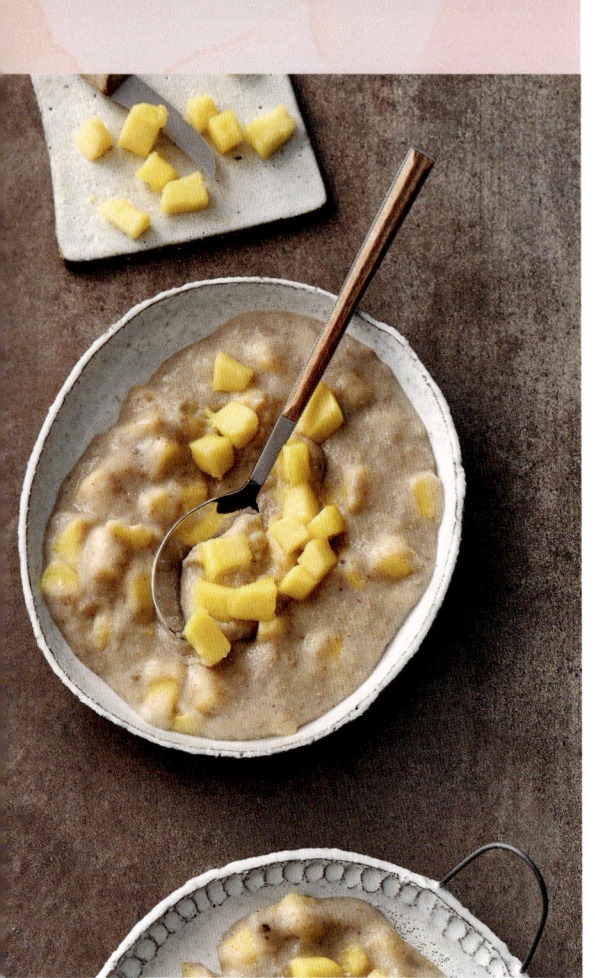

MANGO-GRIESSPUDDING

Für 2 Personen | Zubereitung: 5 Min., Kochen: 10 Min.
Pro Portion: 315 kcal, 5 g EW, 5 g F, 62 g KH

1 sehr reife Banane | 1 Mango | 500 ml ungesüßter Haferdrink | 50 g Dinkelgrieß

1. Die Banane schälen und in einer Schüssel mit der Gabel zu feinem Mus zerdrücken. Die Mango schälen. Das Fruchtfleisch zunächst vom Kern und anschließend in kleine Stücke schneiden.

2. Den Haferdrink mit dem Grieß in einem Topf zum Kochen bringen, dabei häufig mit dem Schneebesen umrühren. Sobald die Masse aufkocht, die Herdplatte auf kleine Hitze reduzieren und den Grieß unter häufigem Rühren ca. 3 Min. köcheln lassen, bis er etwas eindickt. Dann drei Viertel der Mango und die Banane dazugeben und unter Rühren 2–3 Min. weiterköcheln.

3. Zum Servieren den Grießpudding in tiefe Teller verteilen und die übrigen Mangostücke daraufgeben.

EINKAUFS-TIPP

Achten Sie beim Einkauf von Pflanzendrinks darauf, dass diese ungesüßt sind. In Bioläden erhalten Sie die Drinks meist problemlos, aber auch größere Supermärkte führen pflanzliche Milchersatzprodukte immer häufiger.

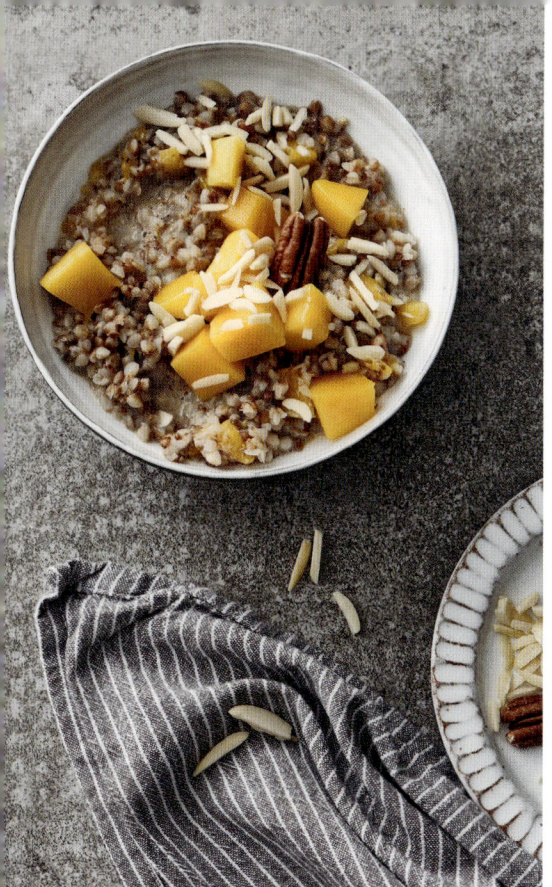

MANGO-»MILCHREIS«

Für 2 Personen | Zubereitung: 10 Min., Kochen: 30 Min.
Pro Portion: 285 kcal, 6 g EW, 7 g F, 49 g KH

70 g Buchweizen (oder 200 g schon gekochter Buchweizen, s. S. 135) | 200 ml ungesüßter Haferdrink | 1 sehr reife Mango | 2 TL Mandelstifte | 2 Pekannusskerne

1. Den Buchweizen in einem Sieb heiß waschen. Mit 140 ml Wasser in einem Topf zum Kochen bringen und zugedeckt in ca. 15 Min. weich köcheln, dann auf der ausgeschalteten Herdplatte noch ca. 5 Min. ausquellen lassen. In ein Sieb abgießen.

2. Die Mango schälen. Das Fruchtfleisch zunächst vom Kern und anschließend in kleine Stücke schneiden.

3. Buchweizen, Haferdrink und die Hälfte der Mangostücke in einem breiten Topf erhitzen und bei kleiner bis mittlerer Hitze 5–10 Minuten köcheln lassen, bis die ganze Flüssigkeit aufgesogen ist.

4. Den Mango-»Milchreis« auf zwei Teller verteilen. Mit den übrigen Mangostücken, den Mandelstiften und den Pekannüssen dekorieren.

GUT GETÄUSCHT!

Unser Milchreis ist eigentlich kein Milchreis, sondern sieht nur so aus. In Wirklichkeit ist er mit Buchweizen statt mit weißem Reis gekocht, der optische Eindruck und das wohlige Gefühl, das viele beim Milchreisessen empfinden, sind aber ebenso da.

HEFEZOPF MIT
Beerenaufstrich

Für 1 Zopf (ca. 18 Scheiben) | Zubereitung: 40 Min., Gehen: 1 Std. 30 Min., Backen: 35 Min.
Pro Scheibe: 85 kcal, 3 g EW, 2 g F, 14 g KH

FÜR DEN ZOPF

230 g Dinkelmehl (Type 630)

1 Pck. Trockenhefe

1 Ei (M)

75 g Joghurt griechischer Art
(2 % Fett, ersatzweise fettarmer Naturjoghurt)

25 ml Milch

1 Pck. Vanillezucker

1 Eigelb zum Bestreichen

10 g Mandelblättchen

FÜR DEN AUFSTRICH

250 g TK-Himbeeren

4 TL Chia-Samen

1 TL Zitronensaft

4 EL Rohrohrzucker

AUSSERDEM

Mehl zum Arbeiten

Twist-off-Glas (ca. 300 ml Inhalt)

1. Für den Zopf das Dinkelmehl mit der Trockenhefe mischen. Ei mit Joghurt, Milch und Vanillezucker in einer großen Schüssel verquirlen. Nach und nach die Mehlmischung unterarbeiten und alles mit den Knethaken des Handrührgeräts zu einem glatten, elastischen Teig verkneten. Den Teig nochmals kurz mit bemehlten Händen durchkneten, zu einer Kugel formen und zugedeckt an einem warmen Ort ca. 1 Std. gehen lassen, bis sich das Volumen etwa verdoppelt hat.

2. Den Backofen auf 170° vorheizen. Ein Backblech mit Backpapier auslegen. Den Teig auf der bemehlten Arbeitsfläche nochmals gut durchkneten und in drei gleich große Stücke teilen. Jedes Teigstück zu einem ca. 30 cm langen Strang formen. Die Teigstränge nebeneinander auf das Blech legen und die Enden auf einer Seite mithilfe einer Gabel zusammendrücken. Dann die Stränge zu einem Zopf flechten und am anderen Ende ebenso zusammendrücken. Den Zopf an einem warmen Ort nochmals 30 Min. gehen lassen.

3. Den Zopf mit Eigelb bepinseln und mit Mandelblättchen bestreuen. In den Ofen (Mitte) schieben und in ca. 35 Min. goldbraun backen. Falls der Zopf währenddessen zu stark bräunt, mit Alufolie abdecken. Den Zopf aus dem Ofen nehmen und auf einem Kuchengitter auskühlen lassen.

4. Für den Aufstrich die Beeren in einem Topf bei kleiner Hitze unter Rühren auftauen und erwärmen, bis Flüssigkeit austritt. Sobald die Beeren zerfallen, Chia-Samen, Zitronensaft und Zucker unterrühren. Dann bei kleiner Hitze unter häufigem Rühren 10 Min. köcheln lassen. In das saubere Twist-off-Glas abfüllen und gut verschließen. Den Aufstrich auskühlen lassen. Den Hefezopf zum Servieren in Scheiben schneiden und den Aufstrich dazu reichen.

FÜR DEN VORRAT

Der Hefezopf lässt sich sehr gut in kleineren Portionen einfrieren. Sie können ihn ebenso toasten oder auch für den French Toast (s. S. 52) verwenden. Der Aufstrich ist verschlossen 1–2 Wochen haltbar und sollte nach dem Öffnen innerhalb von 3–4 Tagen verbraucht werden.

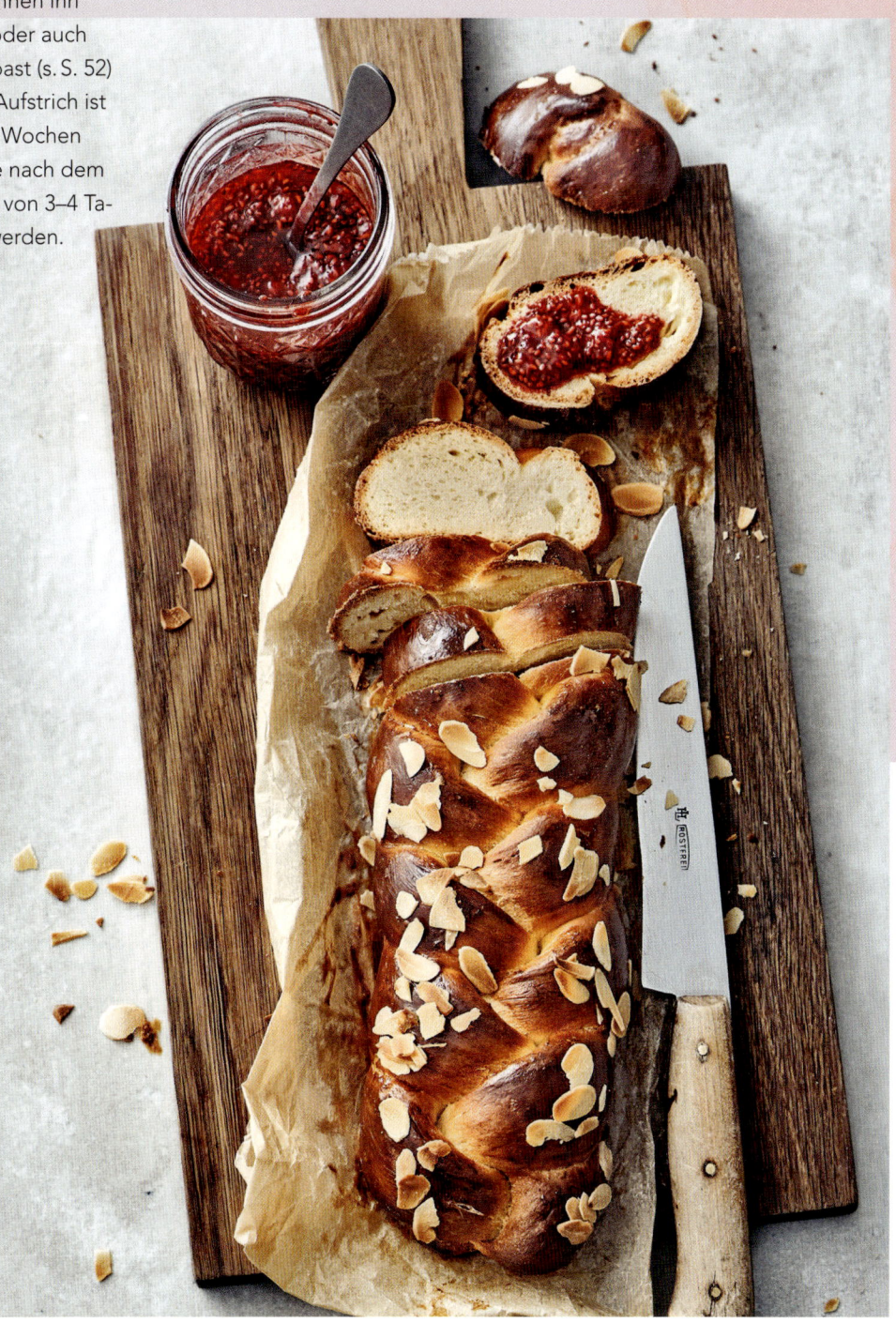

BRIOCHE
mit Ziegenkäse

Für 1 Brioche (ca. 12 Scheiben) | Zubereitung: 30 Min., Gehen: 1 Std. 45 Min., Backen: 30 Min.
Pro Scheibe: 215 kcal, 5 g EW, 14 g F, 16 g KH

FÜR DEN TEIG
15 g frische Hefe
1 EL Puderzucker
240 g Dinkelmehl (Type 630)
ca. 4 EL lauwarme Milch
Salz
3 Eier (M)
150 g weiche Butter
1 Eigelb zum Bestreichen

AUSSERDEM
runde ofenfeste Form (z.B.
    Springform, ca. 20 cm Ø)
Butter für die Form
Mehl zum Arbeiten

1. Die Hefe in eine Schüssel bröckeln und mit dem Puderzucker glatt rühren. 4 EL Mehl und so viel Milch unterrühren, dass ein dickflüssiger Teig entsteht. Mit Frischhaltefolie abdecken und an einem warmen Ort 15 Min. gehen lassen.

2. Inzwischen das übrige Mehl in einer großen Schüssel mit 1 Prise Salz mischen. Die aufgegangene Hefemischung und die Eier unterrühren, dann in kleinen Portionen die Butter. Den Teig mit den Knethaken des Handrührgeräts 5–10 Min. kneten, bis er sich leicht vom Schüsselrand löst und nicht mehr klebt. Den Teig abgedeckt ca. 1 Std. an einem warmen Ort gehen lassen, bis sich sein Volumen etwa verdoppelt hat.

3. Die Form mit Butter ausfetten. Den Teig mit bemehlten Händen nochmals gut durchkneten. Zwei Drittel des Teigs abnehmen und zu einer großen Kugel formen, den übrigen Teig zu einer kleinen Kugel formen. Die große Teigkugel in die Form geben und die kleine daraufsetzen. Weitere 30 Min. gehen lassen, bis sich das Volumen etwa verdoppelt hat. Inzwischen den Backofen auf 200° vorheizen.

4. Die Brioche in den Ofen (Mitte) stellen und 10 Min. backen. Die Ofentemperatur auf 180° reduzieren und die Brioche 10 Min. weiterbacken. Dann mit Eigelb bestreichen und in ca. 10 Min. fertig backen. Brioche vom Blech nehmen und auf einem Kuchengitter auskühlen lassen. Zum Servieren in Scheiben schneiden und toasten.

SERVIER-TIPP

Zum Servieren pro Portion 1 kleine Handvoll Minzeblätter waschen und trocken tupfen. 2 getrocknete Tomaten und 50 g Ziegenkäserolle (ca. 4 cm Ø, in drei Scheiben geschnitten) in Streifen schneiden. Eine Scheibe Brioche mit den Zutaten belegen.

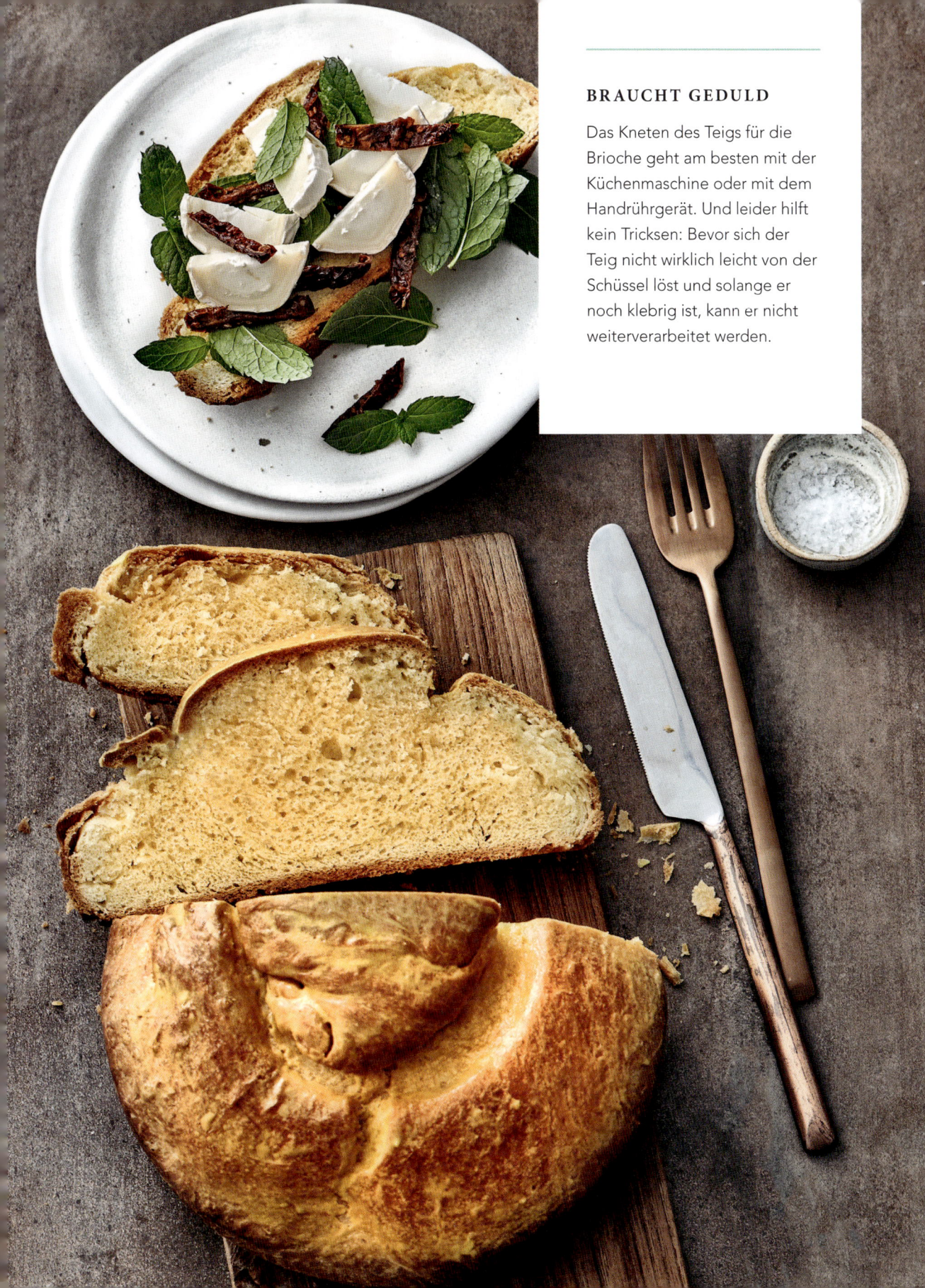

BRAUCHT GEDULD

Das Kneten des Teigs für die Brioche geht am besten mit der Küchenmaschine oder mit dem Handrührgerät. Und leider hilft kein Tricksen: Bevor sich der Teig nicht wirklich leicht von der Schüssel löst und solange er noch klebrig ist, kann er nicht weiterverarbeitet werden.

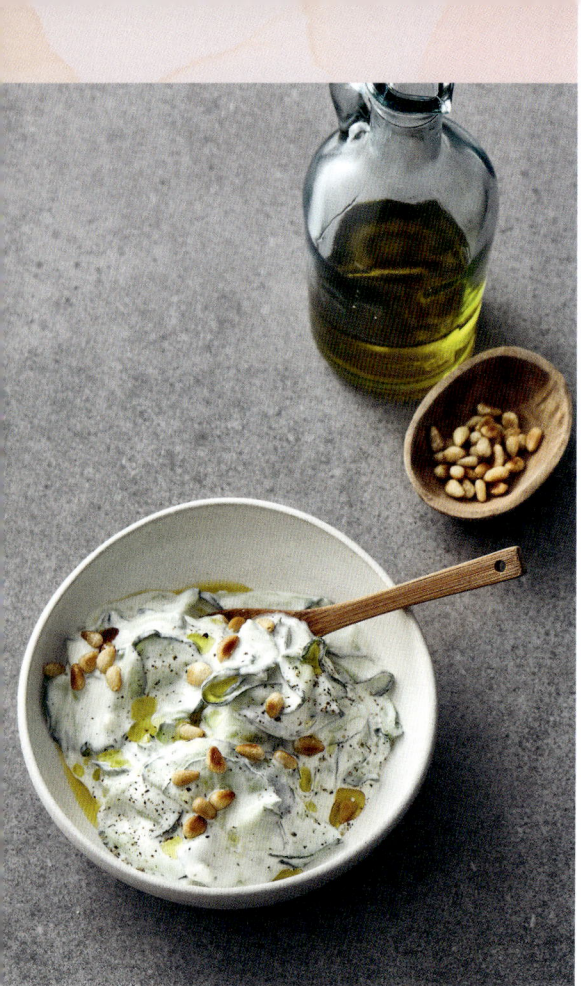

ZAZIKI

Für 2 Personen | Zubereitung: 15 Min., Ziehen: 2 Std.
Pro Portion: 205 kcal, 5 g EW, 16 g F, 10 g KH

600 g Salatgurke | Salz | 2 Knoblauchzehen | 2 EL Pinienkerne | 6 EL griechischer Joghurt (10 % Fett) | Pfeffer | 2 TL Olivenöl

1. Die Gurke waschen und in dünne Scheiben schneiden. Die Gurkenscheiben in einer Schüssel mit 2 TL Salz mischen und mindestens 1 Std. Wasser ziehen lassen, dabei öfters umrühren.

2. Inzwischen den Knoblauch schälen und fein hacken. Die Pinienkerne in einer beschichteten Pfanne bei mittlerer Hitze goldgelb rösten. Abkühlen lassen.

3. Die Flüssigkeit der Gurken abgießen. Knoblauch und Joghurt zu den Gurken geben und alles gut verrühren. Das Zaziki mit Pfeffer würzen und 1 Std. im Kühlschrank ziehen lassen.

4. Zum Servieren das Zaziki auf Teller verteilen und jeweils mit 1 EL Pinienkernen bestreuen sowie mit 1 TL Olivenöl beträufeln.

PROTEINANTEIL ERHÖHEN

Der Eiweißgehalt von Zaziki lässt sich steigern, wenn Sie statt des griechischen Joghurts eine Mischung aus je 3 EL fettarmem Naturjoghurt und Magerquark verwenden.

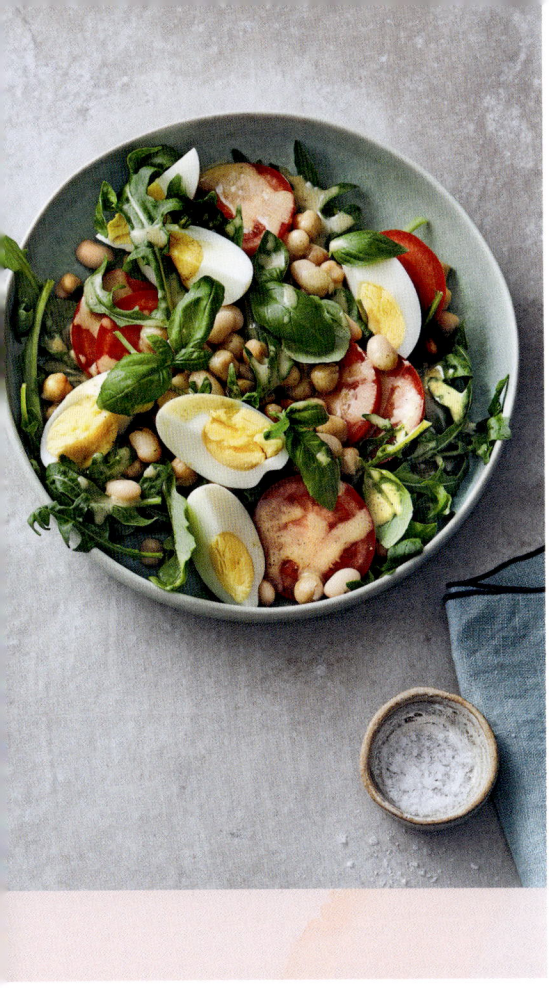

PROTEIN-BOWL

Für 2 Personen | Zubereitung: 15 Min., Kochen: 10 Min.
Pro Portion: 450 kcal, 26 g EW, 22 g F, 32 g KH

4 Eier (M) | 300 g Tomaten | 2 große Handvoll Rucola |
140 gekochte Bohnen (z. B. weiße Bohnen, aus der
Dose oder selbst gekocht, s. S. 135) | 200 g gekoch-
te Kichererbsen (aus der Dose oder selbst gekocht,
s. S. 135) | 6 EL Vinaigrette (s. S. 89) | 1 Handvoll Basili-
kumblätter oder Gartenkresse

1. Die Eier in einem Topf mit Wasser bedecken und in
ca. 10 Min. hart kochen. Kalt abschrecken und auskühlen lassen.

2. Inzwischen die Tomaten waschen und in Scheiben
schneiden, dabei jeweils den Stielansatz herausschneiden. Den Rucola verlesen, waschen und trocken
schütteln, grobe Stiele entfernen. Einen großen Teller
mit dem Rucola auslegen.

3. Die Eier pellen und jeweils vierteln. Eier, Bohnen,
Kichererbsen und Tomaten auf dem Rucolabett ver-
teilen. Alles mit Vinaigrette beträufeln. Basilikum oder
Kresse waschen, trocken tupfen und daraufstreuen.

WALNUSS-ROSMARIN-BROT

Für 2 Brote (à ca. 12 Scheiben) | Zubereitung: 20 Min., Gehen: 1 Std. 30 Min., Backen: 35 Min.
Pro Scheibe: 120 kcal, 3 g EW, 4 g F, 15 g KH

FÜR DEN TEIG

160 g Walnusskerne

500 g Dinkelmehl (Type 630)

Salz

15 g frische Hefe

1 EL frisch gehackter
Rosmarin

1 TL Honig

AUSSERDEM

Mehl zum Arbeiten

1. Die Walnüsse sehr fein hacken. Das Mehl mit 1 TL Salz in einer großen Schüssel mischen. 350 ml lauwarmes Wasser in eine zweite Schüssel
geben, die Hefe hineinbröckeln und unter Rühren darin auflösen. Das
Hefewasser zum Mehl gießen und alles 5 Min. mit den Knethaken des
Handrührgeräts verkneten. Nüsse, Rosmarin und Honig dazugeben
und 5 Min. weiterkneten. Den Teig nochmals kurz mit gut bemehlten Händen verkneten und zu einer Kugel formen. Mit Frischhaltefolie abdecken
und 1 Std. an einem warmen Ort gehen lassen.

2. Ein Backblech mit Backpapier auslegen. Den Teig auf der bemehlten
Arbeitsfläche nochmals durchkneten und halbieren. Jede Hälfte zu einem
runden Brotlaib formen und auf das Backblech legen. Zugedeckt nochmals 30 Min. gehen lassen. Inzwischen den Backofen auf 225° vorheizen,
dabei eine ofenfeste Schüssel mit Wasser auf den Backofenboden stellen
(die Feuchtigkeit macht eine schöne Kruste).

3. Die Teiglinge in den Ofen (unteres Drittel) schieben und 10 Min. an-
backen. Die Wasserschüssel entfernen, die Ofentemperatur auf 210°
reduzieren und die Brote in 25 Min. knusprig backen. Aus dem Ofen
nehmen und auf einem Kuchengitter auskühlen lassen.

HEFETEIG GEHEN LASSEN

Hefeteig ist empfindlich und verträgt keine Zugluft. Wenn Sie einen Backofen mit
Gärstufe haben, ist das ideal.
Ansonsten suchen Sie einen ruhigen, warmen Ort, an dem keine Zugluft durch
offene Fenster und Türen ist und Kinder, Hunde oder andere Störenfriede im Vorbei-
laufen Wind machen. Wenn das Brot im zweiten Schritt auf dem Backblech gehen
muss, kann es auch hilfreich sein, das gesamte Backblech in eine große Plastiktüte
einzuwickeln und einen Krug mit sehr heißem Wasser, der nochmals Hitze und
Feuchtigkeit abgibt, neben das Blech zu stellen.

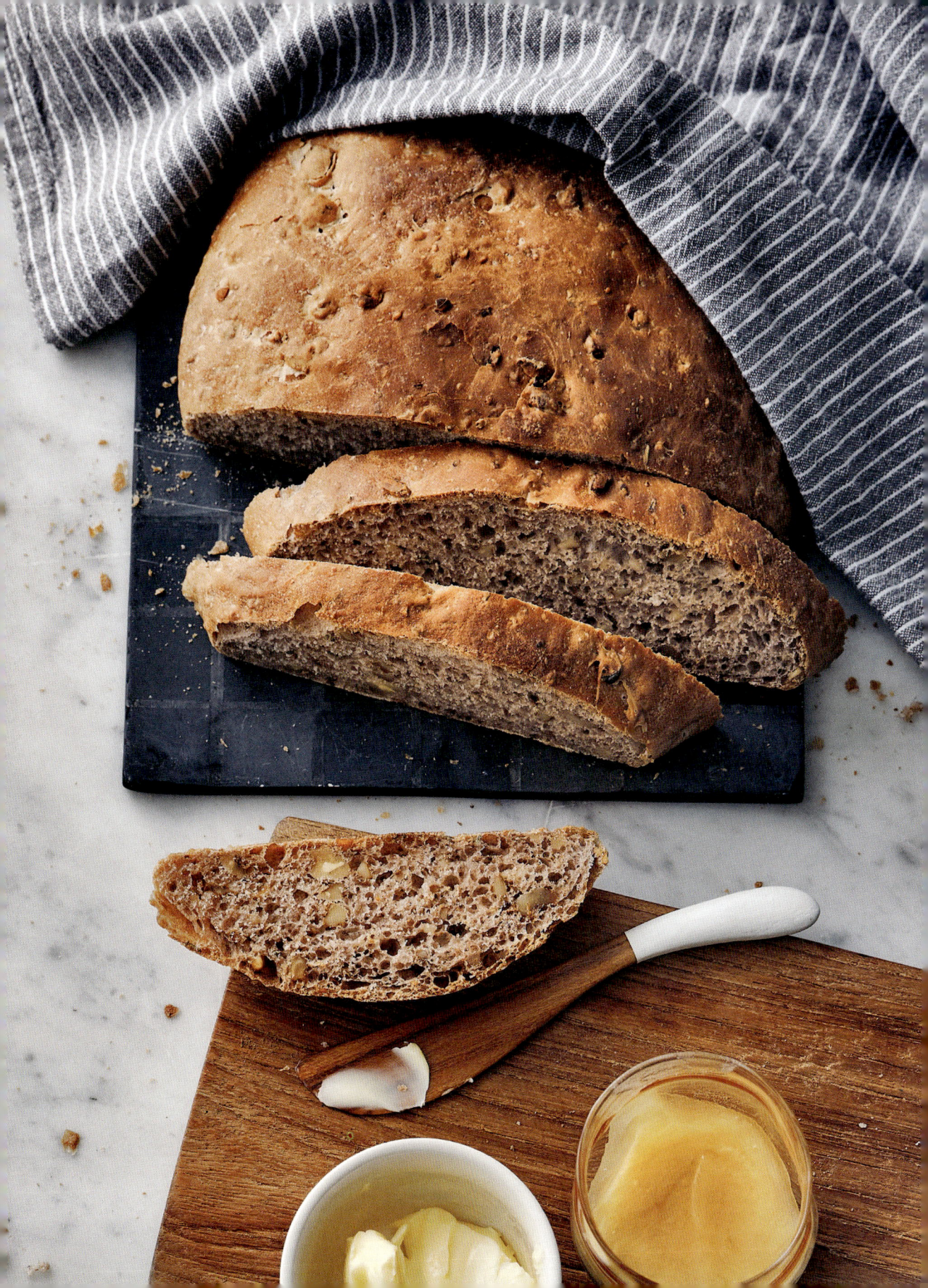

FLADENBROT
Naan

Für 2 Stück | Zubereitung: 5 Min., Backen: 8 Min.
Pro Stück: 195 kcal, 9 g EW, 3 g F, 32 g KH

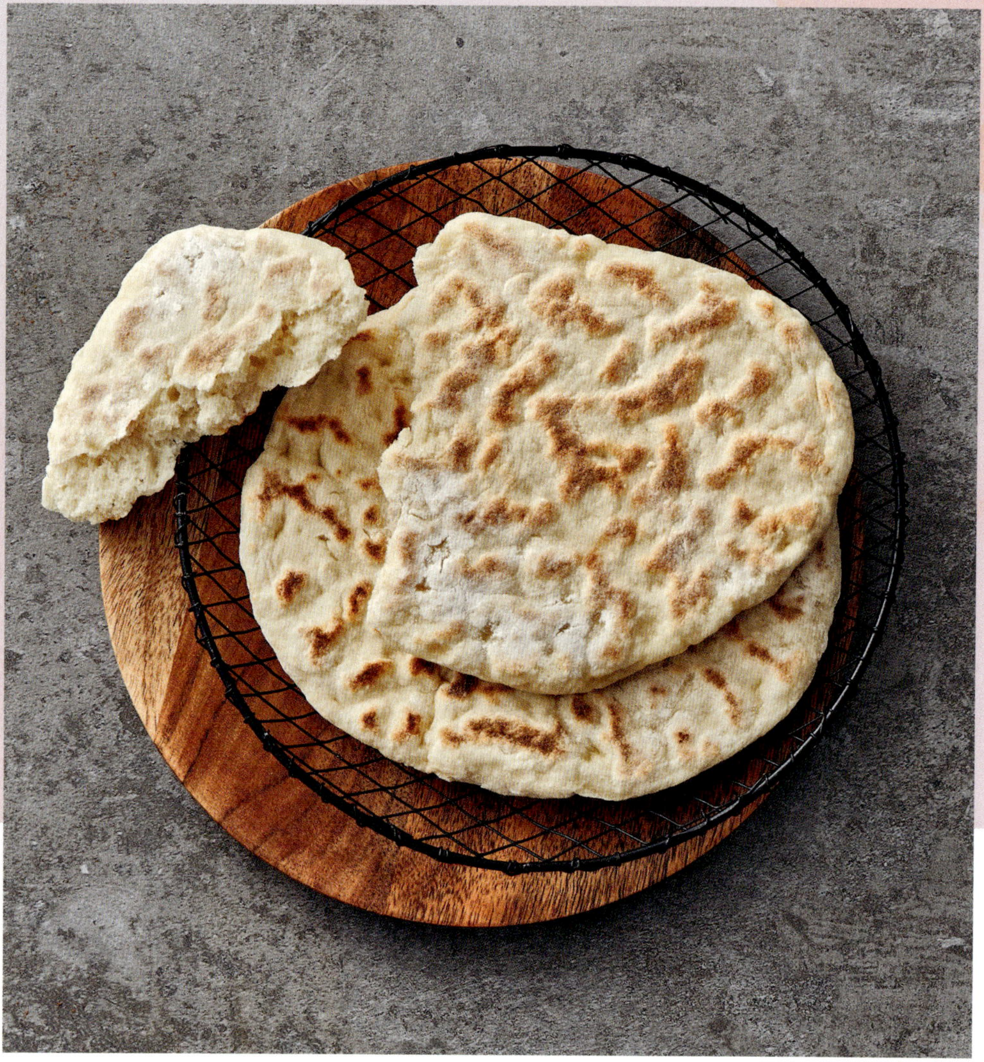

Naan ist ein in Indien beliebtes Fladenbrot, das in der Pfanne gebacken wird. Das hier ist eine proteinreiche Naan-Version, die ganz wunderbar zu Suppen oder Salaten passt. Sie können das Brot aber auch gerne mit Gemüse und Käse belegen und kurz im Backofen überbacken.

FÜR DEN TEIG

90 g Dinkelmehl (Type 630)

1 TL Backpulver

Salz

50 g Magerquark (ersatzweise Skyr)

1 TL Kokosöl

AUSSERDEM

Mehl zum Arbeiten

1. Das Dinkelmehl mit dem Backpulver und 1 Prise Salz in einer Schüssel mischen. Den Quark hinzufügen und alles gut verkneten. Dann weiterkneten und so viel Wasser (1 kleiner Schuss) hinzufügen, bis der Teig gut formbar und nicht mehr klebrig ist. Bei Bedarf noch etwas Wasser oder Mehl unterarbeiten.

2. Den Teig auf der gut bemehlten Arbeitsfläche nochmals durchkneten und halbieren. Jede Hälfte zu einem ca. 20 cm langen und 4 cm breiten Teigfladen ausrollen.

3. Das Kokosöl in einer großen beschichteten Pfanne erhitzen. Naan darin bei mittlerer Hitze auf der Unterseite ca. 2 Min. backen, dann wenden und auf der zweiten Seite in weiteren 2 Min. fertig backen. Aus der Pfanne nehmen und nach Belieben warm oder kalt servieren.

VORRATS-TIPP

Quark und etwas Mehl sollte man eigentlich immer zu Hause haben. Wenn man abends nach dem Schließen der Geschäfte oder am Wochenende nach einem Ausflug nach Hause kommt, kein frisches Brot zu seiner Suppe oder dem Salat hat, kann man sich so ganz einfach und schnell ein Naan braten.

SUPPEN & EINTÖPFE

Suppen und Eintöpfe mit viel Gemüse
sind ideal für die Figur – sie sättigen gut und
man nimmt im Vergleich zu einer »festen«
Mahlzeit weniger Kalorien zu sich.

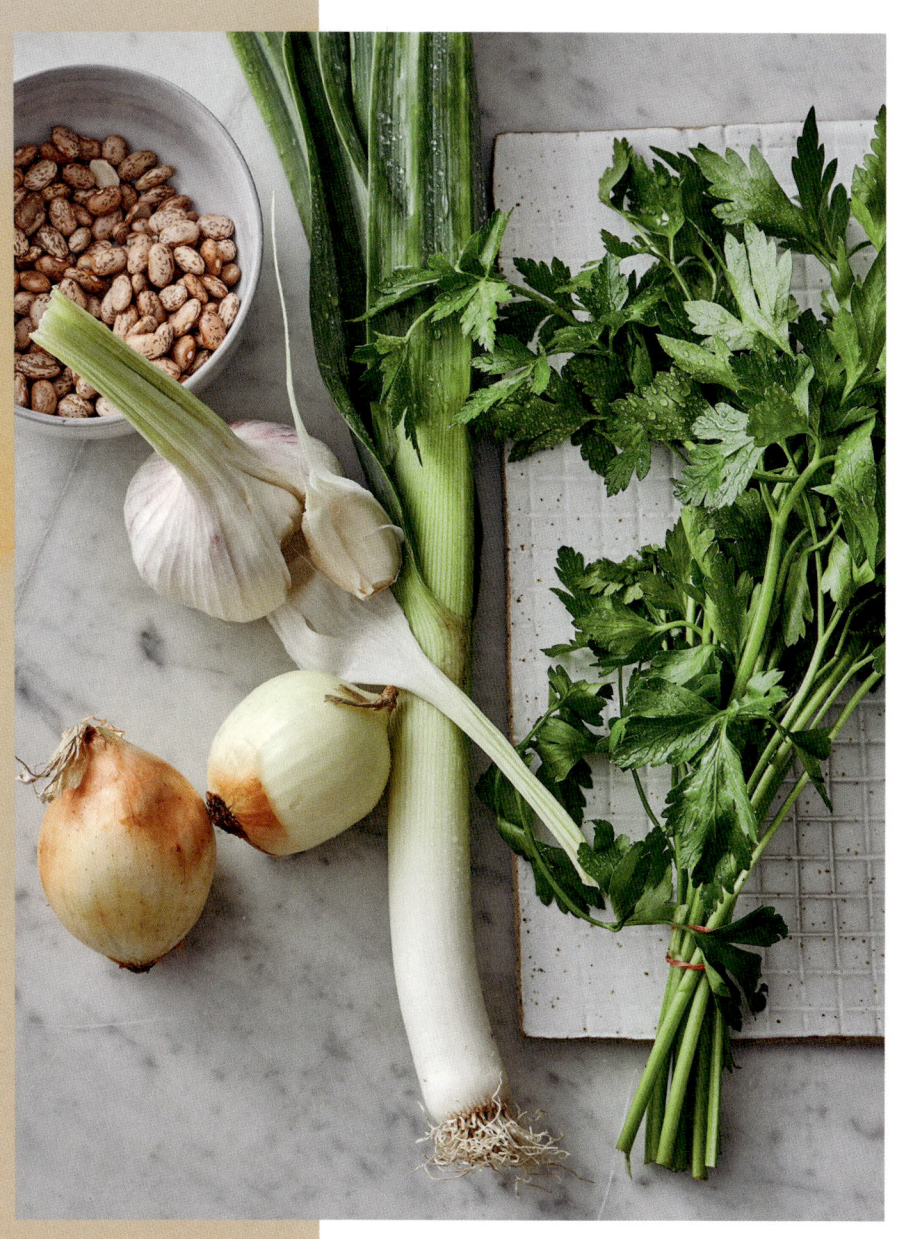

PROVENZALISCHE GEMÜSESUPPE
Soupe au Pistou

Für 6 Personen | Zubereitung: 30 Min., Einweichen: 12 Std., Kochen: 1 Std. 30 Min., Kühlen: 12 Std.
Pro Portion: 205 kcal, 13 g EW, 8 g F, 21 g KH

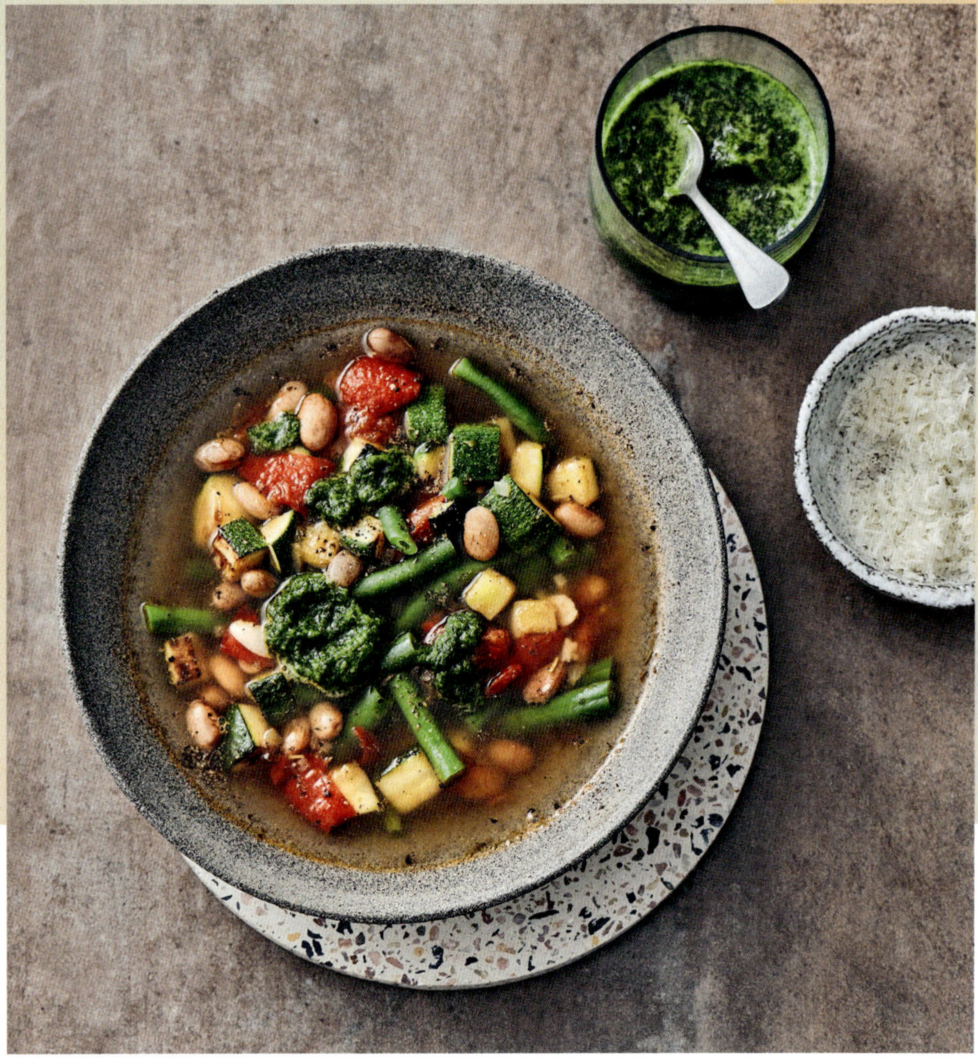

Von dieser Gemüsesuppe kocht man in Frankreich üblicherweise einen großen Topf, weil sie dann einfach intensiver schmeckt. Erschrecken Sie nicht wegen der vielen Portionen: Sie können die Suppe zwei bis drei Tage im Kühlschrank aufheben und auch gut einfrieren. Die Suppe schmeckt am besten, wenn Sie zuvor im Kühlschrank gut durchziehen konnte.

FÜR DIE SUPPE

250 g getrocknete Bohnen
   (z. B. Wachtelbohnen)

2 kleine Zwiebeln

400 g Zucchini

150 g Tomaten

250 g grüne Bohnen

3 TL Olivenöl

1 EL Meersalz

2 TL getrocknete Kräuter der
   Provence

Pfeffer

FÜR DAS PISTOU

2 Knoblauchzehen

1 Handvoll Basilikumblätter

Salz

AUSSERDEM

ca. 30 g geriebenen Parmesan
   (oder Pecorino)

1. Für die Suppe die getrockneten Bohnen in einer Schüssel mit reichlich Wasser bedecken und ca. 12 Std. einweichen. Das Wasser abgießen. Die Bohnen in einem Topf mit frischem Wasser bedecken und nach Packungsanweisung weich kochen (Wachtelbohnen benötigen ca. 1 Std.).

2. Die Zwiebeln schälen und fein hacken. Die Zucchini waschen, putzen und in kleine Würfel schneiden. Die Tomaten waschen und in kleine Stücke schneiden, dabei die Stielansätze herausschneiden. Die grünen Bohnen waschen, putzen und in 3–4 cm lange Stücke schneiden.

3. Das Olivenöl in einem großen Topf erhitzen und die Zwiebeln darin bei mittlerer Hitze leicht glasig anbraten. Zucchini und Tomaten dazugeben und alles mit geschlossenem Deckel 10 Min. braten, dabei zwischendurch häufiger umrühren. 2 l Wasser dazugießen (am besten kochendheiß). Grüne Bohnen, Meersalz und Kräuter der Provence dazugeben und alles mit Pfeffer würzen. Die Suppe aufkochen und ohne Deckel ca. 15 Min. köcheln, bis die grünen Bohnen bissfest sind. Dann die gekochten Bohnen untermischen und alles 5 Min. weiterköcheln. Die Suppe zugedeckt auskühlen und anschließend im Kühlschrank 12 Std. durchziehen lassen.

4. Vor dem Servieren das Pistou zubereiten: den Knoblauch schälen, fein hacken und in einer beschichteten Pfanne kurz anbraten. Das Basilikum waschen und trocken schütteln. Knoblauch mit dem Basilikum und ca. 3 EL Suppenflüssigkeit in ein hohes Gefäß geben und mit dem Pürierstab zu einer dicken Paste mixen, bei Bedarf noch etwas mehr Suppenflüssigkeit dazugeben. Das Pistou mit Salz abschmecken.

5. Zum Servieren die Hälfte des Pistou unter die Suppe rühren. Das restliche Pistou mit etwas Suppenflüssigkeit vermischen und separat zur Suppe reichen, damit sich jeder davon nachnehmen kann. Den Parmesan zum Bestreuen dazu reichen.

ITALIENISCHE TOMATENSUPPE
mit Gerste und Pecorino

Für 2 Personen | Zubereitung: 15 Min., Kochen: 15 Min.
Pro Portion: 420 kcal, 26 g EW, 22 g F, 26 g KH

FÜR DIE SUPPE

3 Knoblauchzehen

2 EL Olivenöl

500 ml passierte Tomaten

2 TL getrockneter Oregano

Salz

Pfeffer

FÜR DIE EINLAGE

2 EL Reisprotein (z. B. aus dem
    Internethandel)

2 EL Flohsamenschalen (z. B.
    aus der Drogerie)

4 EL gekochte Rollgerste
    (s. S. 135; oder anderes
    gekochtes Getreide bzw.
    Pseudogetreide, z. B. Din-
    kel oder Buchweizen)

4 EL geriebener Pecorino
    (oder Parmesan)

2 Stiele Basilikum

1. Für die Suppe den Knoblauch schälen und fein hacken. Das Olivenöl in einem Topf erhitzen und den Knoblauch darin bei mittlerer Hitze leicht braun anbraten.

2. Die passierten Tomaten zum Knoblauch in den Topf geben. Dann noch etwas Wasser dazugießen, je nach gewünschter Konsistenz. Den Oregano unterrühren und die Suppe offen ca. 15 Min. leicht köcheln lassen. Mit Salz und Pfeffer abschmecken.

3. Vor dem Servieren in zwei tiefen Tellern je 1 EL Reisprotein und 1 EL Flohsamenschalen mischen. ½ Schöpflöffel Suppe dazugeben und alles gut verrühren. Dann mit der übrigen Suppe auffüllen.

4. Die Rollgerste mittig auf der Suppe platzieren und alles mit dem geriebenen Pecorino bestreuen. Das Basilikum waschen und trocken tupfen, die Blätter abzupfen und als Dekoration auf die Suppe geben.

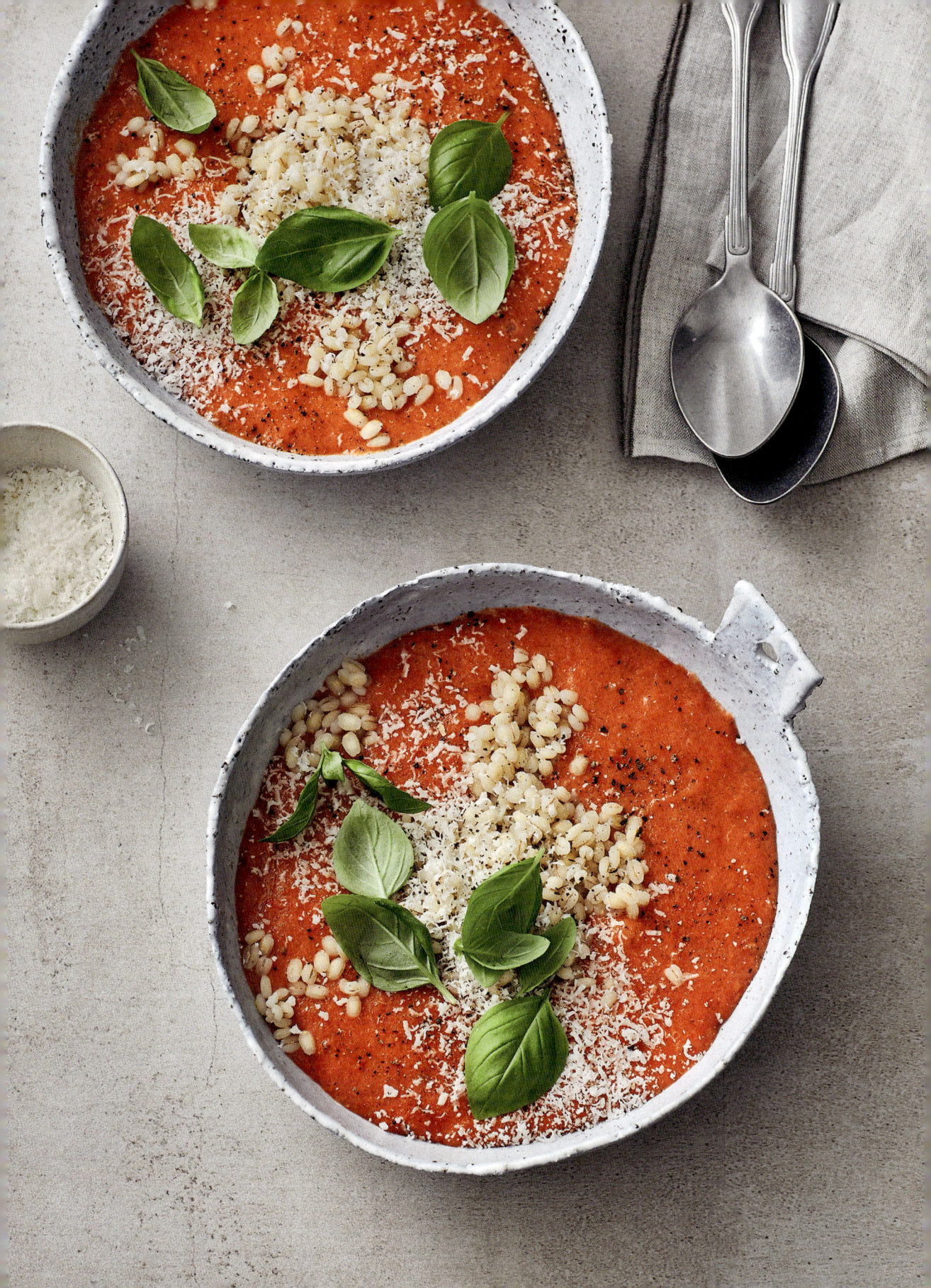

MINESTRONE

Für 6 Personen | Zubereitung: 45 Min., Kochen: 15 Min.
Pro Portion: 160 kcal, 8 g EW, 6 g F, 19 g KH

1 mittelgroße Zwiebel

3 Knoblauchzehen

3 Möhren

1 Aubergine (ca. 300 g)

500 g Zucchini

250 g Cocktailtomaten

2 EL Olivenöl

750 ml passierte Tomaten

2 EL getrockneter Oregano

Salz

Pfeffer

250 g gekochte Bohnen (z. B. weiße Bohnen; aus der Dose oder selbst gekocht, s. S. 135)

1 Handvoll Basilikumblätter

ca. 30 g geriebener Parmesan (oder Pecorino)

1. Die Zwiebel und den Knoblauch schälen und fein hacken. Die Möhren putzen, schälen und ebenfalls fein hacken oder in sehr kleine Würfel schneiden. Die Aubergine und die Zucchini putzen, waschen und in ca. 1 cm große Würfel schneiden. Die Cocktailtomaten waschen und je nach Größe halbieren oder vierteln.

2. In einem großen Topf 1 EL Olivenöl erhitzen und die Zwiebel mit dem Knoblauch darin bei kleiner Hitze 5 Min. braten, sie sollten dabei keine Farbe annehmen. Die Hitze auf mittlere Stufe erhöhen, die Aubergine unter die Zwiebelmischung rühren und alles zusammen 3–5 Min. weiterbraten, bis die Aubergine leicht gebräunt ist.

3. Dann das restliche Olivenöl (1 EL) und die Zucchini unterrühren. Sobald die Zucchini leicht angebraten sind, die Cocktailtomaten untermischen und alles mit geschlossenem Deckel bei schwacher bis mittlerer Hitze 5–10 Min. dünsten.

4. Passierte Tomaten und Oregano unterrühren. Mit Salz und Pfeffer würzen. Zugedeckt zum Köcheln bringen und 5 Min. köcheln lassen, dann die gekochten Bohnen untermischen und alles noch 10 Min. weiterköcheln.

5. Inzwischen das Basilikum waschen und trocken schütteln. Zum Servieren die Minestrone mit geriebenem Parmesan bestreuen und mit Basilikum dekorieren.

VARIANTE MIT SAISONGEMÜSE

Für die Minestrone können Sie jedes saisonale Gemüse verwenden, zum Beispiel Spargel und Erbsen im Frühling oder Kürbis im Herbst. Wenn Sie Spinat oder Mangold verwenden möchten, geben Sie beides erst gegen Ende der Garzeit dazu. Auch beim Käse können Sie variieren und nehmen, was Ihnen am besten schmeckt – probieren Sie zum Beispiel einmal Ricotta, Bergkäse oder zerbröckelten Feta.

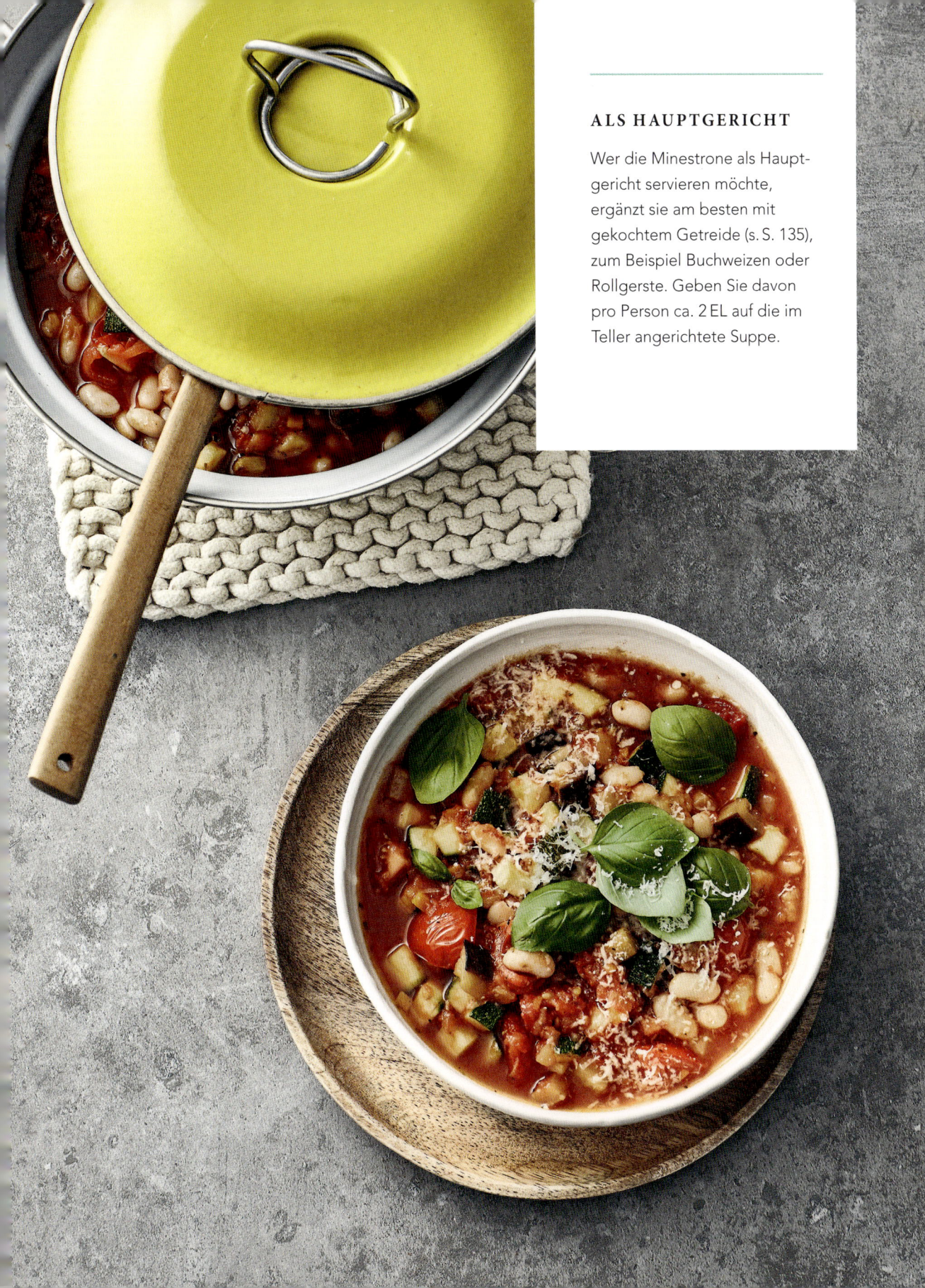

ALS HAUPTGERICHT

Wer die Minestrone als Haupt-
gericht servieren möchte,
ergänzt sie am besten mit
gekochtem Getreide (s. S. 135),
zum Beispiel Buchweizen oder
Rollgerste. Geben Sie davon
pro Person ca. 2 EL auf die im
Teller angerichtete Suppe.

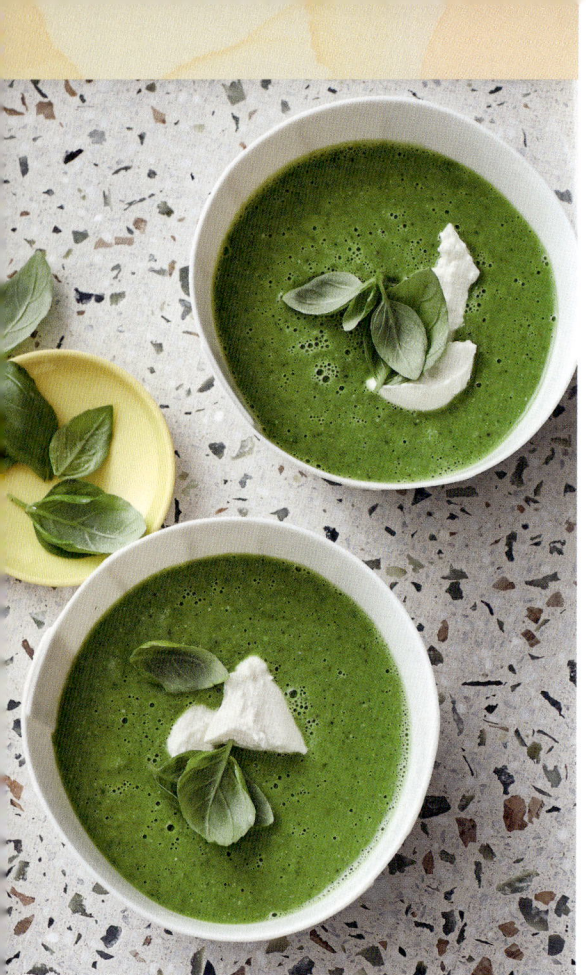

MEDITERRANE ERBSENSUPPE

Für 2 Personen | Zubereitung: 10 Min., Kochen: 15 Min.
Pro Portion: 205 kcal, 8 g EW, 13 g F, 14 g KH

1 große Zwiebel | 2 Knoblauchzehen | 2 EL Olivenöl |
150 g TK-Erbsen (oder frisch gepalte Erbsen) | 1 TL ge-
trocknete Kräuter der Provence | Salz | Pfeffer | 2 Stiele
Basilikum | 2 EL Ricotta

1. Die Zwiebel und den Knoblauch schälen und fein
hacken. Das Olivenöl in einem Topf erhitzen und die
Zwiebel mit dem Knoblauch darin bei mittlerer Hitze in
ca. 5 Min. glasig anbraten. Erbsen, 400 ml Wasser und
Kräuter der Provence dazugeben. Alles mit 1 großen
Prise Salz und etwas Pfeffer würzen und zugedeckt
ca. 15 Min. köcheln.

2. Die Erbsen im Kochwasser mit dem Pürierstab fein
mixen, bei Bedarf für eine etwas flüssigere Konsistenz
noch mehr Wasser hinzufügen. Die Suppe mit Salz und
Pfeffer abschmecken.

3. Zum Servieren das Basilikum waschen und trocken
tupfen, die Blätter abzupfen. Die Suppe auf tiefe Teller
verteilen und je 1 EL Ricotta in die Mitte geben. Mit
Basilikum garnieren.

SUPPEN SIND GUT FÜR DIE FIGUR!

Studien zeigten, dass Menschen, die beim Mittagessen als Vorspeise eine niedrigkalorische Suppe aßen, dann bei der Hauptmahlzeit deutlich weniger aßen. Die aufgenommenen Gesamtkalorienzahl lag bei der Gruppe mit Suppe um durchschnittlich 20 Prozent niedriger als bei der Gruppe ohne Suppe. Das Sättigungsgefühl war aber bei beiden Gruppen gleich. Andere Studien zeigten, dass Menschen, die als Vorspeise Suppe gegessen hatten, auch in den darauffolgenden Stunden weniger aßen.

Die Ursache für diese Effekte: Suppen dehnen den Magen etwas aus und verweilen dort aufgrund ihrer dickeren Konsistenz auch länger als zum Beispiel Getränke. Dadurch entsteht das Sättigungsgefühl. Verglichen zu Smoothies, die meist im Stehen irgendwo zwischendurch getrunken werden, nehmen wir uns für eine Suppe mehr Zeit und merken, wann wir satt sind.

WAS LERNEN WIR DARAUS?

Versuchen Sie, so oft es geht, Suppen in Ihren Speiseplan einzubauen: Essen Sie Suppen als Vorspeise, tauschen Sie Ihre Hauptmahlzeit gegen eine Suppe plus einen Salat aus oder probieren Sie eine Suppe als leichtes Abendessen. Unsere Rezepte haben für jeden etwas Passendes – egal, ob Sie Brühen mit Einlage oder sämige, pürierte Suppen präferieren. Ganz nebenbei liefern die Gemüsesuppen noch jede Menge Vitamine und Ballaststoffe. Und viele von ihnen enthalten auch Hülsenfrüchte, die gute pflanzliche Proteinlieferanten sind.

SUPPEN TUNEN

Suppen lassen sich außerdem hervorragend entsprechend den eigenen Vorlieben und Bedürfnissen ergänzen: So können Sie zum Beispiel pro Portion Suppe 1 TL Flohsamenschalen hinzufügen, um damit den Ballaststoffgehalt in Ihrer Mahlzeit zu erhöhen. Achten Sie dann aber allerdings auf jeden Fall darauf, zusätzlich auch noch ausreichend zu trinken, da die Flohsamenschalen stark aufquellen und andernfalls Verstopfung droht. Oder Sie erhöhen den Eiweißgehalt der Suppe, indem Sie zusätzlich noch pflanzliches Proteinpulver (z. B. 1 EL Reisprotein) in die fertige Suppe rühren.

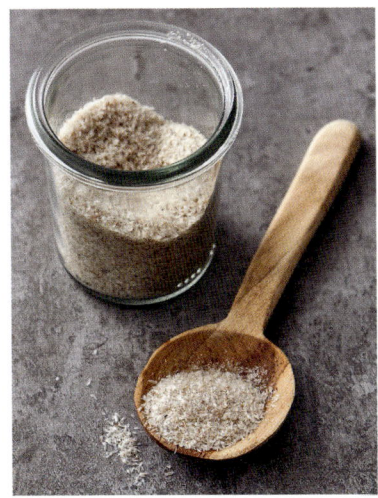

Suppen lassen sich leicht anreichern, etwa mit Flohsamenschalen oder Proteinpulver.

FRANZÖSISCHE ZWIEBELSUPPE
Soupe à l'oignon

Für 2 Personen | Zubereitung: 15 Min., Kochen: 45 Min.
Pro Portion: 425 kcal, 16 g EW, 26 g F, 32 g KH

FÜR DIE SUPPE

4 Zwiebeln

2 EL Butter

700 ml Rinderbrühe
   (siehe Tipp)

Salz

Pfeffer

FÜR DIE BROTE

2 Scheiben Brot (z. B. Rog-
   gen-, Misch- oder Dinkel-
   brot)

70 g geriebener Emmentaler
   (ersatzweise Gruyère)

1. Für die Suppe die Zwiebeln schälen und in dünne Streifen schneiden. Die Butter in einem Topf zerlassen und die Zwiebelstreifen darin bei kleiner Hitze unter häufigem Umrühren 25–30 Min. dünsten, bis sie leicht Farbe angenommen haben.

2. Inzwischen für die Brote ein Backblech mit Backpapier auslegen. Die Brotscheiben darauflegen und mit dem geriebenen Käse bestreuen.

3. Sobald die Zwiebeln Farbe angenommen haben, die Rinderbrühe dazugießen und alles zugedeckt 15 Min. köcheln lassen.

4. Währenddessen den Backofen auf 180° vorheizen. Die Brote im Ofen (Mitte) 5–10 Min. überbacken, bis der Käse schmilzt.

5. Die Zwiebelsuppe mit Salz und Pfeffer abschmecken und auf tiefe Teller verteilen. Die überbackenen Käsebrote daraufgeben. Sofort servieren.

TIPP: RINDERBRÜHE SELBST GEKOCHT

Für eine selbst gekochte Rinderbrühe 1 Zwiebel schälen und fein hacken. 1 Bund Suppengemüse putzen, waschen bzw. schälen und klein schneiden. 1 EL Olivenöl in einem großen Topf erhitzen und die Zwiebel darin kurz anbraten. Suppengemüse dazugeben und 5 Min. weiterbraten. 1,5 l heißes Wasser angießen und 1 kg Rindfleisch (Suppenfleisch) dazugeben. Mit Salz und Pfeffer würzen. Zum Köcheln bringen und zugedeckt bei kleiner Hitze 1 Std. 30 Min. leicht köcheln lassen. Durch ein Sieb gießen, dabei die Brühe auffangen. Mit Salz und Pfeffer abschmecken.

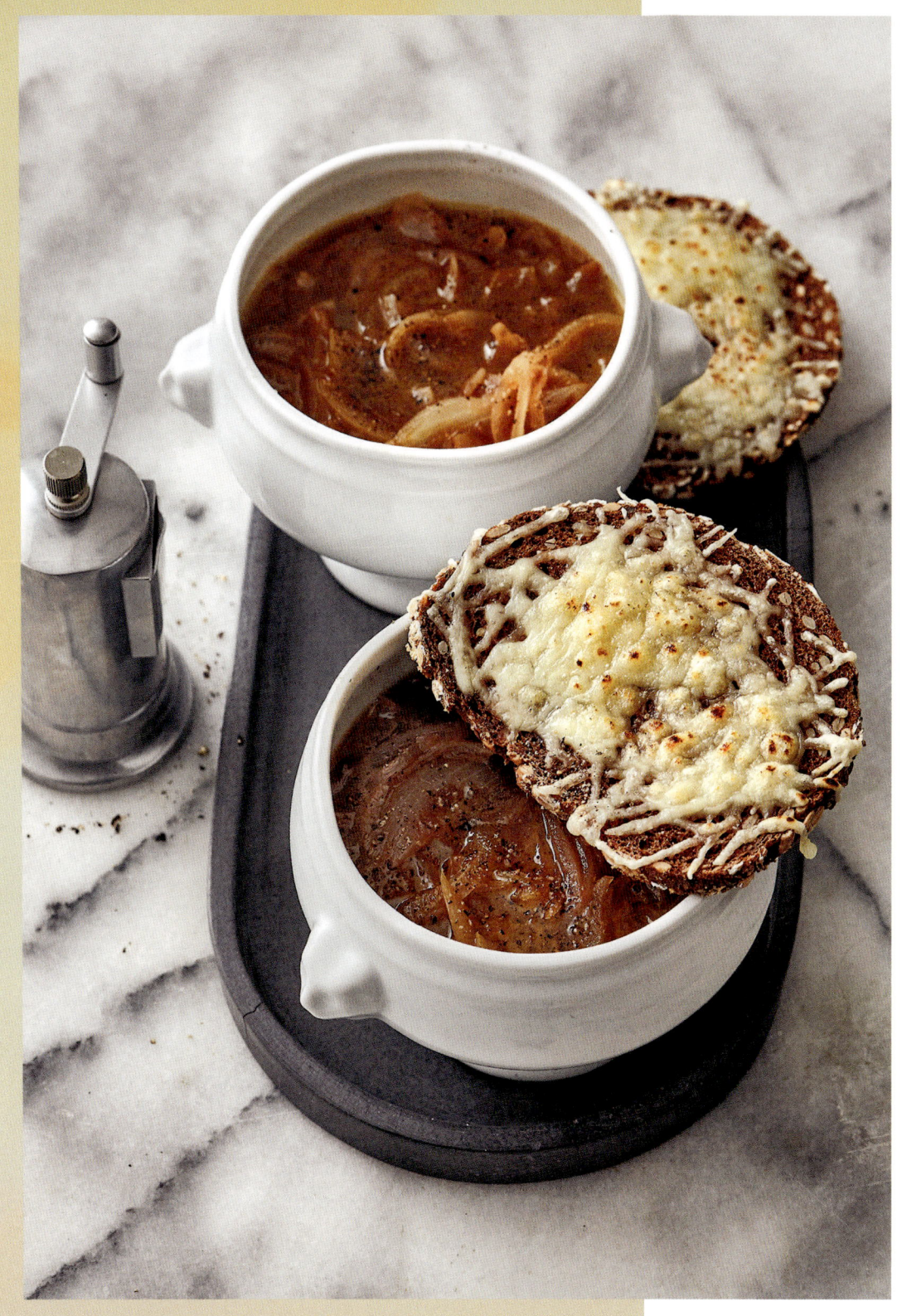

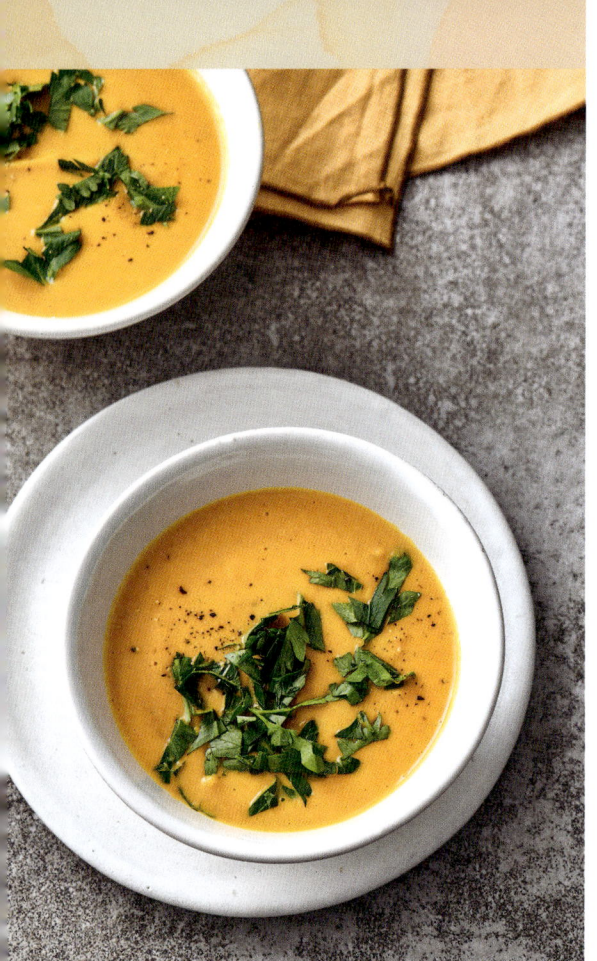

MÖHRENSUPPE MIT KURKUMA

Für 2 Personen | Zubereitung: 15 Min., Kochen: 15 Min.
Pro Portion: 165 kcal, 2 g EW, 14 g F, 8 g KH

325 g Möhren | Salz | 125 g Kokosmilch | 1 TL gemahlene Kurkuma | Pfeffer | 2 TL gehackte Petersilie (oder Koriander oder Mandelblättchen)

1. Die Möhren putzen, schälen und in dünne Scheiben schneiden. Die Möhrenscheiben mit 500 ml Wasser und 1 großen Prise Salz in einem Topf zugedeckt zum Kochen bringen und alles 10–15 Min. köcheln lassen, bis die Möhren weich sind.

2. Die Möhren im Kochwasser mit dem Pürierstab fein mixen, bei Bedarf für eine etwas flüssigere Konsistenz noch mehr Wasser hinzufügen. Kokosmilch und Kurkuma untermixen. Die Suppe noch einmal kurz aufkochen, dann mit Salz und Pfeffer abschmecken.

3. Zum Servieren die Suppe auf tiefe Teller verteilen und mit Petersilie garnieren.

VARIANTE: KÜRBISSUPPE

Dieselbe Suppe lässt sich im Herbst auch ganz toll mit Kürbis kochen. Dazu einfach die gleiche Menge Kürbis anstatt der Möhren verwenden.

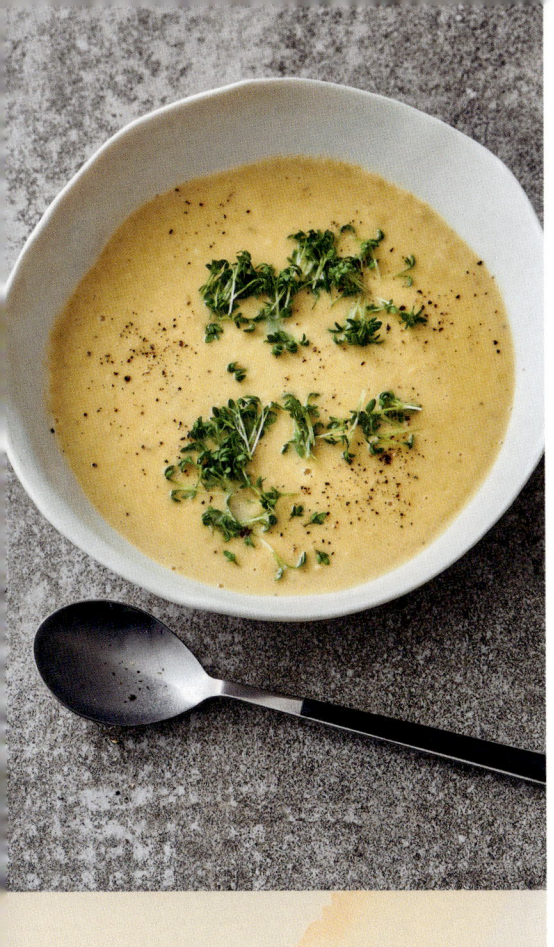

KICHERERBSEN-SUPPE

Für 2 Personen | Zubereitung: 5 Min., Kochen: 10 Min.
Pro Portion: 290 kcal, 7 g EW, 19 g F, 20 g KH

100 g Lauch | 2 EL Olivenöl | 200 g gekochte Kicher-erbsen (aus der Dose oder selbst gekocht, s. S. 135) | 7 EL Kokosmilch | Salz | Pfeffer | 2 TL gehackte Peter-silie (oder Koriander, Basilikum oder Gartenkresse)

1. Den Lauch putzen, waschen und fein schneiden. Das Olivenöl in einem Topf erhitzen und den Lauch darin bei kleiner Hitze kurz anbraten. Die Kichererbsen und 500 ml Wasser (oder Kichererbsenkochwasser) dazugeben, alles aufkochen und ca. 5 Min. zugedeckt köcheln lassen.

2. Das Gemüse im Kochwasser mit dem Pürierstab fein mixen, bei Bedarf für eine etwas flüssigere Konsistenz noch mehr Wasser hinzufügen. Die Kokosmilch unter-mixen. Die Suppe noch einmal kurz aufkochen, dann mit Salz und Pfeffer abschmecken.

3. Zum Servieren die Suppe auf tiefe Teller verteilen und mit Petersilie garnieren.

ZUBEREITUNGS-TIPP

Falls Sie die Kichererbsen für die Suppe aus getrockneten Hülsen-früchten selbst kochen, sollten Sie deren Kochwasser anstelle von Wasser zum Aufgießen der Suppe verwenden – dadurch wird sie noch geschmacksintensiver.

RATATOUILLE
auf klassische Art

Für 6 Personen | Zubereitung: 20 Min., Kochen: 15 Min.
Pro Portion: 145 kcal, 5 g EW, 9 g F, 10 g KH

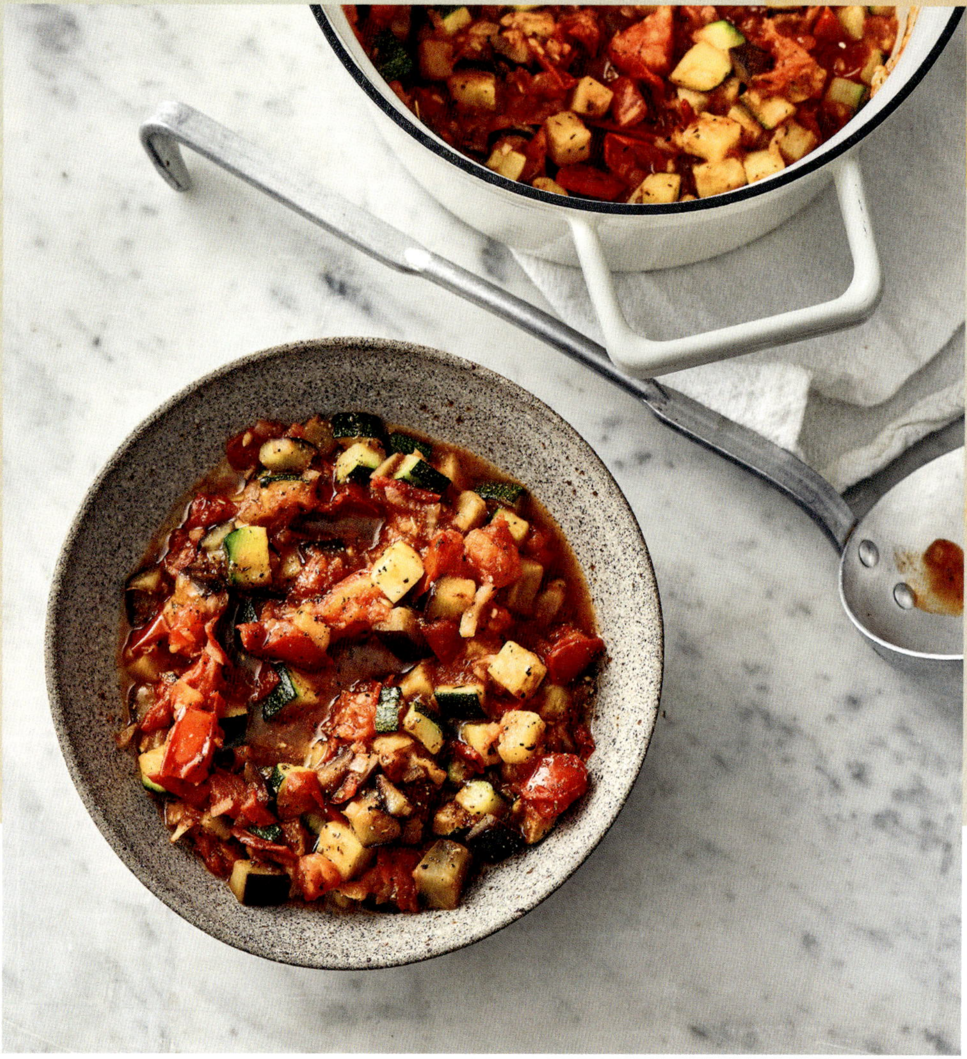

Ratatouille ist eines unserer Lieblingsrezepte, da sie sehr wandelbar ist: Sie lässt sich mit Käse bestreut oder mit Ziegenkäse oder einem Spiegelei belegt als Hauptmahlzeit servieren. Sie passt als Beilage zu Fleisch, Fisch oder Geflügel. Oder man isst sie wie Salat, kalt, mit etwas Olivenöl, Zitronensaft und Basilikum. Und man kann sie gut mitnehmen oder für den Vorrat einfrieren.

6 Tomaten

Salz

2 Auberginen (à 350–400 g)

5 Zucchini (à ca. 200 g)

1 Zwiebel

3 Knoblauchzehen

5 EL Olivenöl

2 TL getrocknete Kräuter der Provence

Pfeffer

1. Die Tomaten waschen und in 1 cm große Würfel schneiden, dabei jeweils den Stielansatz herausschneiden. Die Tomatenwürfel in einer Schüssel mit 1 EL Salz vermischen.

2. Auberginen und Zucchini putzen, waschen und in 1 cm große Würfel schneiden. Zwiebel und Knoblauch schälen und fein hacken.

3. In einem großen Topf 3 EL Olivenöl erhitzen und die Auberginenwürfel darin bei großer Hitze rundum kurz anbraten, dann bei mittlerer Hitze unter häufigem Rühren 4–5 Min. weiterbraten. Die Auberginen in eine Schüssel umfüllen.

4. Im Topf das restliche Olivenöl (2 EL) erhitzen und den Knoblauch darin kurz bei mittlerer Hitze anbraten. Die Zucchiniwürfel hinzufügen und alles ca. 5 Min. weiterbraten, dabei häufiger umrühren.

5. Auberginen, Tomaten samt gezogenem Saft und Kräuter der Provence in den Topf geben. Die Ratatouille mit Pfeffer und bei Bedarf noch mit Salz abschmecken, umrühren und noch ca. 15 Min. köcheln lassen.

VORKOCHEN LOHNT

Wie bei den meisten Eintopfgerichten lohnt es sich auch bei Ratatouille gleich eine etwas größere Menge zu kochen. Das fertige Gericht hält sich im Kühlschrank etwa 3 Tage und schmeckt auch kalt sehr gut. Eine kleinere Portion der Ratatouille eignet sich ebenso als Pastasauce oder Füllung für Crêpes. In Südfrankreich haben wir Ratatouille auch schon auf Pizzas gesehen. Oder Sie frieren die Ratatouille portionsweise ein, dann haben sie immer schnell ein Gemüsegericht zur Hand.

KICHERERBSENCURRY
mit Möhren

Für 2 Personen | Zubereitung: 15 Min., Kochen: 30 Min.
Pro Portion: 645 kcal, 14 g EW, 40 g F, 53 g KH

60 g Quinoa (oder 200 g schon gekochte Quinoa, s. S. 135)

1 Zwiebel

300 g Möhren

½ Bund Petersilie

2 EL Kokosöl

3 EL gelbe Currypaste

2 EL süße Chilisauce

200 g Kokosmilch

200 g gekochte Kichererbsen (aus der Dose oder selbst gekocht, s. S. 135)

Salz

Pfeffer

1. Die Quinoakörner in einem Sieb mit warmem Wasser waschen. Mit ca. 150 ml Wasser in einem Topf zum Kochen bringen und bei kleiner Hitze zugedeckt ca. 15 Min. köcheln lassen, dann auf der ausgeschalteten Herdplatte noch ca. 15 Min. nachquellen lassen.

2. Inzwischen die Zwiebel schälen und in kleine Würfel schneiden. Die Möhren putzen, schälen und in dünne Scheiben schneiden. Die Petersilie waschen, trocken schütteln und fein hacken.

3. Das Kokosöl in einem Topf erhitzen und die Zwiebel darin kurz anbraten. Die Möhren hinzufügen und alles 3–5 Min. weiterbraten.

4. Die Currypaste und die Chilisauce dazugeben und mit 100 ml Wasser ablöschen. Die Kokosmilch und die Petersilie unterrühren und alles bei kleiner Hitze ca. 10 Min. köcheln lassen. Die Kichererbsen unterrühren und das Curry weitere 5 Minuten köcheln lassen.

5. Das Curry mit Salz und Pfeffer abschmecken und in tiefe Teller verteilen. Die gekochte Quinoa als Beilage dazu reichen.

VARIANTEN MIT GEMÜSE UND GETREIDE

Die Möglichkeiten dieses Curry sind sehr vielfältig: Sie können die Möhren gegen jede andere Gemüsesorte austauschen oder auch unterschiedliche Gemüsesorten gemeinsam verwenden. Die Curry-Portion kann auch verkleinert und dafür mit mehr Quinoa serviert werden. Ebenso lässt sich die Quinoa gegen gekochtes Getreide bzw. Pseudogetreide austauschen, etwa gegen Rollgerste oder Buchweizen.

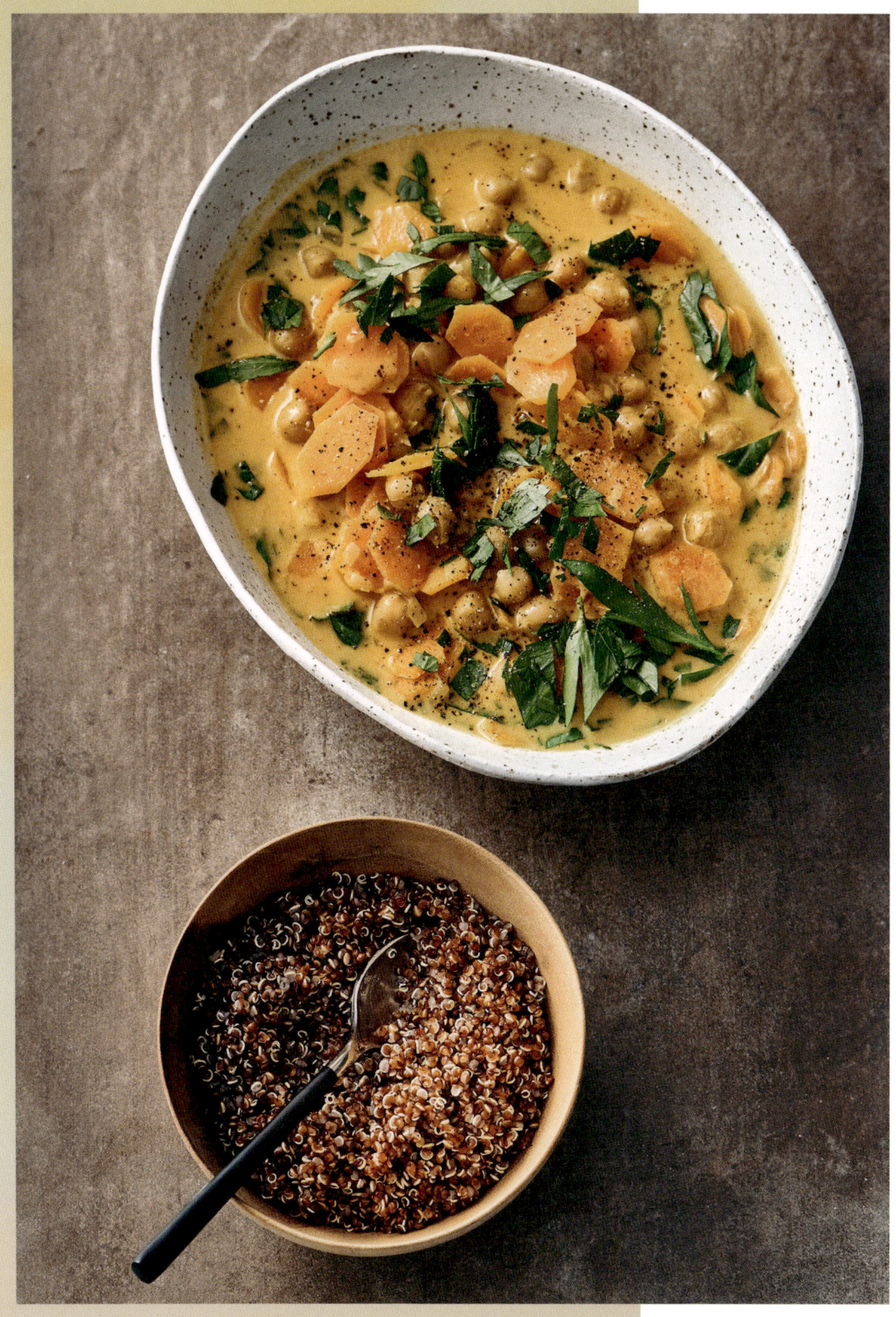

LINSEN-KOKOS-CURRY
mit Quinoa

Für 2 Personen | Zubereitung: 15 Min., Kochen: 30 Min.
Pro Portion: 900 kcal, 24 g EW, 61 g F, 61 g KH

FÜR DAS CURRY

30 g Quinoa (oder 100 g schon gekochte Quinoa, s. S. 135)

2 Knoblauchzehen

2 Möhren

1 rote Paprika

100 g getrocknete rote Linsen

1 EL Kokosöl

3 TL gelbe Currypaste

3 EL süße Chilisauce

400 g Kokosmilch

FÜR DIE GARNITUR

2 EL Erdnusskerne

1. Quinoa in einem Sieb heiß waschen. Mit 75 ml Wasser in einem Topf zum Kochen bringen und bei kleiner Hitze zugedeckt ca. 15 Min. köcheln, dann auf der ausgeschalteten Herdplatte in ca. 15 Min. ausquellen lassen.

2. Inzwischen den Knoblauch schälen und fein hacken. Die Möhren putzen, schälen und in dünne Scheiben schneiden. Die Paprika waschen und halbieren, weiße Trennwände und Kerne entfernen. Die Paprikahälften in kleine Stücke schneiden. Die Linsen in einem Sieb gut waschen und abtropfen lassen.

3. Das Kokosöl in einem Topf erhitzen. Knoblauch, Möhren und Paprika darin bei mittlerer Hitze ca. 1 Min. anbraten. Dann alles bei kleiner Hitze 5 Min. dünsten.

4. Die Currypaste und die Chilisauce unterrühren und die Hitze wieder erhöhen. Die Kokosmilch mit den Linsen in den Topf geben und alles gut verrühren. Mit geschlossenem Deckel unter gelegentlichem Umrühren ca. 10 Min. köcheln lassen, bis die Linsen weich sind.

5. Gekochte Quinoa unterrühren und das Curry 1 Min. weiterköcheln. Das Curry in tiefen Tellern anrichten und jeweils mit 1 EL Erdnüssen garnieren.

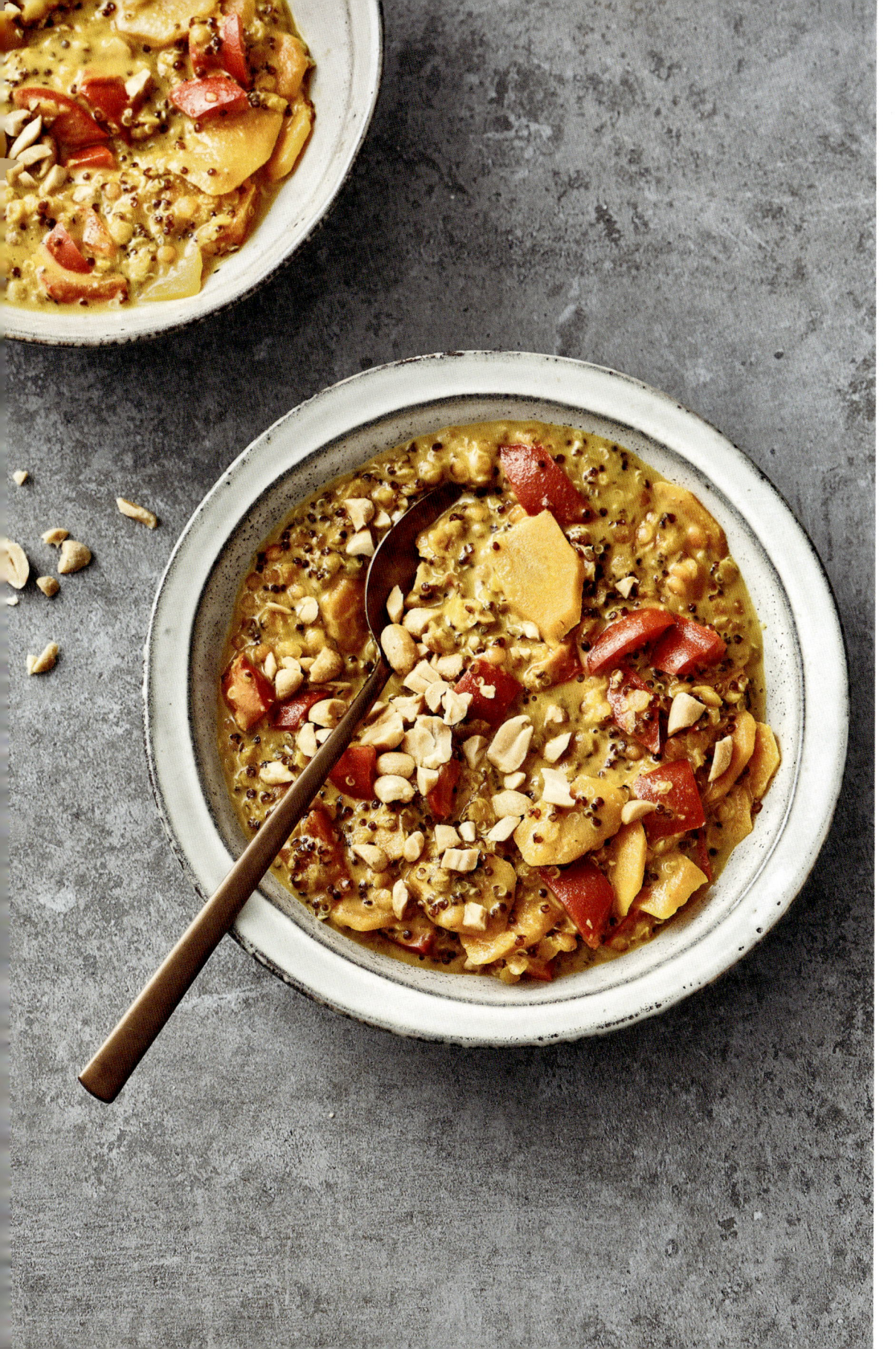

SALATE & GEMÜSE

Salate eignen sich nur als Beilage?
Wer das glaubt, wird mit unseren
Sattmacher-Salatrezepten seine Meinung
ganz schnell ändern!

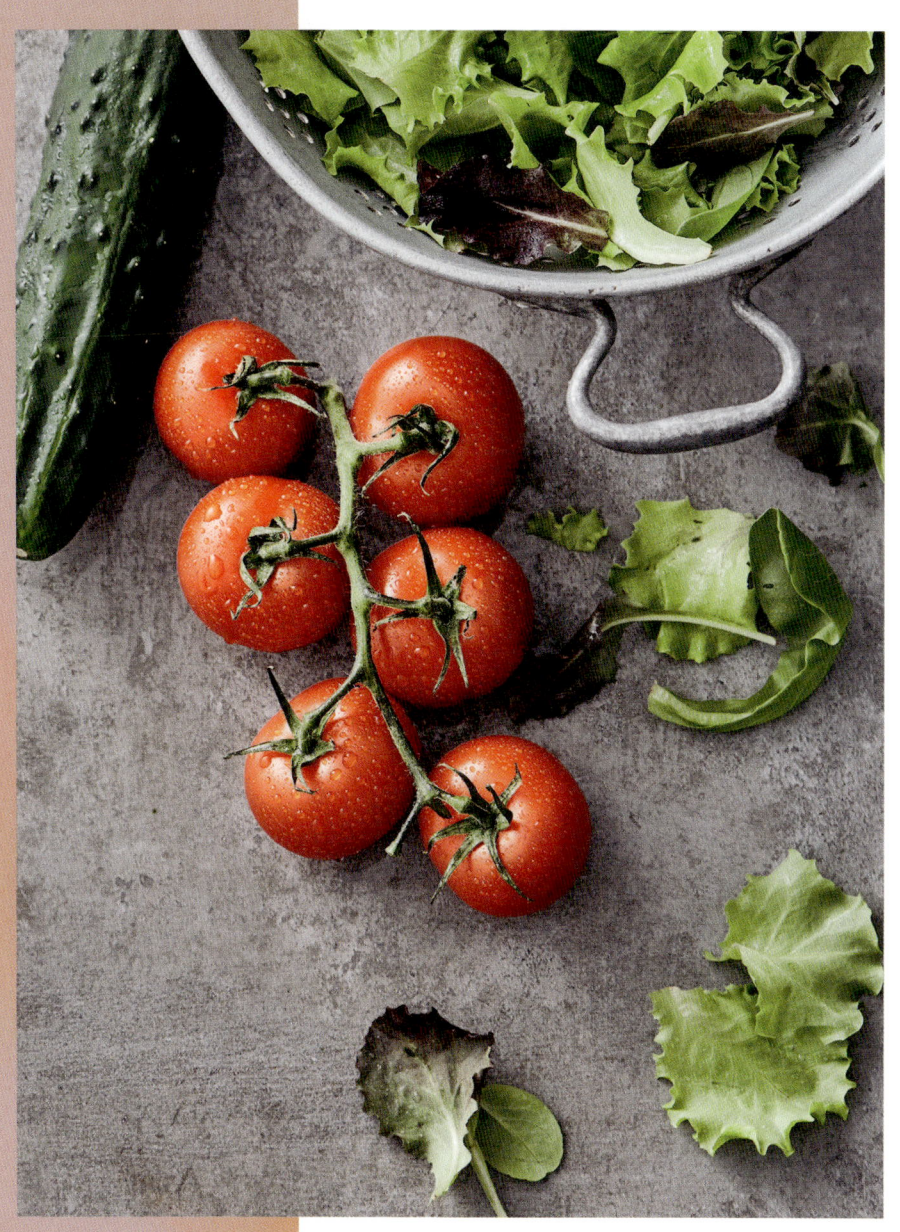

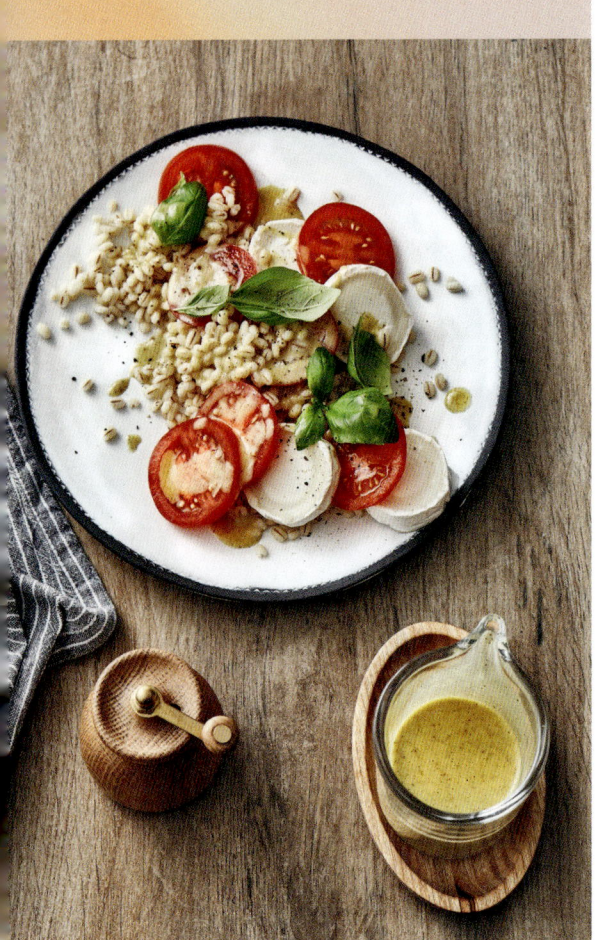

TOMATE MIT ZIEGENKÄSE

Für 2 Personen | Zubereitung: 10 Min., Garen: 45 Min. Pro Portion: 360 kcal, 12 g EW, 23 g F, 25 g KH

50 g Rollgerste (Gerstengraupen; oder 200 g schon gekochte Rollgerste, s. S. 135) | 400 g Tomaten | 1 Handvoll Basilikumblätter | 100 g Ziegenkäserolle (4 cm Ø) | 6 EL Vinaigrette (s. S. 89)

1. Gerste in einem Sieb waschen. In einem Topf mit 150 ml Wasser zugedeckt zum Kochen bringen und ca. 30 Min. köcheln, dann bei ausgeschalteter Herdplatte ca. 15 Min. ausquellen lassen. Auskühlen lassen.

2. Tomaten waschen und in dünne Scheiben schneiden, dabei jeweils den Stielansatz entfernen. Das Basilikum waschen und trocken tupfen. Den Ziegenkäse in sechs gleich dicke Scheiben schneiden.

3. Zum Servieren die Rollgerste auf zwei Teller verteilen und die Tomatenscheiben darauf anrichten. Den Salat mit der Vinaigrette beträufeln und den Ziegenkäse darauflegen. Mit Basilikum dekorieren.

SERVIER-TIPP

Der Salat ist ein wunderbares Mittagessen an heißen Tagen. Statt des dazu beliebten Baguettes haben wir eine Portion gekochte Rollgerste hinzugefügt, deren Kohlenhydrate für unsere Bikinifigur besser sind.

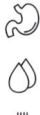

SALATE

Machen Sie Salat immer in einer großen Schüssel an, damit genug Spielraum zum Mischen bleibt. Verwenden Sie nur wenig Vinaigrette, denn die Salatblätter sollten nur zart benetzt sein und keinesfalls ertränkt werden. Erst danach den angemachten Salat auf die Teller verteilen. Oder die auf dem Teller angerichteten Salatzutaten erst kurz vor dem Servieren mit Vinaigrette beträufeln.

Für Salate empfiehlt es sich, immer etwas Vinaigrette vorrätig zu haben – die Grundversion auf Essig-Öl-Basis ist im Kühlschrank bis zu 1 Woche haltbar. Verwenden Sie ein gut verschließbares Glas oder eine Flasche (z. B. mit Twist-off-Deckel) zum Zubereiten und Aufbewahren, denn vor der Verwendung muss die Vinaigrette jedes Mal gut geschüttelt werden, damit sich alle Zutaten wieder mischen. Unser Grundrezept ähnelt dem französischen Original, enthält jedoch weniger Öl. Durch die Kräuter und den Senf ist der Geschmack dennoch intensiv.

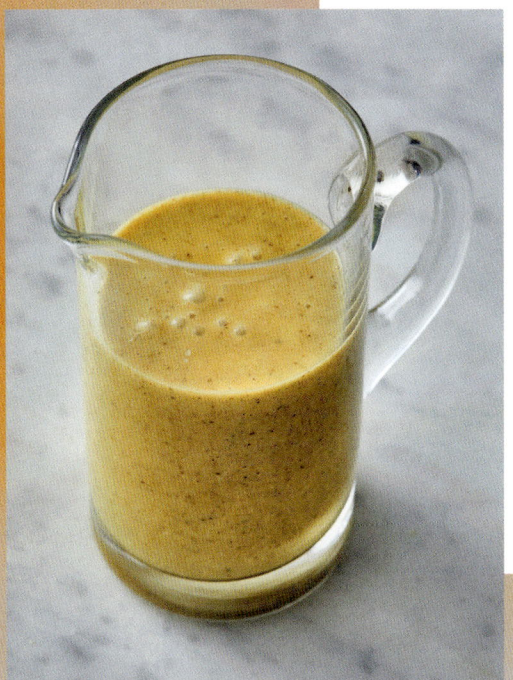

VINAIGRETTE

Zutaten für ca. 250 ml

200 ml Essig-Wasser-Mischung (ca. 150 ml Essig und 50 ml Wasser, abhängig vom individuellen Geschmack und Essig) | 2 TL getrocknete Kräuter der Provence (oder frische Kräuter) | Salz | Pfeffer | 3 TL Dijonsenf | 5 EL Olivenöl

Essig-Wasser-Mischung mit Kräutern der Provence, ½ TL Salz und etwas Pfeffer in einem gut verschließbaren Glas verrühren. Senf und Olivenöl untermischen. Glas verschließen und gut schütteln. Vor Verwendung nochmals schütteln, da sich die Zutaten mit der Zeit entmischen.

NIZZA-SALAT PLUS

Für 2 Personen | Zubereitung: 20 Min., Kochen: 25 Min.
Pro Portion: 535 kcal, 44 g EW, 24 g F, 29 g KH

80 g Puylinsen (oder 200 g
  schon gekochte Linsen,
  s. S. 135; oder Belugalinsen)

4 Eier (M)

300 g Tomaten

2 Handvoll Rucola

10 Basilikumblätter

6 EL Vinaigrette (s. S. 89)

150 g Thunfisch (im eigenen
  Saft, abgetropft)

10 Oliven (nach Belieben
  schwarz oder grün)

1. Die Linsen in einem Sieb waschen. Mit ca. 200 ml Wasser in einem Topf zum Kochen bringen und zugedeckt bei kleiner Hitze in ca. 25 Min. weich köcheln. In ein Sieb abgießen und auskühlen lassen.

2. Die Eier hart kochen, abschrecken und auskühlen lassen. Die Tomaten waschen und in Viertel oder Achtel schneiden, dabei jeweils den Stielansatz herausschneiden. Den Rucola verlesen, waschen und trocken schütteln, grobe Stiele entfernen. Das Basilikum waschen und trocken tupfen.

3. Zum Anrichten den Rucola auf zwei große flache Teller verteilen und je die Hälfte der Linsen in die Mitte des Rucolabetts geben. Je die Hälfte der Vinaigrette darüberträufeln.

4. Die Eier pellen und längs in Viertel schneiden. Die Eierviertel mit den Tomaten auf den Salat geben. Den Thunfisch mithilfe einer Gabel etwas zerzupfen und mit den Oliven locker auf dem Salat verteilen. Zum Schluss die Basilikumblätter daraufgeben.

VARIANTE: GRIECHISCHER SALAT PLUS

Für 2 Personen ½ Salatgurke und 300 g Tomaten waschen und trocken tupfen. Beides in dünne Scheiben schneiden, aus den Tomaten dabei jeweils den Stielansatz herausschneiden. 2 Handvoll Rucola verlesen, waschen und trocken schütteln, grobe Stiele entfernen. 1 Bund Basilikum waschen und trocken schütteln, die Blätter abzupfen. Zum Anrichten den Rucola auf zwei große flache Teller verteilen und je 100 g gekochte Puylinsen (oder Belugalinsen) in die Mitte geben. 100 g Feta (Schafskäse) und 10 Oliven (nach Belieben schwarze oder grüne) daraufgeben. Je 3 EL Vinaigrette darüberträufeln und den Salat mit Basilikumblättern garnieren.

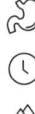

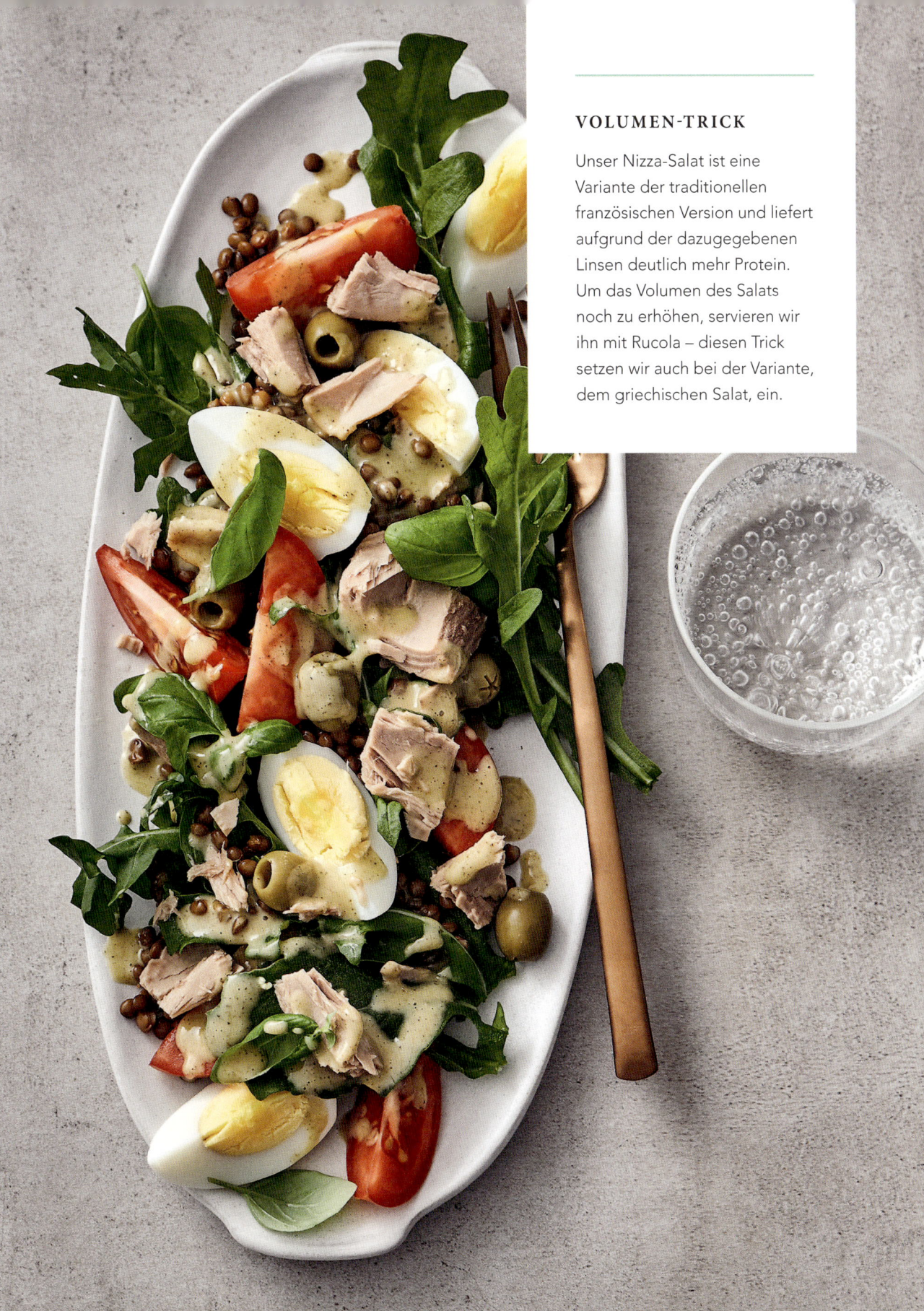

VOLUMEN-TRICK

Unser Nizza-Salat ist eine Variante der traditionellen französischen Version und liefert aufgrund der dazugegebenen Linsen deutlich mehr Protein. Um das Volumen des Salats noch zu erhöhen, servieren wir ihn mit Rucola – diesen Trick setzen wir auch bei der Variante, dem griechischen Salat, ein.

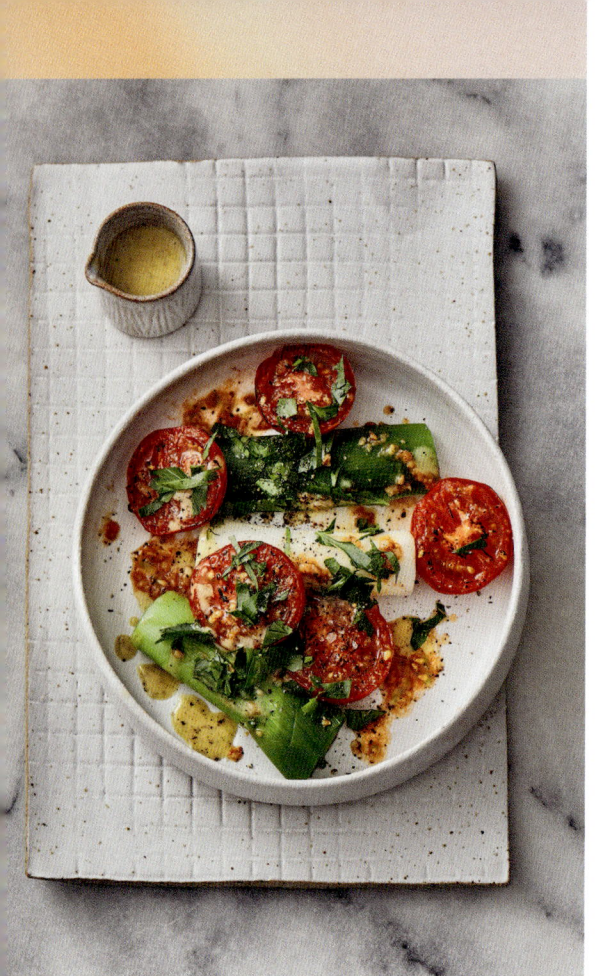

LAUCH
MIT TOMATEN

Für 2 Personen | Zubereitung: 15 Min., Kochen: 15 Min.
Pro Portion: 245 kcal, 5 g EW, 19 g F, 12 g KH

2 Stangen Lauch | Salz | 2 Knoblauchzehen |
300 g Cocktailtomaten | 6 EL Vinaigrette (s. S. 89) |
2 EL Olivenöl | Pfeffer | 2 TL gehackte Petersilie

1. Den Lauch putzen, waschen und in sechs ca. 10 cm lange Stücke schneiden. Die Lauchstücke in Salzwasser je nach Dicke in 10–15 Min. bissfest kochen. In ein Sieb abgießen, abschrecken und abtropfen lassen.

2. Den Knoblauch schälen und fein hacken. Die Cocktailtomaten waschen und jeweils halbieren. Das Olivenöl in einer beschichteten Pfanne erhitzen und den Knoblauch darin bei mittlerer Hitze leicht anbraten. Die Hitze reduzieren, die Cocktailtomaten in die Pfanne geben und ebenfalls kurz anbraten. Mit Salz und Pfeffer würzen.

3. Zum Servieren den Lauch auf flache Teller verteilen und mit Vinaigrette beträufeln. Die Cocktailtomaten mitsamt dem Bratsud daraufgeben und mit gehackter Petersilie bestreuen.

ZUTATEN-TIPP

Vor allem für Gerichte, in denen Tomaten die Hauptrolle spielen, zahlt es sich aus, auf die Hauptsaison zu warten, in der es sonnengereifte und geschmacksintensive Früchte zu kaufen gibt.

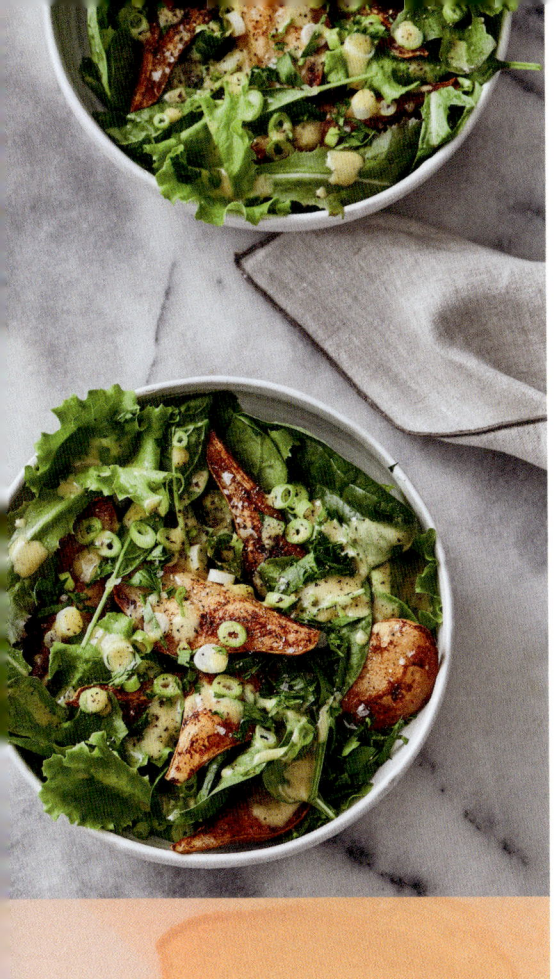

BLATTSALAT MIT ZIMTBIRNEN

Für 2 Personen | Zubereitung: 15 Min., Backen: 25 Min.
Pro Portion: 150 kcal, 3 g EW, 9 g F, 13 g KH

2 Birnen | 1 TL Zimtpulver | 200 g grüne Blattsalat-
blätter (gemischt, z. B. Kopfsalat, Batavia) | 1 Früh-
lingszwiebel (oder Schalotte) | 2 EL gehackte Kräuter
(z. B. Schnittlauch, Basilikum, Gartenkresse, Petersilie) |
6 EL Vinaigrette (s. S. 89)

1. Den Backofen auf 170° vorheizen. Die Birnen waschen, trocken reiben und längs halbieren, die Kerngehäuse herausschneiden. Die Birnenhälften rundum mit
dem Zimt einreiben. Die Birnenhälften jeweils mit der
Schnittfläche nach unten auf ein Backblech legen und
im Ofen (Mitte) in ca. 25 Min. weich backen.

2. Inzwischen für den Salat die Salatblätter waschen
und trocken schleudern. Die Frühlingszwiebel waschen, putzen und in dünne Scheiben schneiden.
Frühlingszwiebel, Kräuter und Vinaigrette in einer
großen Schüssel verrühren. Salatblätter dazugeben
und alles vorsichtig mischen.

3. Zum Servieren den Salat auf Teller verteilen. Die fertig gebackenen Birnen aus dem Ofen nehmen und auf
dem Salat anrichten. Dazu passt sehr gut Knoblauch-
brot (s. S. 154 Variante).

ROTKOHLSALAT MIT
Feta und Nüssen

Für 2 Personen | Zubereitung: 20 Min., Ziehen: 2 Std.
Pro Portion: 440 kcal, 16 g EW, 37 g F, 7 g KH

¼ Rotkohl (ca. 300 g)

Salz

180 ml Apfelessig (oder Weiß-
weinessig)

2 EL Olivenöl

Pfeffer

150 g Feta (Schafskäse)

10 Walnusskernhälften

1. Den Rotkohl bis auf den Strunk in feine Streifen schneiden, am besten mit dem Gemüsehobel. Die Rotkohlstreifen in einer großen Schüssel gut mit 1–2 TL Salz mischen.

2. Den Essig mit ca. 70 ml Wasser in einem Topf verrühren (die Wassermenge hängt von der Essigsorte und dem gewünschten Säuregrad ab (benötigt werden ca. 250 ml Essigmischung). Die Mischung erhitzen, über den Rotkohl gießen und alles gut vermischen. Den Salat mindestens 2 Std. ziehen lassen, währenddessen immer wieder durchmischen.

3. Das Olivenöl unter den Rotkohlsalat mischen und diesen mit Pfeffer und bei Bedarf mit Salz abschmecken. Den Salat auf zwei Teller verteilen. Den Schafskäse darüberbröckeln und die Walnüsse daraufstreuen.

VARIANTE: INSALATA MIT ROTKOHLSALAT

1 Handvoll Rucola verlesen, waschen und trocken schütteln, grobe Stiele entfernen. Den Rucola auf zwei Teller verteilen und je 1 Portion Rotkohlsalat (s. o.) daraufgeben. Mit 6 EL Vinaigrette (s. S. 89) beträufeln. In einer Pfanne 1 EL Olivenöl erhitzen und 2 EL Pinienkerne darin leicht anbraten. Die Pinienkerne auf den Salat streuen. Zum Schluss noch 2 EL geriebenen Pecorino oder Parmesan daraufstreuen.

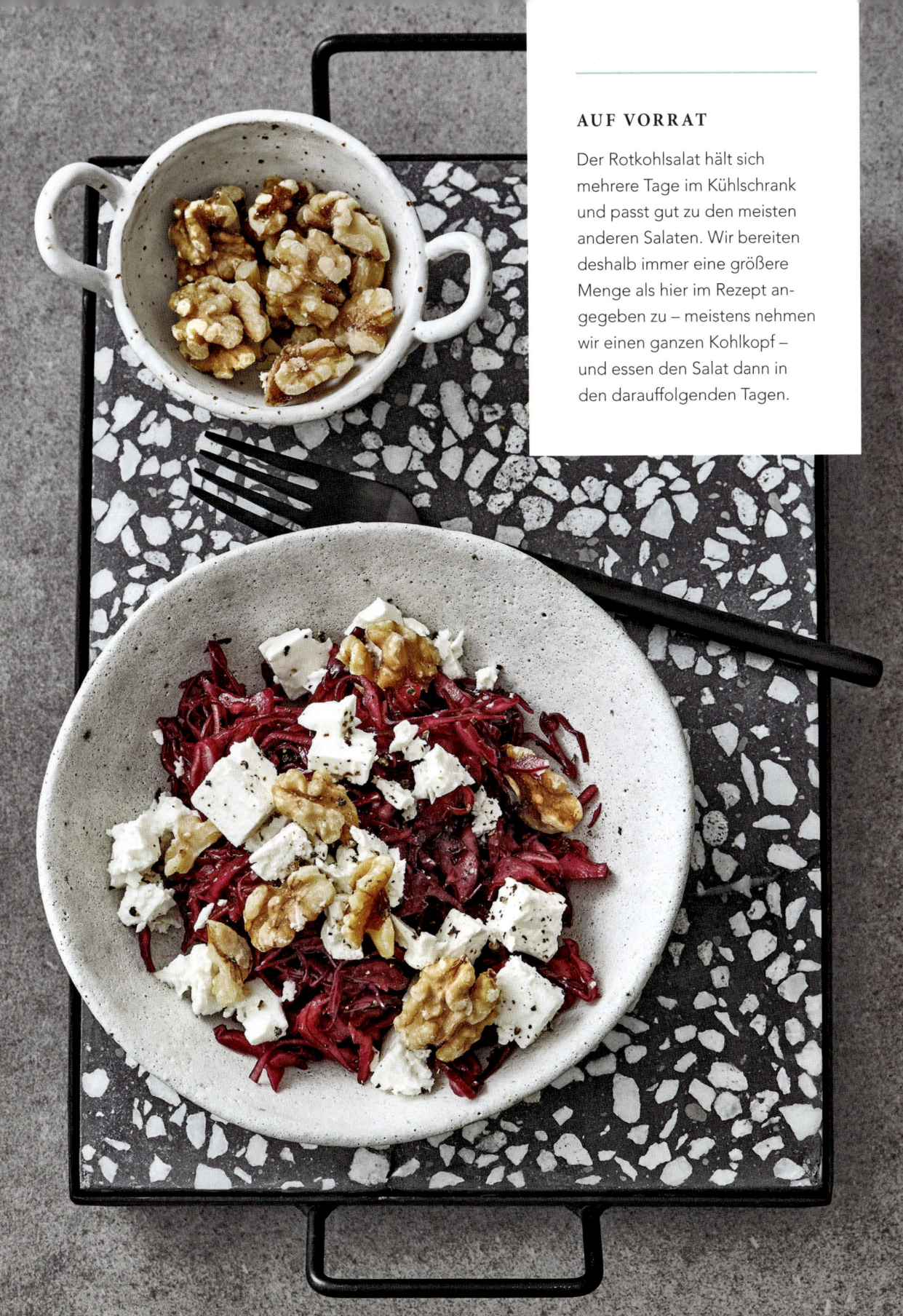

AUF VORRAT

Der Rotkohlsalat hält sich
mehrere Tage im Kühlschrank
und passt gut zu den meisten
anderen Salaten. Wir bereiten
deshalb immer eine größere
Menge als hier im Rezept angegeben zu – meistens nehmen
wir einen ganzen Kohlkopf –
und essen den Salat dann in
den darauffolgenden Tagen.

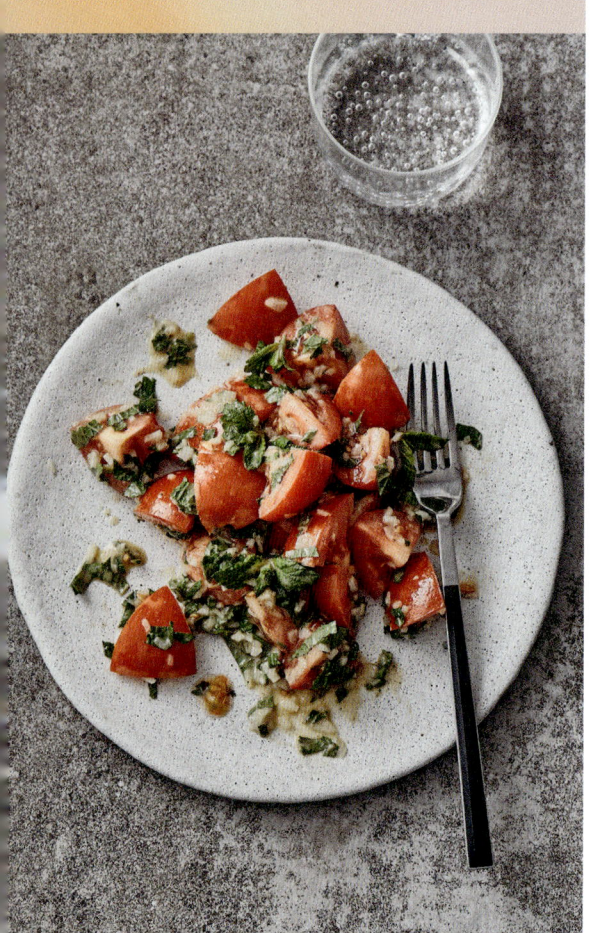

TOMATENSALAT MIT MINZE

Für 2 Personen | Zubereitung: 10 Min.
Pro Portion: 135 kcal, 3 g EW, 8 g F, 10 g KH

500 g Tomaten | Salz | 1 kleine Zwiebel | 1 Bund Minze |
6 EL Vinaigrette (s. S. 89) | Pfeffer

1. Die Tomaten waschen und in grobe Stücke schneiden, dabei jeweils den Stielansatz entfernen. Die Tomatenstücke in einer Schüssel mit 1 TL Salz bestreuen
und kurz ziehen lassen.

2. Die Zwiebel schälen und fein hacken. Die Minze
waschen und trocken schütteln, die Blätter abzupfen
und ebenfalls fein hacken.

3. Zwiebel, Minze und Vinaigrette zu den Tomaten
geben und alles gut vermischen. Mit Salz und Pfeffer
abschmecken und auf Teller verteilen.

BEILAGEN-TIPP

Im Sommer passt zu diesem Salat sehr gut gekochte und
im Kühlschrank durchgekühlte Quinoa.

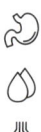

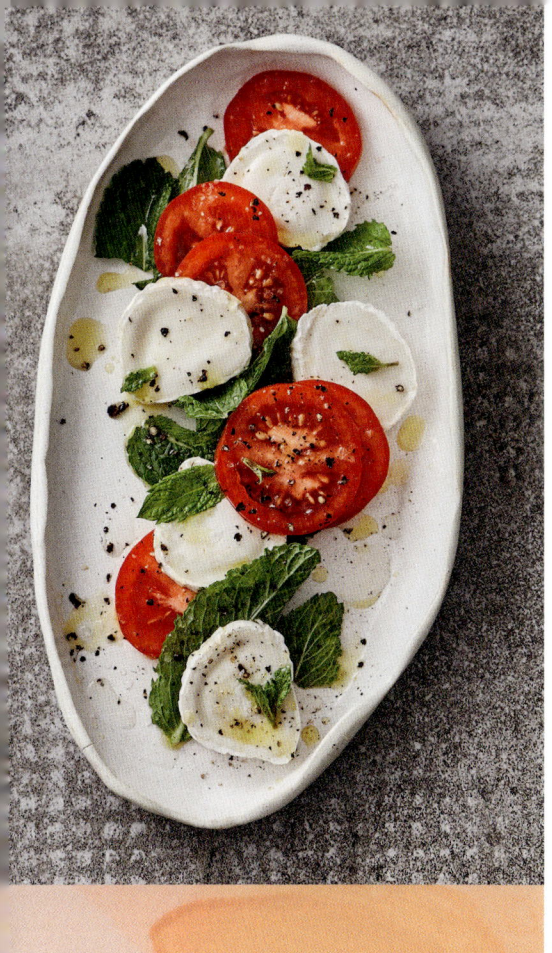

PAMPELLONE-SALAT

Für 2 Personen | Zubereitung: 10 Min.
Pro Portion: 290 kcal, 9 g EW, 25 g F, 6 g KH

400 g Tomaten | 1 Bund Minze | ½ Zitrone | 100 g Ziegenkäserolle (4 cm Ø) | Salz | Pfeffer | 2 EL Olivenöl

1. Die Tomaten waschen und in Scheiben schneiden, dabei jeweils den Stielansatz entfernen. Die Minze waschen und trocken schütteln, die Blätter abzupfen.

2. Den Saft der Zitronenhälfte auspressen. Den Ziegenkäse in sechs gleich dicke Scheiben schneiden.

3. Zwei Teller jeweils mit der Hälfte der Minzeblätter auslegen. Je die Hälfte der Tomatenscheiben darauflegen und mit Salz und Pfeffer würzen. Jeweils mit der Hälfte des Zitronensafts und des Olivenöls beträufeln. Die Ziegenkäsescheiben darauf verteilen.

INSALATA MIT TOMATE

Für 2 Personen je 300 g Cocktailtomaten und Salatgurke waschen, Gurke in Scheiben schneiden. Mit 2 Handvoll Blattsalat, 200 g gekochtem Buchweizen und 200 g gekochten Wachtelbohnen (s. S. 135) auf Tellern anordnen. Mit ca. 4 EL Vinaigrette beträufeln. Den Salat mit 150 g Ricotta und 1 Handvoll Minze dekorieren.

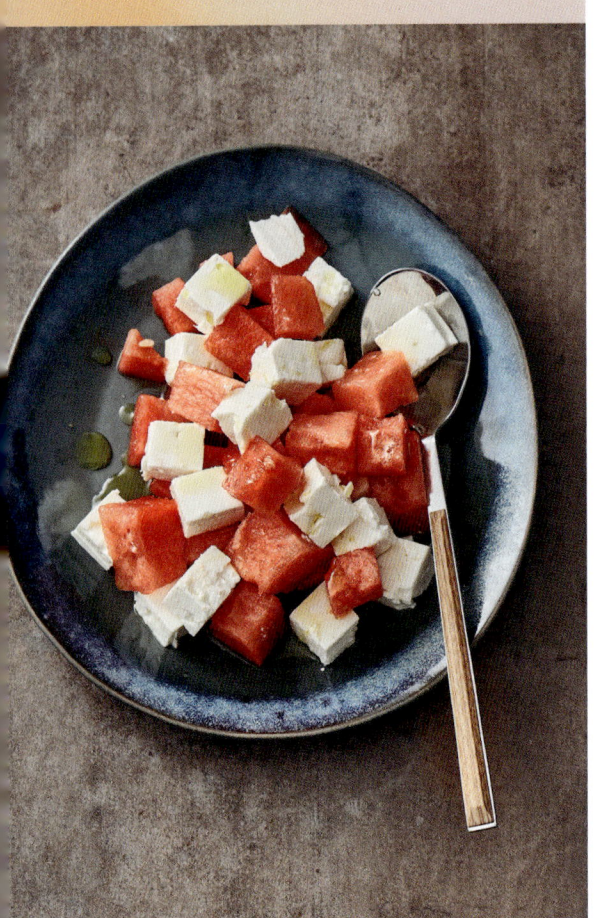

MELONENSALAT MIT FETA

Für 2 Personen | Zubereitung: 10 Min.
Pro Portion: 505 kcal, 18 g EW, 34 g F, 32 g KH

750 g Wassermelonenfruchtfleisch | 200 g Feta (Schafs-käse) | 2 EL Olivenöl

1. Das Wassermelonenfruchtfleisch in ca. 3 cm große Würfel schneiden und auf Teller verteilen.

2. Den Feta in ca. 1 cm große Würfel schneiden und auf den Wassermelonenwürfeln verteilen. Jede Portion mit 1 EL Olivenöl beträufeln und sofort servieren.

ZUTATEN-TIPP

Melone schmeckt am besten, wenn sie gut gekühlt wur-de. Geben Sie die Melone deshalb mindestens 1 Stunde vor der Zubereitung des Salats in den Kühlschrank.

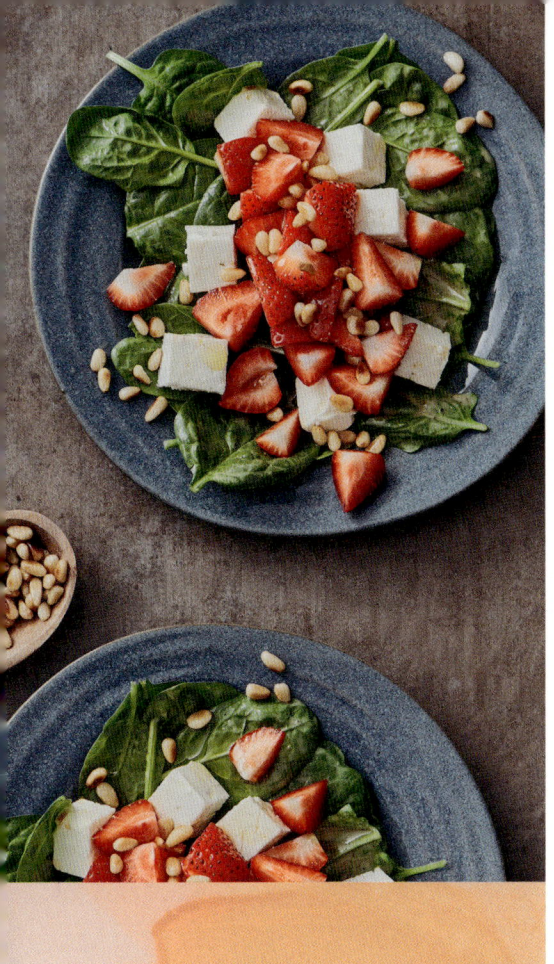

SOMMERSALAT MIT ERDBEEREN

Für 2 Personen | Zubereitung: 10 Min.
Pro Portion: 495 kcal, 13 g EW, 42 g F, 14 g KH

2 große Handvoll Blattspinat | 300 g Erdbeeren | 2 EL Olivenöl | 4 EL Pinienkerne | 100 g Feta (Schafskäse) | 6 EL Vinaigrette (s. S. 89)

1. Den Spinat verlesen und waschen, grobe Stiele entfernen. Den Spinat trocken schleudern und in grobe Streifen schneiden. Die Erdbeeren waschen, putzen und jeweils vierteln.

2. In einer beschichteten Pfanne 1 TL Olivenöl erhitzen und die Pinienkerne kurz darin anbraten, aber nicht bräunen, dann vom Herd nehmen. Den Feta in ca. 1 cm große Würfel schneiden.

3. Den Spinat in einer großen Schüssel vorsichtig mit der Vinaigrette vermischen und auf Teller verteilen. Zuerst den Feta, dann die Erdbeeren daraufgeben und mit den Pinienkernen bestreuen. Mit dem übrigen Olivenöl (ca. 1,5 EL) beträufeln.

TAUSCH-TIPP

Dieses Rezept funktioniert auch gut mit anderen Beeren (z. B. Himbeeren) oder kleingeschnittenen Äpfeln.

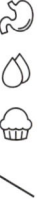

AUBERGINENSALAT
mit Oliven

Für 2 Personen | Zubereitung: 15 Min., Kochen: 15 Min., Kühlen: mind. 1 Std.
Pro Portion: 265 kcal, 6 g EW, 19 g F, 15 g KH

FÜR DEN SALAT

2 Auberginen (ca. 600 g)

1 rote Paprika

2 Tomaten

Meersalz

1 EL Olivenöl

10 schwarze Oliven (nach Belieben entsteint)

FÜR DIE VINAI-GRETTE

1 kleine Zwiebel

1 Knoblauchzehe

½ Bund Petersilie

½ Zitrone

2 EL Olivenöl

Salz

Pfeffer

1. Für die Salatmischung die Auberginen waschen, putzen und in kleine Würfel schneiden. Die Paprika waschen und halbieren, weiße Trennwände und Kerne entfernen. Die Paprikahälften in ca. 1 cm große Stücke schneiden. Die Tomaten waschen und in ca. 1 cm große Stücke schneiden, dabei jeweils den Stielansatz herausschneiden. Die Tomatenstücke in einer Schüssel mit 1 TL Meersalz vermischen.

2. Das Olivenöl in einer beschichteten Pfanne erhitzen und die Auberginenwürfel darin bei mittlerer bis großer Hitze rundum leicht braun anbraten. Die Hälfte der Tomaten samt Saft hinzufügen und alles ca. 15 Min. köcheln lassen. In eine Schüssel umfüllen und auskühlen lassen.

3. Für die Vinaigrette die Zwiebel und den Knoblauch schälen und fein hacken. Die Petersilie waschen, trocken schütteln und ebenfalls fein hacken. Den Saft aus der Zitronenhälfte auspressen. Die vorbereiteten Zutaten in einer Schüssel vermengen. Das Olivenöl untermischen. Die Vinaigrette mit Salz und Pfeffer abschmecken.

4. Paprika, übrige Tomaten und Oliven unter die Auberginen mischen, zum Schluss die Vinaigrette untermengen. Den Salat im Kühlschrank mindestens 1 Std. durchziehen lassen.

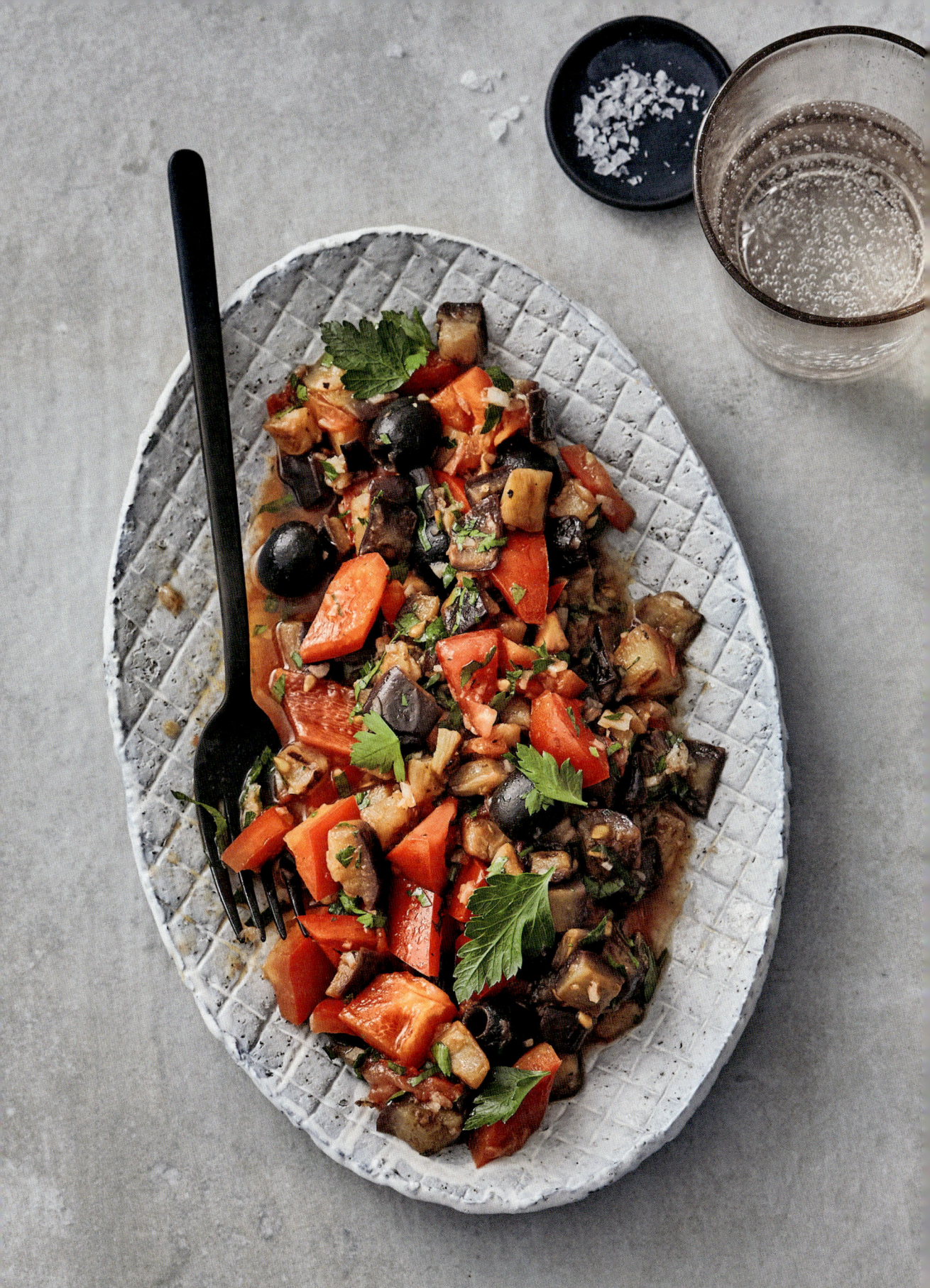

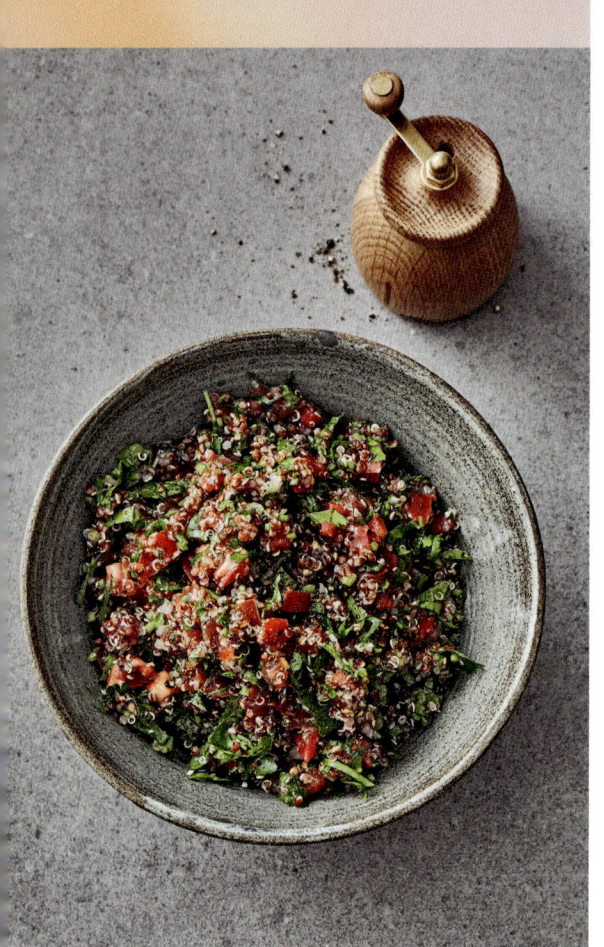

TABOULÉ

Für 2 Personen | Zubereitung: 15 Min., Kochen: 25 Min.
Pro Portion: 225 kcal, 6 g EW, 12 g F, 23 g KH

50 g Quinoa (oder 150 g schon gekochte Quinoa, s. S. 135) | 400 g Tomaten | 1 Zwiebel | ½ Bund Petersilie | ½ Bund Minze | ½ Zitrone | 2 EL Olivenöl | Salz | Pfeffer

1. Die Quinoa in einem Sieb mit heißem Wasser waschen. In einem Topf mit ca. 125 ml Wasser zugedeckt aufkochen und ca. 15 Min. bei mittlerer Hitze köcheln, dann bei ausgeschalteter Herdplatte in ca. 15 Min. ausquellen lassen. Auskühlen lassen.

2. Inzwischen die Tomaten waschen und in kleine Stücke schneiden, dabei jeweils den Stielansatz entfernen. Die Zwiebel schälen und ebenfalls klein schneiden. Petersilie und Minze waschen und trocken schütteln, die Blätter abzupfen und fein hacken.

3. Quinoa, Tomaten, Zwiebel, Petersilie und Minze vermischen. Den Saft der Zitronenhälfte auspressen und mit dem Olivenöl unter den Salat mengen. Den Salat mit Salz und Pfeffer abschmecken.

MITNEHM-TIPP

Taboulé eignet sich hervorragend zum Mitnehmen ins Büro. Füllen Sie den Salat dafür in eine gut schließende Vorratsdose oder ein Glas. Falls möglich dann am Arbeitsplatz bis zum Verzehr kühl stellen.

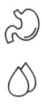

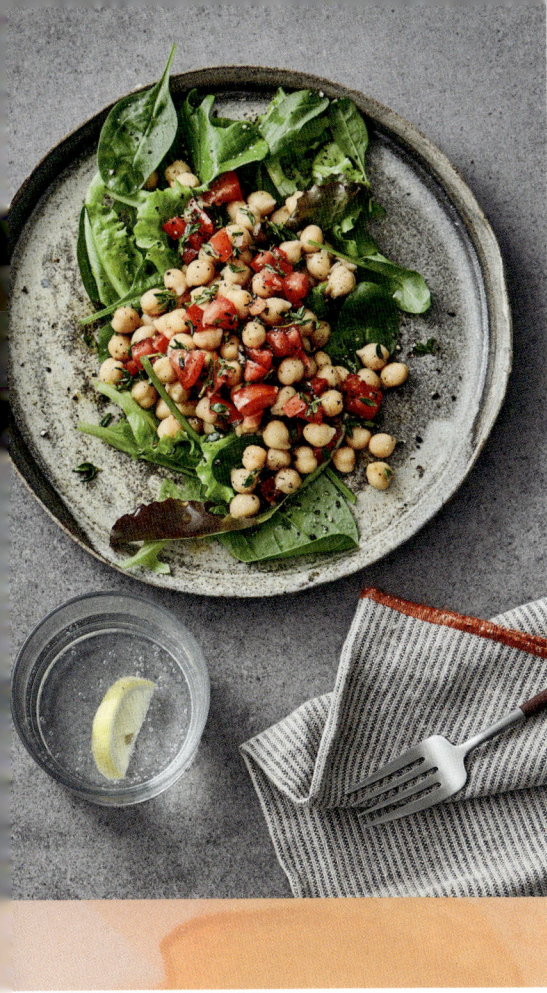

KICHERERBSEN-
THYMIAN-SALAT

Für 2 Personen | Zubereitung: 10 Min.
Pro Portion: 390 kcal, 12 g EW, 18 g F, 38 g KH

1 Tomate | 1 Bund Thymian | 1 Zitrone | 400 g gekochte Kichererbsen (aus der Dose oder selbst gekocht, s. S. 135) | 3 EL Olivenöl | Salz | Pfeffer | 2 Handvoll grüner Blattsalat (oder Rucola)

1. Die Tomate waschen und in kleine Würfel schneiden, dabei den Stielansatz entfernen. Den Thymian waschen und trocken schütteln, die Blättchen von den Stielen abzupfen. Die Zitrone halbieren und den Saft aus den Hälften auspressen.

2. Die Kichererbsen mit Tomate, Thymian, Zitronensaft und dem Olivenöl in einer Schüssel gut mischen. Den Salat mit Salz und Pfeffer abschmecken.

3. Zum Servieren den Blattsalat waschen, trocken schleudern und auf Teller verteilen. Den Kichererbsensalat darauf anrichten.

PROVENCE-LINSENSALAT
mit Tomaten und Oliven

Für 2 Personen | Zubereitung: 15 Min., Kochen: 30 Min.
Pro Portion: 300 kcal, 17 g EW, 7 g F, 39 g KH

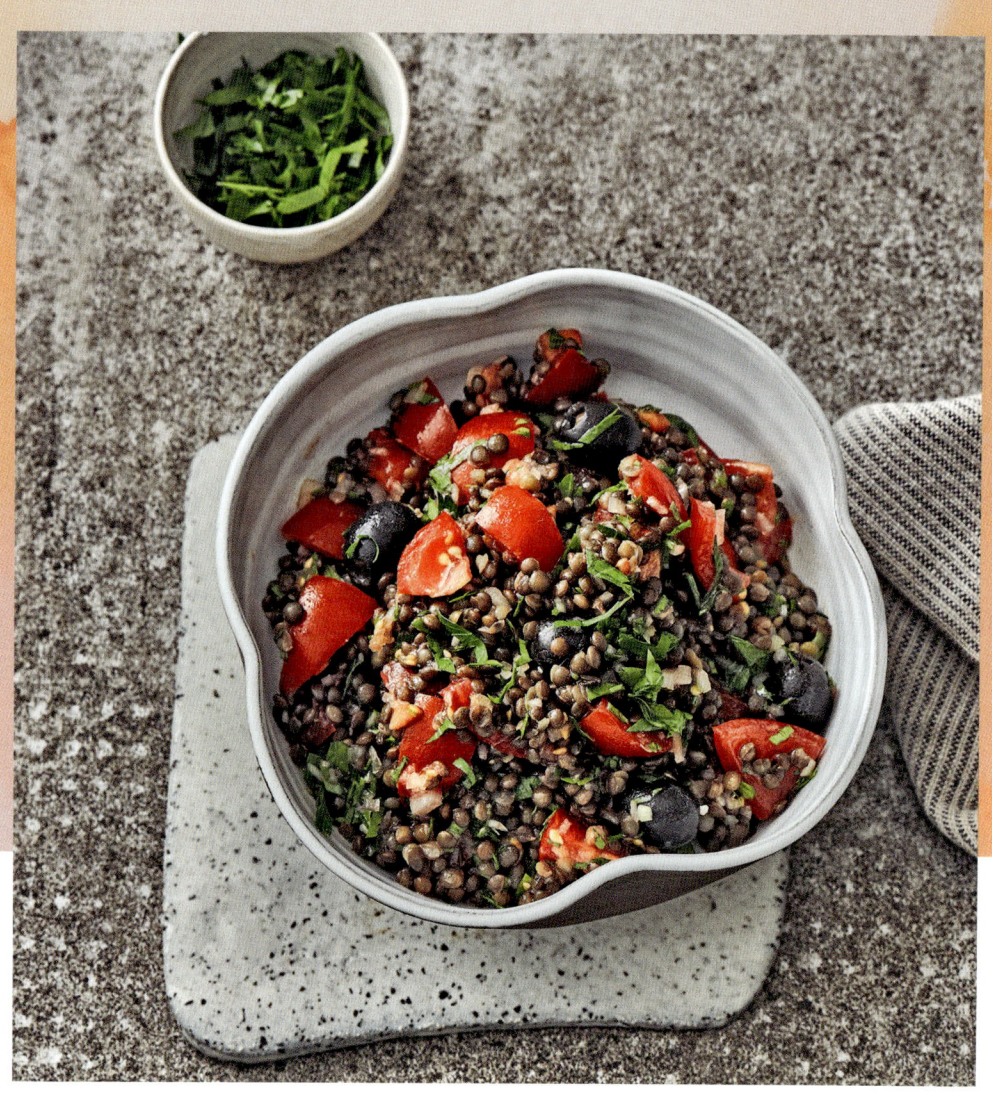

Das Originalrezept wird mit rotem Reis aus der Camargue zubereitet. Als dieser dann mal nicht erhältlich war, sind wir auf Belugalinsen umgestiegen – und nachdem uns das noch viel besser geschmeckt hat, sind wir dabei geblieben. Der Salat schmeckt noch intensiver, wenn er mehrere Stunden im Kühlschrank durchziehen konnte, er eignet sich deshalb gut zum Mitnehmen.

120 g getrocknete Belugalinsen (oder 300 g schon gekochte Linsen, s. S. 135)

400 g Tomaten

1 TL Meersalz

1 kleine Zwiebel

1 Bund Petersilie

1 TL Olivenöl

10 schwarze Oliven (nach Belieben entsteint)

1. Die Linsen in einem Sieb waschen, dann mit ca. 300 ml Wasser in einen Topf geben. Mit geschlossenem Deckel aufkochen und anschließend bei kleiner Hitze nach Packungsanweisung weich köcheln (ca. 30 Min.). Die Linsen in ein Sieb abgießen und auskühlen lassen.

2. Inzwischen die Tomaten waschen und in kleine Stücke schneiden, dabei jeweils den Stielansatz herausschneiden. Die Tomatenstücke in einer großen Schüssel mit dem Meersalz gut vermischen. Ca. 10 Min. ziehen lassen, währenddessen zwischendurch immer wieder umrühren.

3. Inzwischen die Zwiebel schälen und in feine Würfel schneiden. Die Petersilie waschen, trocken schütteln und fein hacken.

4. Die Zwiebelwürfel mit dem Olivenöl unter die Tomaten mengen, dann die Petersilie untermischen. Zum Schluss die Linsen mit den Oliven dazugeben und alles vorsichtig mischen.

VARIANTE: LINSENSALAT MIT MÖHREN

Für 2 Personen 350 g Möhren putzen, schälen und mit der Gemüsereibe raspeln. 1 Bund Petersilie waschen und trocken schütteln, die Blätter abzupfen und fein hacken. Den Saft von 1 Zitrone auspressen. In einer großen Schüssel 300 g gekochte Belugalinsen (oder Puylinsen) mit Möhren, Petersilie, Zitronensaft und 3 EL Olivenöl mischen. Den Salat mit Salz und Pfeffer abschmecken. 2 Handvoll grüne Salatblätter (oder Rucola) waschen, trocken schleudern und auf zwei Tellern auslegen. Den Linsensalat daraufgeben.

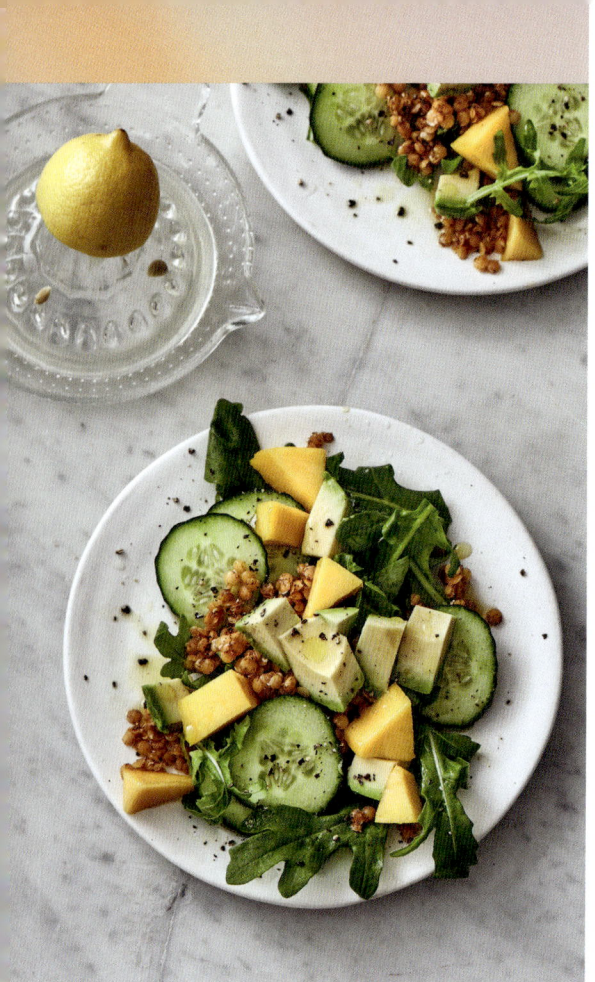

LINSENSALAT MIT MANGO

Für 2 Personen | Zubereitung: 20 Min., Kochen: 10 Min.
Pro Portion: 470 kcal, 14 g EW, 31 g F, 34 g KH

80 g rote Linsen (oder 200 g schon gekochte Linsen, s. S. 135) | ½ Mango | 1 Avocado | ½ Salatgurke | 2 Handvoll Rucola (oder grüner Blattsalat) | 1 TL Zimtpulver | Salz | Pfeffer | ½ Zitrone | 2 EL Olivenöl

1. Die Linsen in einem Sieb gut waschen, dann mit ca. 200 ml Wasser in einen Topf geben. Mit geschlossenem Deckel aufkochen und anschließend bei kleiner Hitze in ca. 10 Min. weich köcheln. Die Linsen in ein Sieb abgießen und auskühlen lassen.

2. Inzwischen die Mango schälen und, falls nötig, das Fruchtfleisch vom Kern schneiden. Die Avocado halbieren und den Kern entfernen, das Fruchtfleisch aus der Schale lösen. Mango- und Avocadofruchtfleisch in mundgerechte Würfel schneiden. Die Gurke waschen und in Scheiben schneiden. Den Rucola verlesen und waschen, grobe Stiele entfernen.

3. Den Rucola auf Teller verteilen. Die Linsen mit dem Zimt vermischen und daraufgeben. Gurke und Avocado ebenfalls auf die Teller geben, mit Salz und Pfeffer würzen. Den Saft der Zitrone auspressen und mit dem Olivenöl auf den Salat geben. Zum Schluss die Mangowürfel daraufgeben. Dazu passt Naan (s. S. 64).

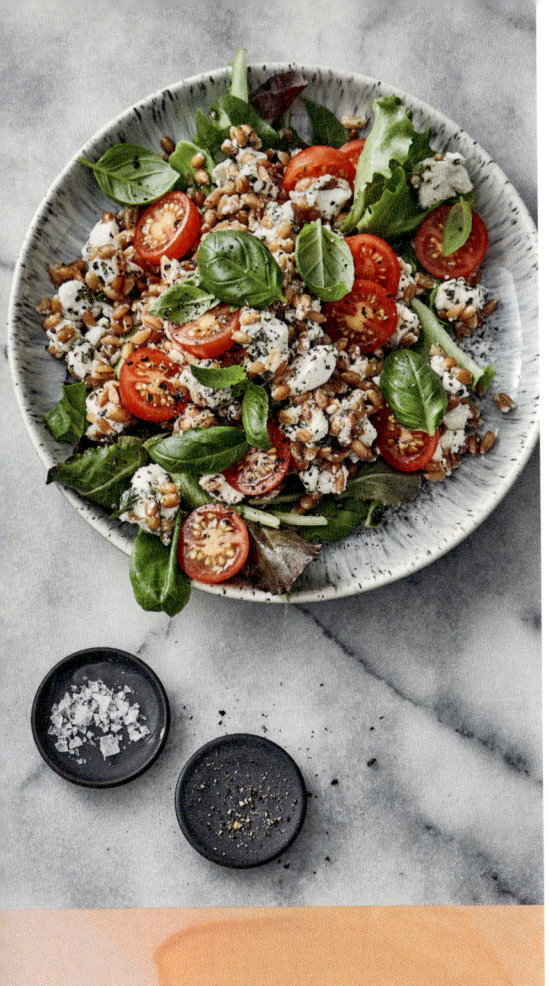

SALADE DE RAMATUELLE

Für 2 Personen | Zubereitung: 10 Min., Einweichen:
2 Std., Kochen: 1 Std.
Pro Portion: 500 kcal, 19 g EW, 27 g F, 42 g KH

80 g Dinkel (oder 250 g schon gekochter Dinkel, s. S. 135) | 1 Zweig Rosmarin | ½ Bund Thymian | 2 Handvoll grüner Blattsalat | 1 Zitrone | 1 Handvoll Basilikumblätter | 100 g Cocktailtomaten | 140 g Ziegenfrischkäse | Salz | Pfeffer | 2 EL Olivenöl

1. Dinkel in einem Topf in ca. 160 ml kaltem Wasser mindestens 2 Std., besser 10–12 Std. einweichen. Zugedeckt aufkochen und ca. 45 Min. bei kleiner Hitze köcheln, dann bei ausgeschalteter Herdplatte in ca. 15 Min. ausquellen lassen. Abkühlen lassen.

2. Rosmarin und Thymian waschen und trocken schütteln, Nadeln bzw. Blättchen abzupfen und fein hacken. Blattsalat waschen und trocken schleudern. Zitrone halbieren und Saft auspressen. Basilikum waschen und trocken tupfen. Tomaten waschen und jeweils halbieren. Dinkel, Ziegenfrischkäse und gehackte Kräuter in einer Schüssel gut mischen.

3. Zum Servieren Blattsalat auf Teller verteilen und mit Salz sowie Pfeffer würzen. Mit Zitronensaft und Olivenöl beträufeln. Dinkelsalat auf den grünen Salat portionieren und mit Basilikum und Tomaten garnieren.

KOCH-TIPP

Für lang garende Getreidesorten wie Dinkel ist ein Dampfkochtopf ideal. Darin verkürzt sich die Kochzeit auf ca. 15 Min. und Sie sparen gleichzeitig Energie.

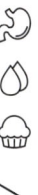

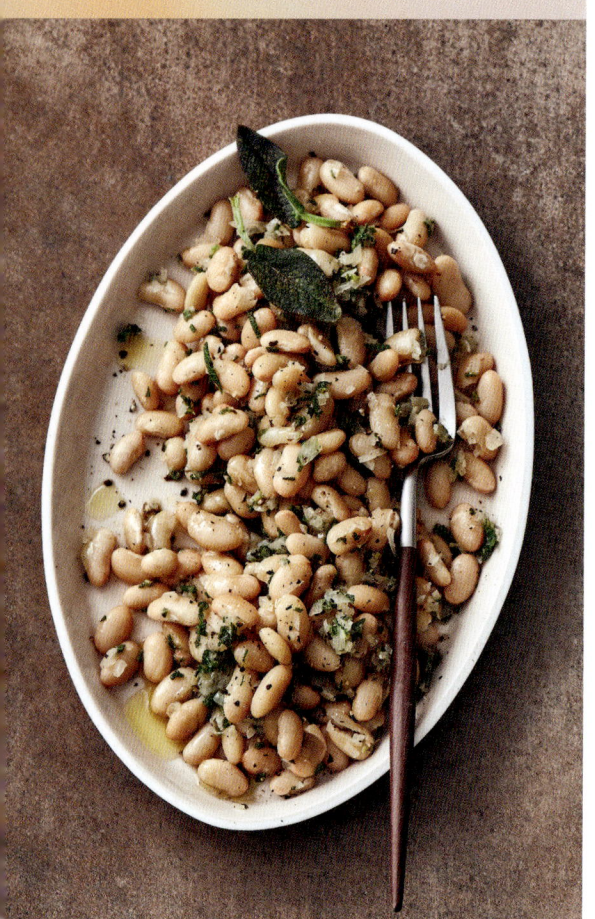

ITALIENISCHE SALBEIBOHNEN

Für 2 Personen | Zubereitung: 30 Min., Einweichen:
12 Std., Kochen: 2 Std.
Pro Portion: 370 kcal, 19 g EW, 17 g F, 36 g KH

180 g getrocknete Bohnen (z. B. weiße Bohnen, Wachtelbohnen oder rote Bohnen; oder 400 g schon gekochte Bohnen, s. S. 135) | 1 kleine Zwiebel | ½ Bund Salbei | 3 EL Olivenöl | Salz | Pfeffer

1. Bohnen in ca. 500 ml kaltem Wasser ca. 12 Std. einweichen. Abgießen und in einem Topf mit frischem Wasser bedeckt nach Packungsanweisung je nach Sorte in 1–2 Std. weich garen.

2. Die Zwiebel schälen und fein hacken. Den Salbei waschen, die Blätter abzupfen und fein hacken. Das Olivenöl in einer Pfanne erhitzen und die Zwiebel darin in 5–10 Min. bei kleiner Hitze glasig dünsten. Den Salbei hinzufügen und alles 3–5 Min. weiterbraten, bis der Salbei etwas knusprig ist.

3. Die Bohnen unterrühren. Zum Schluss die Salbeibohnen mit Salz und Pfeffer abschmecken.

BEILAGEN-TIPP

Die Salbeibohnen sind eine tolle Beilage zu Fleisch, Fisch und Geflügel, ergeben aber mit ein bisschen Ziegenkäse obendrauf oder gemischt mit gekochtem Buchweizen oder Rollgerste auch eine gute Hauptspeise.

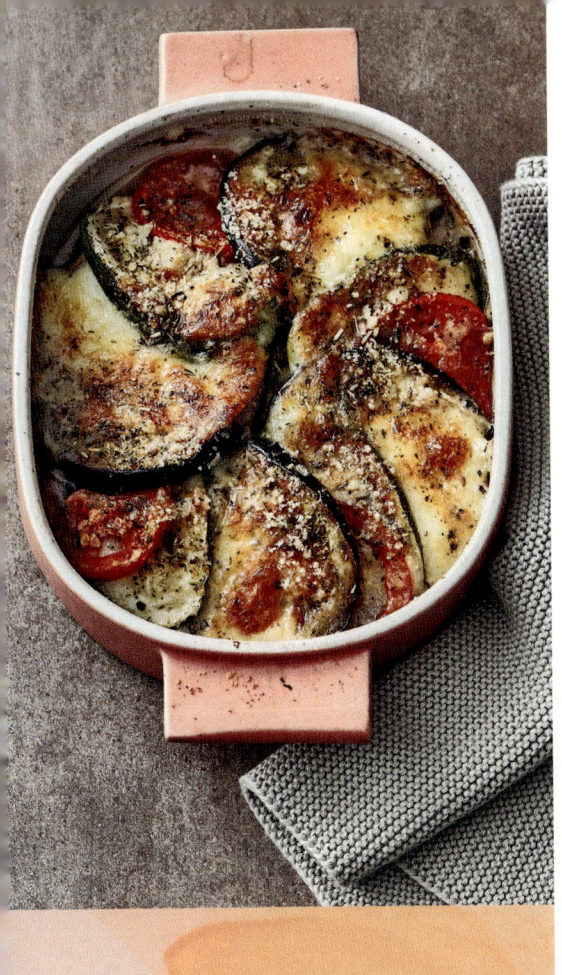

GEMÜSE-TIAN MIT PARMESAN

Für 4 Personen | Zubereitung: 30 Min., Backen: 1 Std.
Pro Portion: 315 kcal, 22 g EW, 22 g F, 8 g KH

2 Zucchini (ca. 400 g) | 2 Auberginen (ca. 500 g) |
5 Tomaten | 1 Kugel Mozzarella (125 g) | 3 TL Olivenöl |
Salz | Pfeffer | 2 TL getrocknete Kräuter der Provence |
150 g geriebener Parmesan (oder Gruyère)

1. Zucchini und Auberginen waschen, putzen und in
ca. 0,5 cm dicke Scheiben schneiden. Die Tomaten
waschen und in Scheiben schneiden, dabei jeweils
den Stielansatz entfernen. Den Mozzarella in dünne
Scheiben schneiden.

2. Den Backofen auf 180° vorheizen. Eine Auflaufform
(ca. 30 × 20 cm) mit 1 TL Olivenöl einfetten.

3. Zucchini, Auberginen, Tomaten und Mozzarella ab-
wechselnd in die Form schichten, dabei jede einzelne
Schicht mit Salz und Pfeffer würzen. Mit dem übrigen
Olivenöl (2 TL) beträufeln und mit Kräutern der Pro-
vence und geriebenem Parmesan bestreuen. Im Ofen
(Mitte) ca. 1 Std. backen.

ZUBEREITUNGS-TIPP

Gemüse-Tian kann gut vorbereitet
werden: Wenn wir uns in Südfrankreich treffen, schnipseln wir manchmal gemeinsam mit den Kindern
das Gemüse und stellen die fertige
Tian dann in den Kühlschrank. Der-
jenige, der zuerst vom Strand zurück
ist, gibt sie dann in den Ofen.

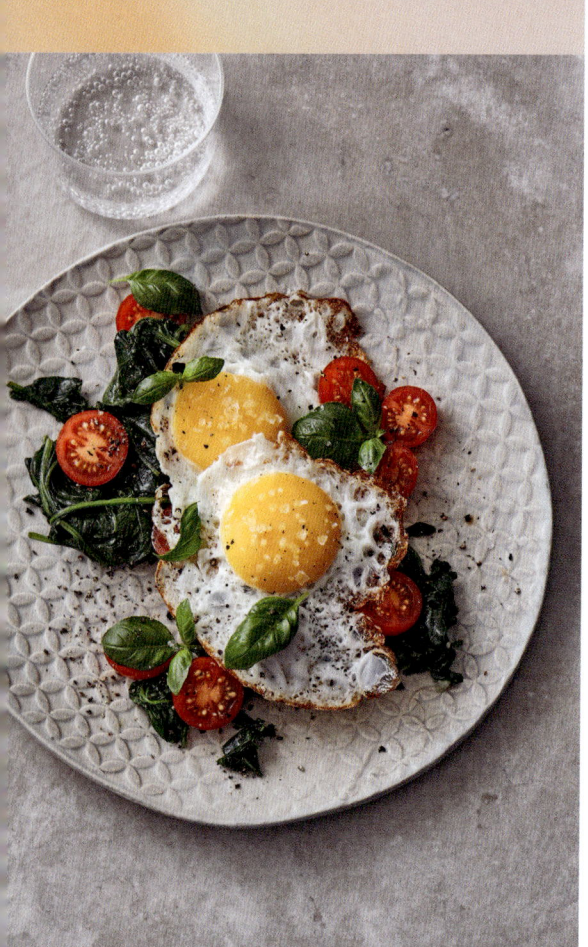

SPINAT MIT EI UND TOMATE

Für 2 Personen | Zubereitung: 30 Min.
Pro Portion: 400 kcal, 21 g EW, 31 g F, 9 g KH

500 g Blattspinat | 250 g Cocktailtomaten | 3 Knob-
lauchzehen | ½ Zitrone | 1 Handvoll Basilikumblätter |
4 Eier (M) | 3,5 EL Olivenöl | Salz | Pfeffer

1. Den Spinat verlesen und waschen, grobe Stiele
entfernen. Den Spinat in einem Sieb gut abtropfen
lassen. Die Tomaten waschen und jeweils halbieren.
Den Knoblauch schälen und klein schneiden. Den Saft
der Zitronenhälfte auspressen. Das Basilikum waschen
und trocken tupfen.

2. In einem großen Topf 2 EL Olivenöl erhitzen und
den Knoblauch darin bei mittlerer Hitze kurz anbraten. Die Hitze reduzieren. Den Spinat nach und nach
portionsweise in den Topf geben und jeweils unter
häufigem Rühren anbraten und zusammenfallen
lassen. Den Spinat auf Teller verteilen und mit dem
Zitronensaft und 1 EL Olivenöl beträufeln.

3. Für die Spiegeleier das restliche Olivenöl (0,5 EL) in
einer großen beschichteten Pfanne erhitzen, die Eier
nebeneinander hineinschlagen und bei mittlerer Hitze 1–2 Min. anbraten. Dann die Hitze reduzieren und
die Spiegeleier in ca. 2 Min. fertig braten. Die Spiegeleier auf den Spinat setzen und mit Salz und Pfeffer
würzen. Mit Tomaten und Basilikum garnieren.

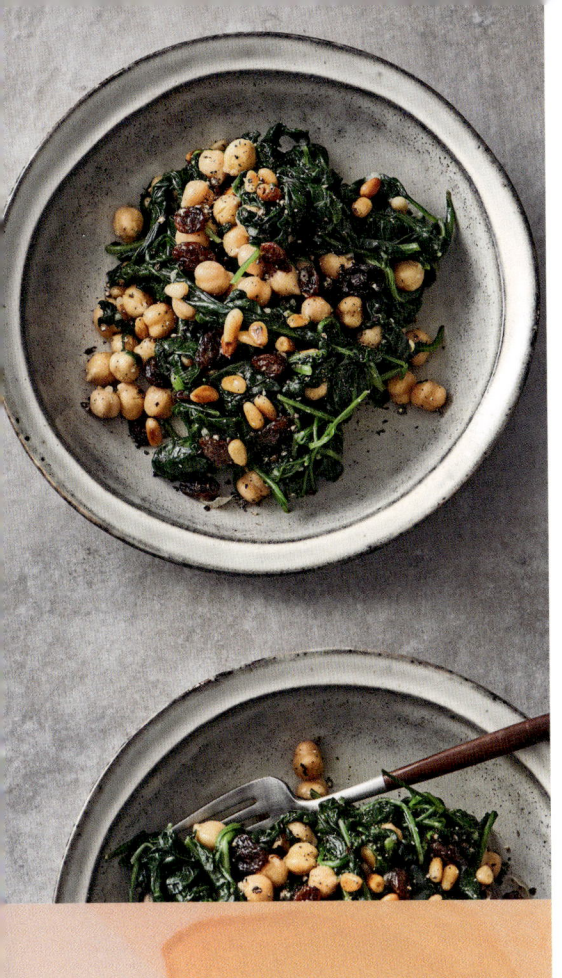

VENEZIANISCHER SPINAT MIT PINIENKERNEN

Für 2 Personen | Zubereitung: 30 Min.
Pro Portion: 605 kcal, 19 g EW, 30 g F, 59 g KH

400 g Blattspinat | 2 Knoblauchzehen | 3 EL Oliven-öl | 40 g Pinienkerne | 50 g Rosinen | 400 g gekochte Kichererbsen (aus der Dose oder selbst gekocht, s. S. 135) | Salz | Pfeffer

1. Den Spinat verlesen und waschen, grobe Stiele entfernen. Den Spinat in einem Sieb gut abtropfen lassen. Den Knoblauch schälen und fein hacken.

2. In einem großen Topf 2 EL Olivenöl erhitzen und den Knoblauch darin bei mittlerer Hitze kurz anbraten. Den Spinat nach und nach portionsweise hinzufügen und unter häufigem Rühren anbraten und zusammenfallen lassen. Beiseitestellen.

3. Restliches Olivenöl (1 EL) in einer beschichteten Pfanne erhitzen, Pinienkerne und Rosinen darin bei mittlerer Hitze kurz anbraten. Mit den Kichererbsen zum Spinat geben. Alles verrühren und mit Salz und Pfeffer abschmecken.

ZUTATEN-TIPP

Die Kombination von süß und leicht bitter ist in der venezianischen Küche ein Klassiker. Wir haben zu dem Originalrezept Kichererbsen hinzugefügt, um die neuroprotektive Wirkung des Spinats noch zu steigern. Der Spinat lässt sich auch gut kalt essen: in den Kühlschrank stellen und vor dem Servieren mit etwas Zitronensaft beträufeln.

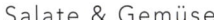

BUCHWEIZENCRÊPES

Für 2 Personen | Zubereitung: 30 Min., Ruhen: 1 Std.
Pro Portion: 505/535 kcal, 23/19 g EW, 23/26 g F, 51/57 g KH

FÜR DIE CRÊPES

1 Ei (M)

Salz | Pfeffer

125 g Buchweizenmehl

1 TL Weizenmehl (Type 405)

1 TL Sonnenblumenöl

2 TL Kokosöl

FÜR DEN PILZBELAG (2 PERSONEN)

500 g Champignons

1 Zwiebel

1 Bund Petersilie

2 TL Olivenöl

Salz | Pfeffer

2 EL Pizzakäse

FÜR DEN TOMATENBELAG (2 PERSONEN)

2 Knoblauchzehen

500 g Cocktailtomaten

2 TL Olivenöl

Salz | Pfeffer

1 Handvoll Basilikum

6 EL Ricotta

1. Für die Crêpes das Ei trennen, das Eiweiß mit je 1 Prise Salz und Pfeffer steif schlagen und beiseitestellen. Das Buchweizenmehl mit dem Eigelb und 300 ml Wasser in einer großen Schüssel gut verrühren. Weizenmehl und Sonnenblumenöl unterrühren. Den Eischnee unterziehen. Der Teig sollte ziemlich flüssig sein, bei Bedarf noch 1 Schuss Wasser unterrühren. Den Teig abgedeckt mindestens 1 Std. im Kühlschrank ruhen lassen. Inzwischen nach Belieben Pilz- oder Tomatenbelag zubereiten.

2. Für den Pilzbelag die Champignons putzen, falls nötig trocken abreiben, und in dünne Scheiben schneiden. Die Zwiebel schälen und fein hacken. Die Petersilie waschen und trocken schütteln, die Blätter abzupfen und fein hacken. Das Olivenöl in einer Pfanne erhitzen und die Zwiebel darin bei mittlerer Hitze kurz anbraten. Die Pilze dazugeben und ca. 5 Min. braten, bis sie weich und leicht gebräunt sind. Mit Salz und Pfeffer würzen und die Petersilie untermischen.

3. Für den Tomatenbelag den Knoblauch schälen und fein hacken. Die Tomaten waschen, trocken tupfen und jeweils vierteln. Das Olivenöl in einer Pfanne erhitzen und den Knoblauch darin kurz bei mittlerer Hitze anbraten. Die Tomaten dazugeben und kurz mitbraten. Mit Salz und Pfeffer würzen. 1 Handvoll Basilikum waschen und trocken schütteln.

4. Aus dem Teig nacheinander vier Crêpes braten: dafür pro Crêpes in einer beschichteten Pfanne (ca. 24 cm Ø) ca. ½ TL Kokosöl bei mittlerer Hitze zerlassen. Eine kleine Schöpfkelle Teig in die Pfanne gießen und durch Schwenken der Pfanne darin verteilen. Den Crêpes ca. 3 Min. braten, bis die Unterseite goldbraun ist. Dann wenden und auf der zweiten Seite in weiteren ca. 3 Min. ebenso goldbraun braten.

5. Ein Viertel des Pilz- oder Tomatenbelags auf dem Crêpes in der Pfanne verteilen und mit einem Viertel des Pizzakäses (Pilzbelag) bzw. des Ricottas (Tomatenbelag) bestreuen. Sobald der Käse schmilzt, den Crêpe auf einen Teller gleiten lassen und im Backofen bei ca. 70° warm halten. Crêpes mit Tomatenbelag zum Servieren mit Basilikumblättern bestreuen.

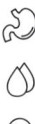

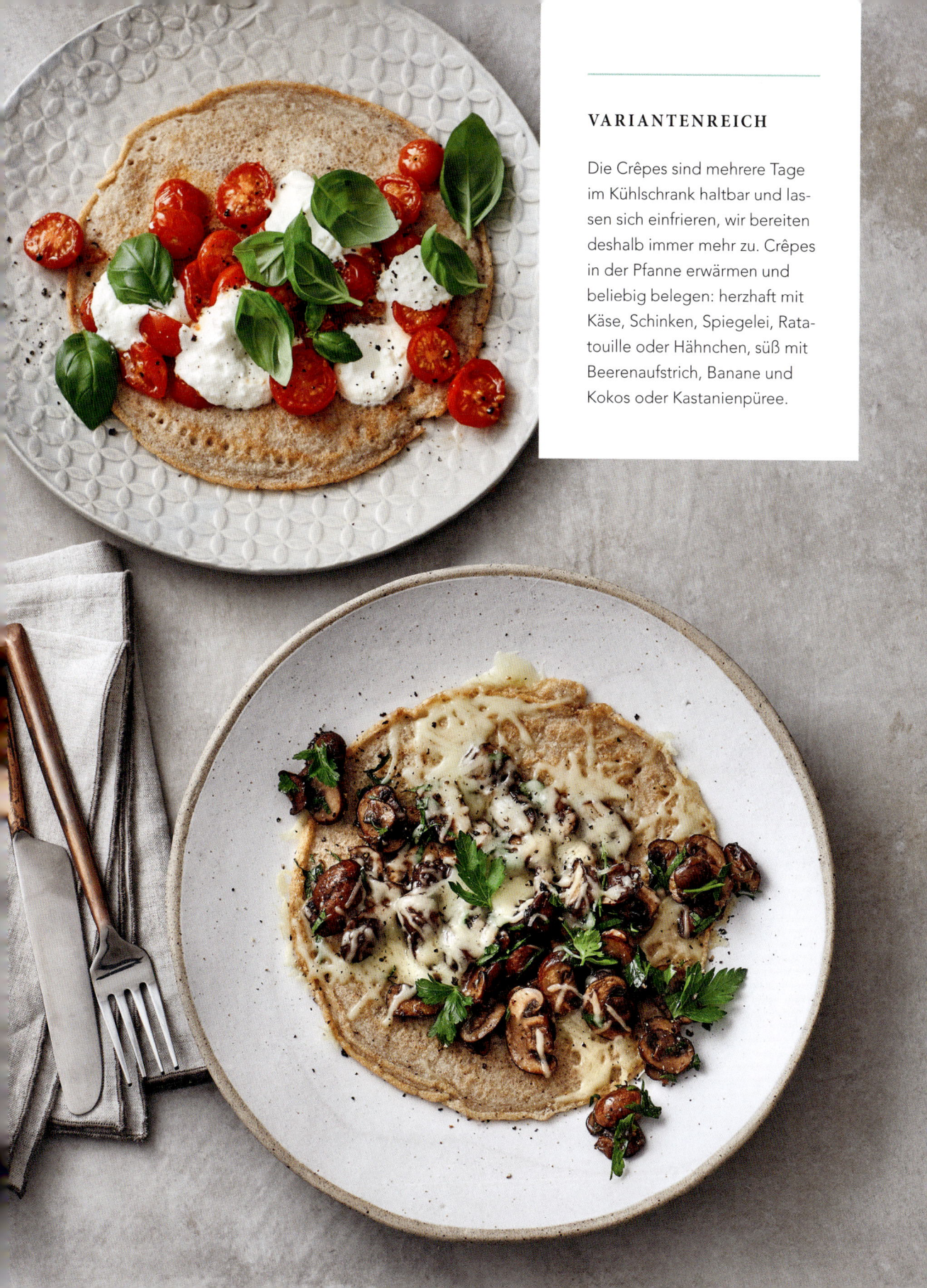

VARIANTENREICH

Die Crêpes sind mehrere Tage im Kühlschrank haltbar und lassen sich einfrieren, wir bereiten deshalb immer mehr zu. Crêpes in der Pfanne erwärmen und beliebig belegen: herzhaft mit Käse, Schinken, Spiegelei, Ratatouille oder Hähnchen, süß mit Beerenaufstrich, Banane und Kokos oder Kastanienpüree.

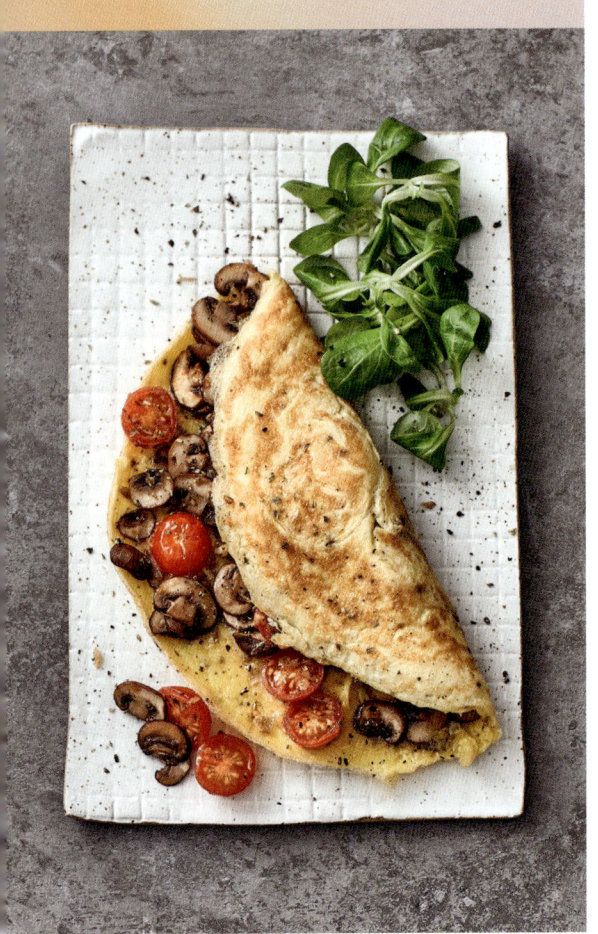

GEFÜLLTES OMELETT

Für 2 Personen | Zubereitung: 25 Min.
Pro Portion: 380 kcal, 24 g EW, 29 g F, 5 g KH

1 Zwiebel | 150 g Champignons | 150 g Cocktail-tomaten | 2 Handvoll Feldsalat | 2 EL Olivenöl | 1 EL getrockneter Oregano | 6 Eier (M)

1. Die Zwiebel schälen und in kleine Würfel schneiden. Die Champignons putzen, falls nötig trocken abreiben, und in dünne Scheiben schneiden. Die Cocktailtomaten waschen und jeweils halbieren. Feldsalat putzen und waschen.

2. In einer Pfanne 1 EL Olivenöl erhitzen, Zwiebel und Pilze darin ca. 5 Min. braten, bis sie etwas Farbe angenommen haben. Tomaten und Oregano unterrühren und ca. 5 Minuten braten. Aus der Pfanne nehmen.

3. Nacheinander zwei Omeletts backen: Pro Omelett in einer Schüssel 3 Eier mit einer Gabel verquirlen und mit Salz und Pfeffer würzen. In einer beschichteten (Crêpe-)Pfanne (ca. 25 cm Ø) 1 EL Olivenöl erhitzen, die Hälfte der Eiermischung hineingießen und bei mittlerer Hitze 5–10 Min. braten, bis das Ei an der Oberseite gestockt ist. Die Hälfte der Gemüsemischung darauf verteilen und das Omelett auf einen Teller gleiten lassen, dabei einmal falten. Das fertige Omelett warm halten (z. B. im Backofen bei 70°), bis das zweite Omelett gebacken ist. Mit Salat servieren.

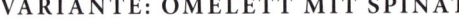

VARIANTE: OMELETT MIT SPINAT

Am Ende der Kochzeit noch eine Handvoll Blattspinat hinzufügen und kurz mitbraten.

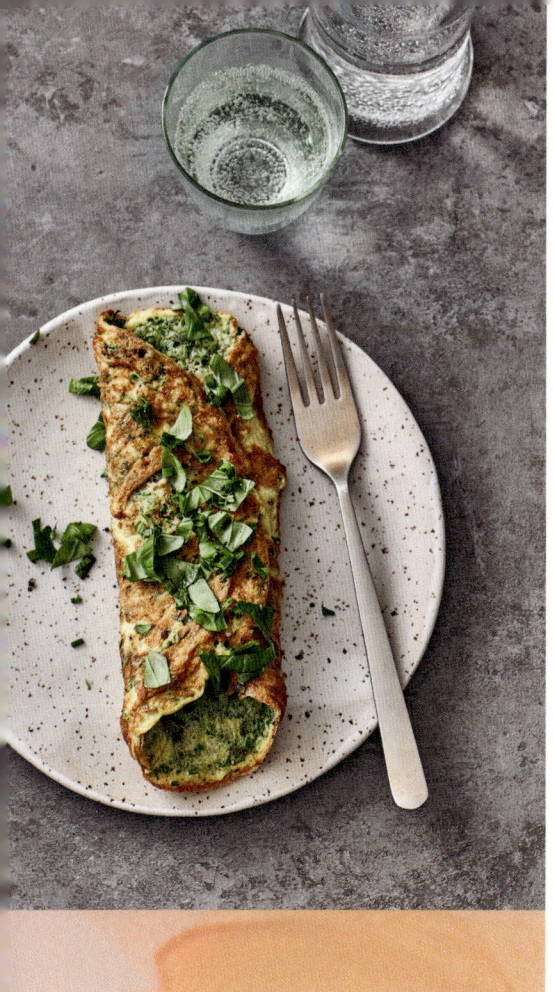

FRANZÖSISCHES KRÄUTEROMELETT

Für 2 Personen | Zubereitung: 15 Min.
Pro Portion: 330 kcal, 23 g EW, 25 g F, 3 g KH

1 Handvoll Kräuter (z. B. Gartenkresse, Schnittlauch, Petersilie) | 6 Eier (M) | 5 EL Milch | Salz | Pfeffer | 2 TL Olivenöl

1. Die Kräuter waschen, trocken schütteln und fein hacken. Die Eier und die Milch in einer Schüssel mit einer Gabel verquirlen, die Masse mit Salz und Pfeffer würzen. Zwei Drittel der Kräuter untermischen.

2. Nacheinander zwei Omeletts backen. Dafür pro Omelett in einer beschichteten (Crêpe-)Pfanne (ca. 25 cm Ø) 1 TL Olivenöl erhitzen. Die Hälfte der Eiermasse hineingießen und durch Schwenken der Pfanne gut darin verteilen. Das Omelett bei mittlerer Hitze ca. 5 Min. braten.

3. Sobald das Omelett auf der Unterseite zu stocken beginnt, mit einem Silikon- oder Holzspatel die Ränder rundherum leicht anheben und das Omelett vorsichtig vom Pfannenboden lösen. Dann mit dem Spatel von einer Seite anheben und aufrollen. Das jeweils fertige Omelett auf einen Teller gleiten lassen und mit der Hälfte der übrigen Kräuter bestreuen.

PETIT FARCIS DE PROVENCE
Gefüllte Zucchini und Tomate

Für 2 Personen | Zubereitung: 30 Min., Backen: 30 Min.
Pro Portion: 370 kcal, 19 g EW, 17 g F, 35 g KH

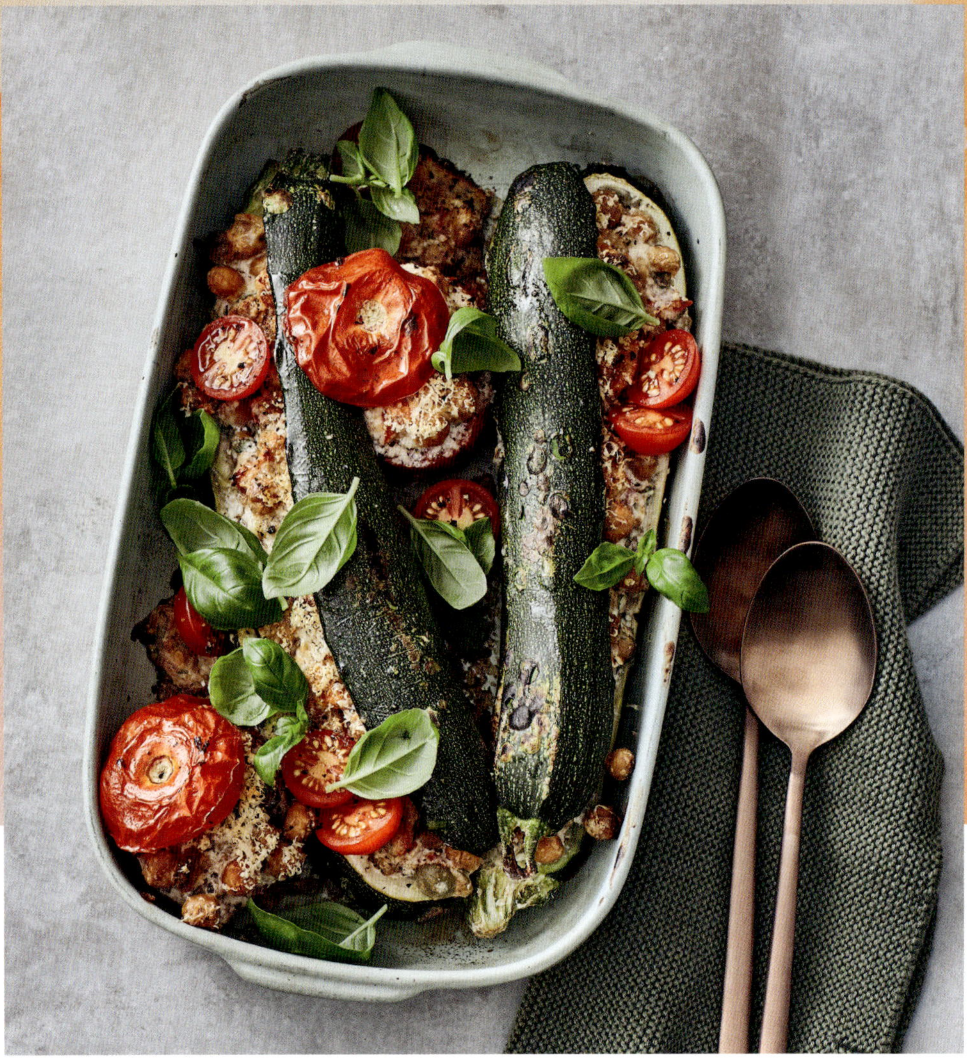

Petits Farcis sind eine Spezialität der Provence – dabei handelt es sich um nichts anderes als gefülltes Gemüse aller Art. In unserem Rezept haben wir Zucchini und Tomaten genommen, Sie können aber natürlich genauso gut Auberginen oder Paprika verwenden, je nachdem, was Sie eben gerade an frischen und knackigen Zutaten auf dem Markt finden.

2 mittelgroße Zucchini
(à ca. 25 cm Länge)

2 große Tomaten

FÜR DIE FÜLLUNG

50 g Roggensauerteigbrot
(ohne Rinde; oder Dinkel-
sauerteigbrot)

100 ml ungesüßter Buch-
weizendrink

100 g Tomaten

1 kleine Knoblauchzehe

1 Bund Petersilie

4 Oliven (entsteint; nach Belieben grün oder schwarz)

100 g gekochte Kichererbsen
(aus der Dose oder selbst
gekocht, s. S. 135)

1 Schalotte

½ TL Olivenöl

2 EL Ricotta

1 TL getrocknete Kräuter der
Provence

Salz

Pfeffer

4 EL geriebener Pecorino
(oder Pizzakäse)

FÜR DIE GARNITUR

1 Handvoll Basilikumblätter

100 g Cocktailtomaten

1. Den Backofen auf 180° vorheizen. Die Zucchini und die Tomaten waschen. Von den Zucchini der Länge nach jeweils das obere Viertel abschneiden und beiseitelegen. Aus den unteren Zucchiniteilen jeweils das Innere bis auf einen ca. ½ cm dicken Rand mit einem Löffel herauslösen. Von den großen Tomaten an der Seite mit dem Stielansatz ca. 1 cm als Deckel abschneiden, die Tomaten innen aushöhlen.

2. Für die Füllung das Brot klein schneiden und in einer Schüssel im Buchweizendrink einweichen. Die Tomaten waschen und jeweils den Stielansatz herausschneiden, dann die Tomaten hacken. Den Knoblauch schälen und fein hacken. Die Petersilie waschen, trocken schütteln und fein hacken. Die Oliven fein hacken. Tomaten, Knoblauch, Petersilie und Oliven in einer Schüssel mit den Kichererbsen mischen.

3. Die Schalotten schälen und fein hacken. Das Olivenöl in einer beschichteten Pfanne erhitzen und die Schalotten kurz darin anbraten, dann unter die Tomatenmischung mengen. Anschließend das eingeweichte Brot und den Ricotta dazugeben und alles gut verrühren. Die Füllung mit Kräutern der Provence, Salz und Pfeffer würzen.

4. Die Füllung in die ausgehöhlten Zucchini und Tomaten verteilen, diese in eine ofenfeste Form setzen und mit Pecorino bestreuen. Im Ofen (Mitte) ca. 30 Minuten backen, dabei ca. 5 Min. vor Garzeitende die abgeschnittenen oberen Zucchiniteile und Tomatendeckel dazulegen und mitbacken.

5. Kurz vor Garzeitende das Basilikum waschen und trocken schütteln. Die Cocktailtomaten waschen und nach Belieben halbieren. Das gefüllte Gemüse aus dem Ofen nehmen und mit Basilikum und Tomaten garnieren.

FLEISCH & FISCH

Vergebens werden Sie hier nach panierten Schnitzel suchen, die über den Teller ragen. Stattdessen gibt es Fleisch in Maßen mit vielen guten Zutaten.

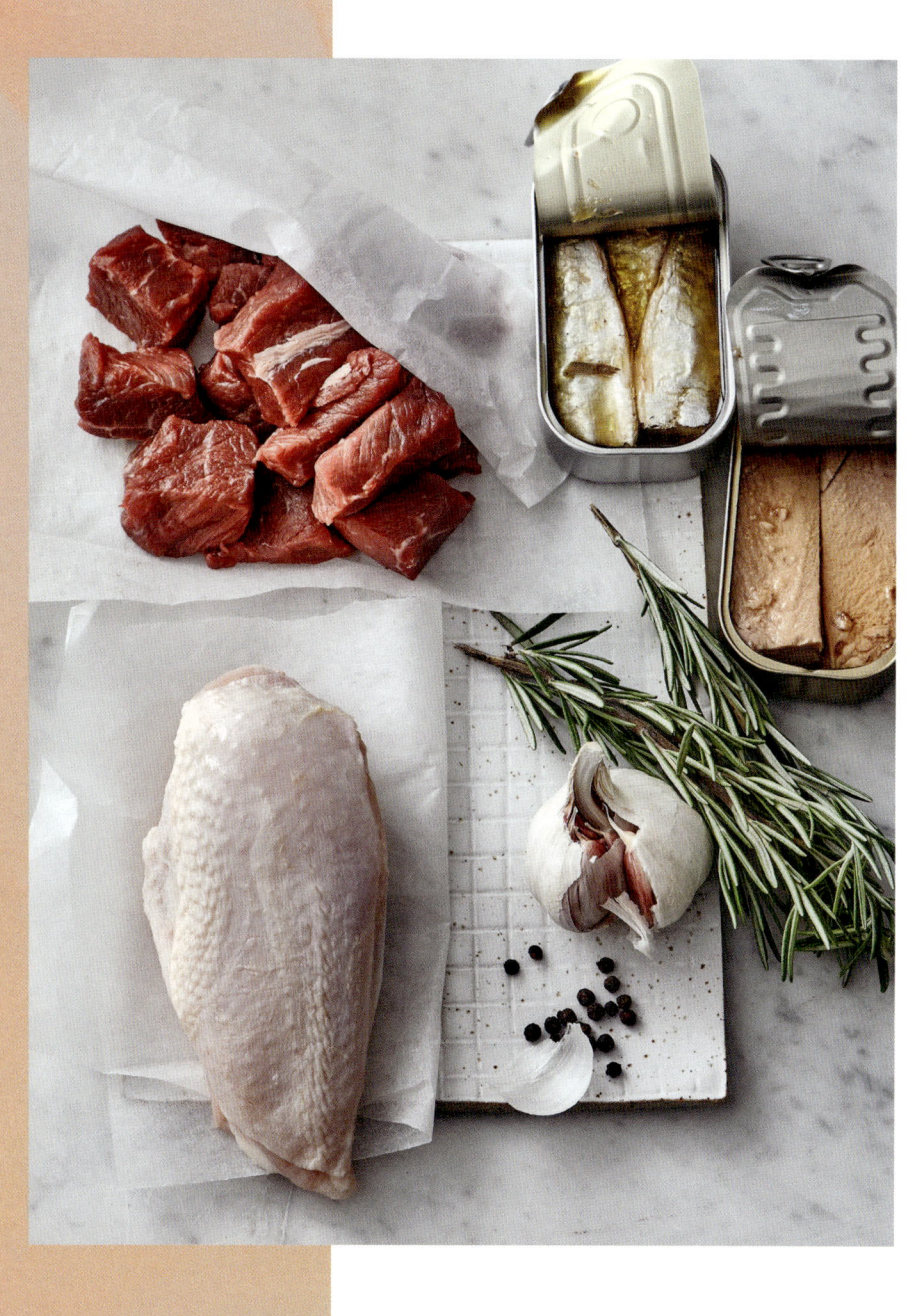

FALSCHE HAMBURGER
mit Salat

Für 2 Personen | Zubereitung: 15 Min.
Pro Portion: 375 kcal, 24 g EW, 25 g F, 12 g KH

FÜR DIE SAUCE

3 EL Ketchup light

1 EL mittelscharfer Senf

1 EL Salatmayonnaise (50 % Fett)

1 Schuss Essiggurken-Einlegesud

FÜR DEN BURGER

200 g Eisbergsalatblätter

1 Tomate

3 Essiggurken

1 kleine Zwiebel

2 EL Olivenöl

150 g mageres Rinderhack-fleisch

Salz

Pfeffer

30 g fettarmer Reibekäse

1. Für die Sauce Ketchup, Senf und Mayonnaise in einer kleinen Schüssel vermischen. So viel Gurken-Einlegesud unterrühren, bis eine cremige Sauce entstanden ist. Die Sauce beiseitestellen.

2. Für den Burger den Eisbergsalat waschen, trocken schleudern und in mundgerechte Stücke schneiden. Die Tomate waschen, trocken tupfen und in dicke Scheiben schneiden. Die Essiggurken ebenfalls in Scheiben schneiden. Jeweils die Hälfte des Salats kreisförmig im Durchmesser eines Hamburgers auf einen Teller legen. Zuerst die Tomatenscheiben darauf-legen, dann die Essiggurken.

3. Die Zwiebel schälen und in kleine Würfel schneiden. Das Olivenöl in einer Pfanne erhitzen und das Hackfleisch darin bei mittlerer Hitze rund-um leicht braun und krümelig anbraten, bis es durchgegart ist. Die Zwie-belwürfel dazugeben und die Hackfleischmischung mit Salz und Pfeffer würzen. Am Ende den Käse auf das Fleisch in die Pfanne streuen. Sobald der Käse zu schmelzen beginnt, das Rindfleisch in der Pfanne mit dem Pfannenwender zu zwei Burger-Pattys formen.

4. Die Burger-Pattys auf die übrigen Burger-Zutaten auf die Teller legen und die Sauce darauf verteilen.

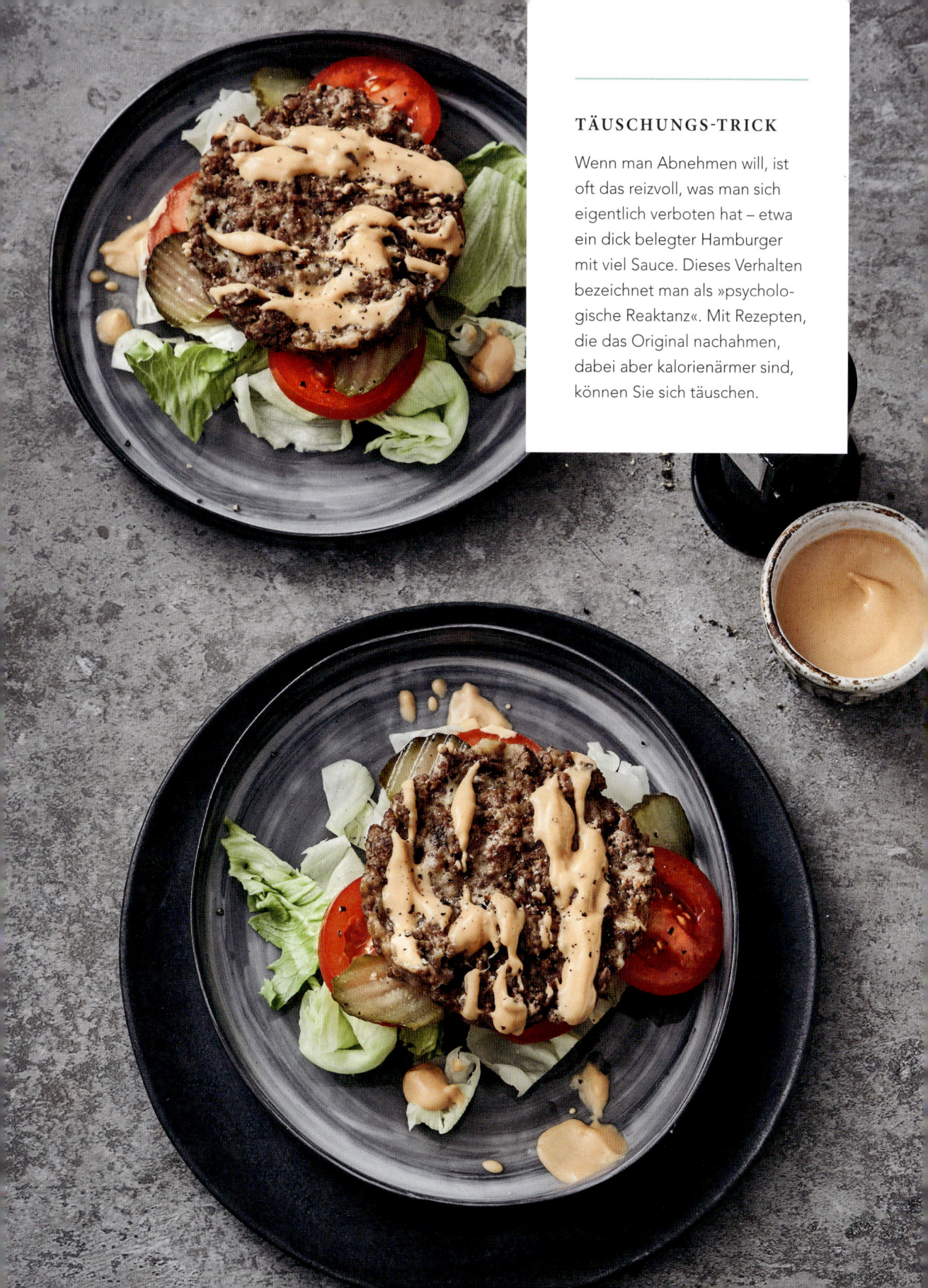

TÄUSCHUNGS-TRICK

Wenn man Abnehmen will, ist oft das reizvoll, was man sich eigentlich verboten hat – etwa ein dick belegter Hamburger mit viel Sauce. Dieses Verhalten bezeichnet man als »psychologische Reaktanz«. Mit Rezepten, die das Original nachahmen, dabei aber kalorienärmer sind, können Sie sich täuschen.

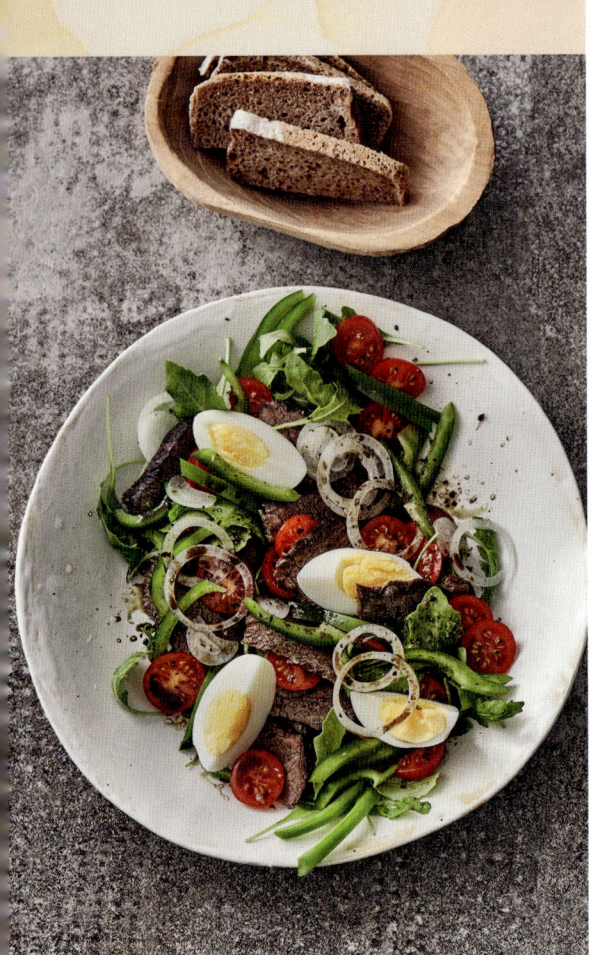

SAURES RINDFLEISCH

Für 2 Personen | Zubereitung: 20 Min.
Pro Portion: 500 kcal, 28 g EW, 39 g F, 7 g KH

2 Eier (M) | 1 Zwiebel | 200 g Cocktailtomaten | 1 kleine grüne Paprika | 2 Handvoll Rucola | 200 g gekochtes Rindfleisch (in dünnen Scheiben) | Salz | Pfeffer | ca. 8 EL Apfelessig | 4 EL Kürbiskernöl (ersatzweise Olivenöl)

1. Die Eier in ca. 10 Min. hart kochen. Inzwischen die Zwiebel schälen und in feine Ringe schneiden. Die Tomaten waschen und in dünne Scheiben schneiden. Die Paprika waschen und längs halbieren, die weißen Trennwände und Kerne entfernen. Die Paprikahälften in feine Streifen schneiden. Den Rucola verlesen und waschen, grobe Stiele entfernen.

2. Die Eier abschrecken, pellen und jeweils längs vierteln. Den Rucola auf die Teller verteilen. Nacheinander Rindfleisch, Tomaten und Paprika darauflegen. Eierviertel und Zwiebel darauf anrichten. Mit Salz und Pfeffer würzen. Essig nach Geschmack mit etwas Wasser verdünnen und auf den Salat geben, am Ende das Öl daraufträufeln. Dazu passt Bauern- oder Mischbrot.

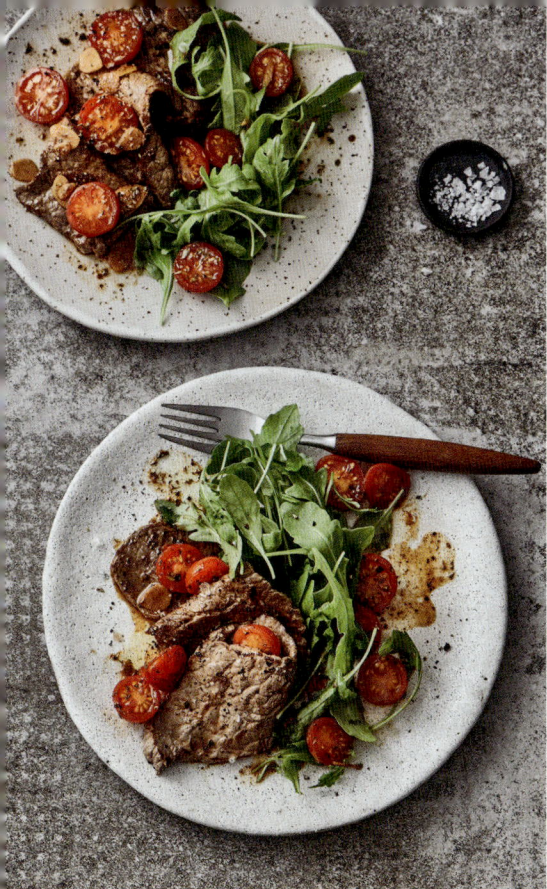

RINDFLEISCH PIZZABÄCKER-ART

Für 2 Personen | Zubereitung: 20 Min., Kochen: 30 Min.
Pro Portion: 475 kcal, 30 g EW, 34 g F, 5 g KH

2 Knoblauchzehen | 250 g Cocktailtomaten |
300 g Rindfleisch zum Kurzbraten (z. B. Filet oder Schulter) | 3 EL Olivenöl | Salz | 70 ml Weißwein | 1 TL getrockneter Oregano | Pfeffer | 2 Handvoll Rucola

1. Den Knoblauch schälen und in Scheiben schneiden. Die Cocktailtomaten waschen und jeweils halbieren. Das Rindfleisch in 3–4 mm dünne Streifen schneiden.

2. Das Olivenöl in einem Topf erhitzen und den Knoblauch darin bei großer Hitze kurz anbraten. Die Hitze auf mittlere Stufe herunterschalten, das Fleisch in den Topf geben und auf beiden Seiten nur kurz anbraten. Mit Salz würzen und den Wein dazugeben. Alles 1 Minute köcheln lassen, dann die Tomaten unterrühren. Sobald die Tomaten zu dünsten beginnen, ca. 100 ml heißes Wasser und den Oregano dazugeben. Alles zugedeckt 30 Min. köcheln und anschließend mit Salz und Pfeffer abschmecken.

3. Während das Fleisch gart, den Rucola verlesen und waschen, grobe Stiele entfernen. Zum Servieren den Rucola auf Teller verteilen. Das fertig gegarte Fleisch darauf anrichten.

GUT ZU WISSEN

Ursprünglich haben italienische Pizzabäcker dieses Gericht aus übrig gebliebenen Tomaten und Fleischresten zubereitet, die sie mit Gewürzen, Knoblauch und Olivenöl in einem Topf aus Steingut über Nacht auf dem noch warmen Pizzaofen stehen ließen. Das Gericht ist auch heute, in einer »feineren« Form, noch ein Klassiker. Aufgrund der Tomaten und des Rucolas nimmt es auch Einfluss auf unseren Regler 1.

KLASSISCHES ROASTBEEF
mit Möhren

Für 6 Personen | Zubereitung: 15 Min., Braten: 35 Min., Ruhen: 15 Min.
Pro Portion: 310 kcal, 39 g EW, 13 g F, 9 g KH

1 kg Roastbeef (Rindfleisch
    aus dem Rücken)

Salz

Pfeffer

10 Möhren (ca. 1 kg)

3 kleine Zwiebeln

4 Knoblauchzehen

3 EL Olivenöl

4 Zweige Rosmarin

1. Das Roastbeef mit Salz und Pfeffer würzen. Die Möhren putzen, schälen und jeweils der Länge nach vierteln. Die Zwiebeln schälen und ebenfalls jeweils vierteln. Den Knoblauch schälen.

2. Den Backofen auf 180° vorheizen. Das Olivenöl in einem Bräter erhitzen und das Fleisch darin von beiden Seiten 6 Min. kräftig anbraten. Dann Möhren, Zwiebeln und Knoblauch hinzufügen und alles 2 Min. weiterbraten, bis das Fleisch gebräunt ist.

3. Ca. 50 ml Wasser in den Bräter geben und das Fleisch im Ofen (Mitte) 15 Min. braten. Die Rosmarinzweige waschen und zwischen dem Gemüse und dem Fleisch im Bräter verteilen. Alles 20 Min. weiterbraten, währenddessen mehrmals mit dem ausgetretenen Saft übergießen.

4. Das Roastbeef aus dem Bräter nehmen, in Alufolie wickeln und vor dem Servieren 15 Min. ruhen lassen. Das Fleisch in dünne Scheiben schneiden und zusammen mit dem Gemüse aus dem Bräter auf Tellern anrichten. Dazu passen Salzkartoffeln.

MOTIVATIONS-KICKS NUTZEN

Egal, ob es ums Abnehmen geht oder darum, einmal etwas Neues auszuprobieren: Manchmal braucht man nur einen kleinen Anstoß, um sich zu motivieren! Roastbeef war immer ein spanisches Dorf für uns. Wir aßen es gerne, aber dass man es selbst zubereiten könnte, war für uns unvorstellbar. Dann kam eine Phase, in der Iris mit ihren beiden Töchtern sehr viel Harry Potter las. Im Buch wurden zum Essen in der großen Halle der Zauberschule Hogwarts immer wieder Berge von Roastbeef aufgetischt – und dabei hat Iris Lust bekommen, Roastbeef selbst zu machen. Es war so einfach, dass wir uns fast ein bisschen geärgert haben, es nicht schon früher probiert zu haben und erst Harry Potter kommen musste, um uns dazu zu motivieren.

SERVIER-TIPP

Das Roastbeef lässt sich
vielfältig verwenden: Es
schmeckt dünn geschnitten
auf Salaten, mit etwas Dijon-
senf als Brotbelag, auf Pizza
oder Crêpes.

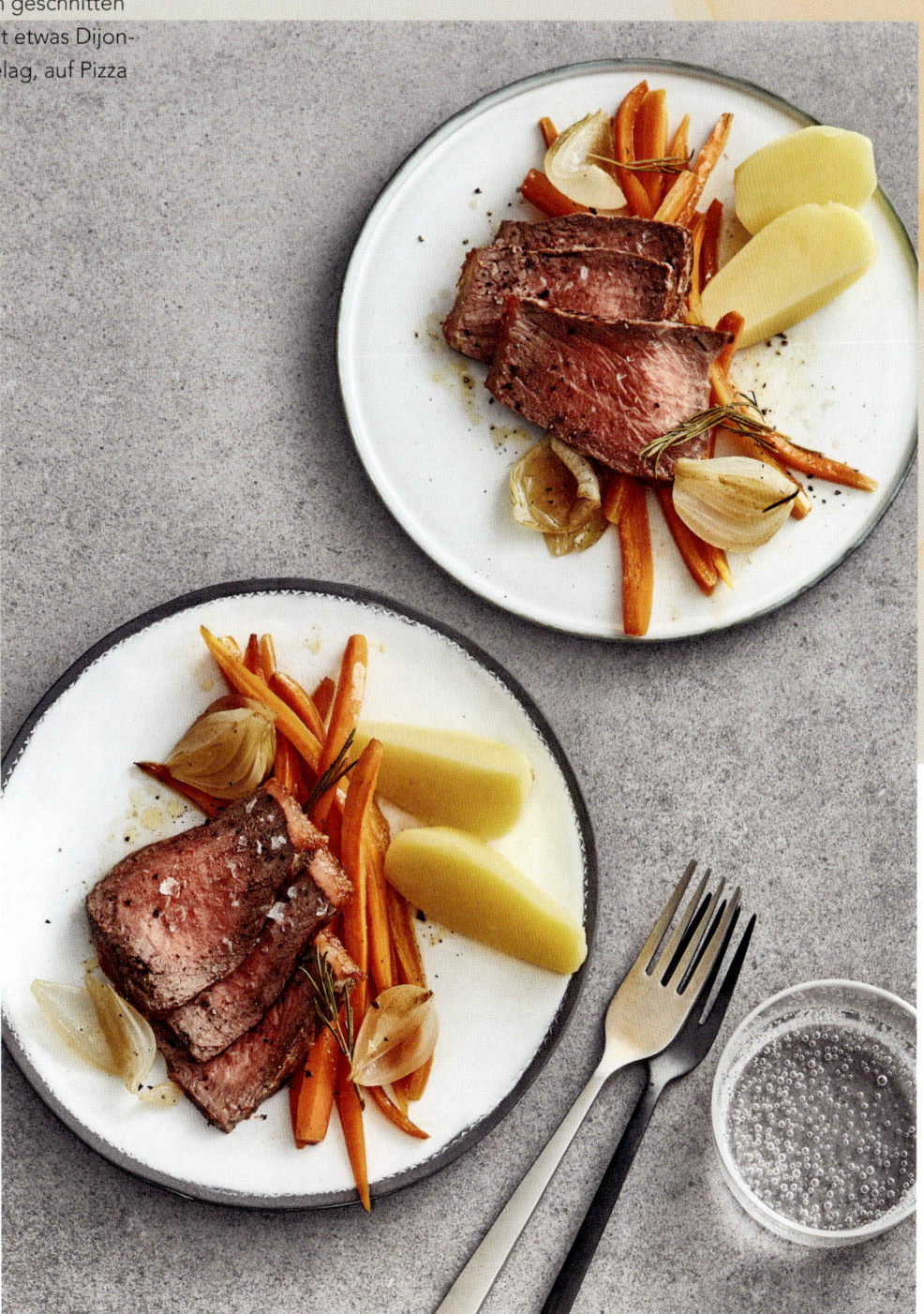

BOEUF BOURGUIGNON
mit Buchweizen

Für 6 Personen | Zubereitung: 30 Min., Kochen: 2 Std.
Pro Portion: 760 kcal, 53 g EW, 37 g F, 28 g KH

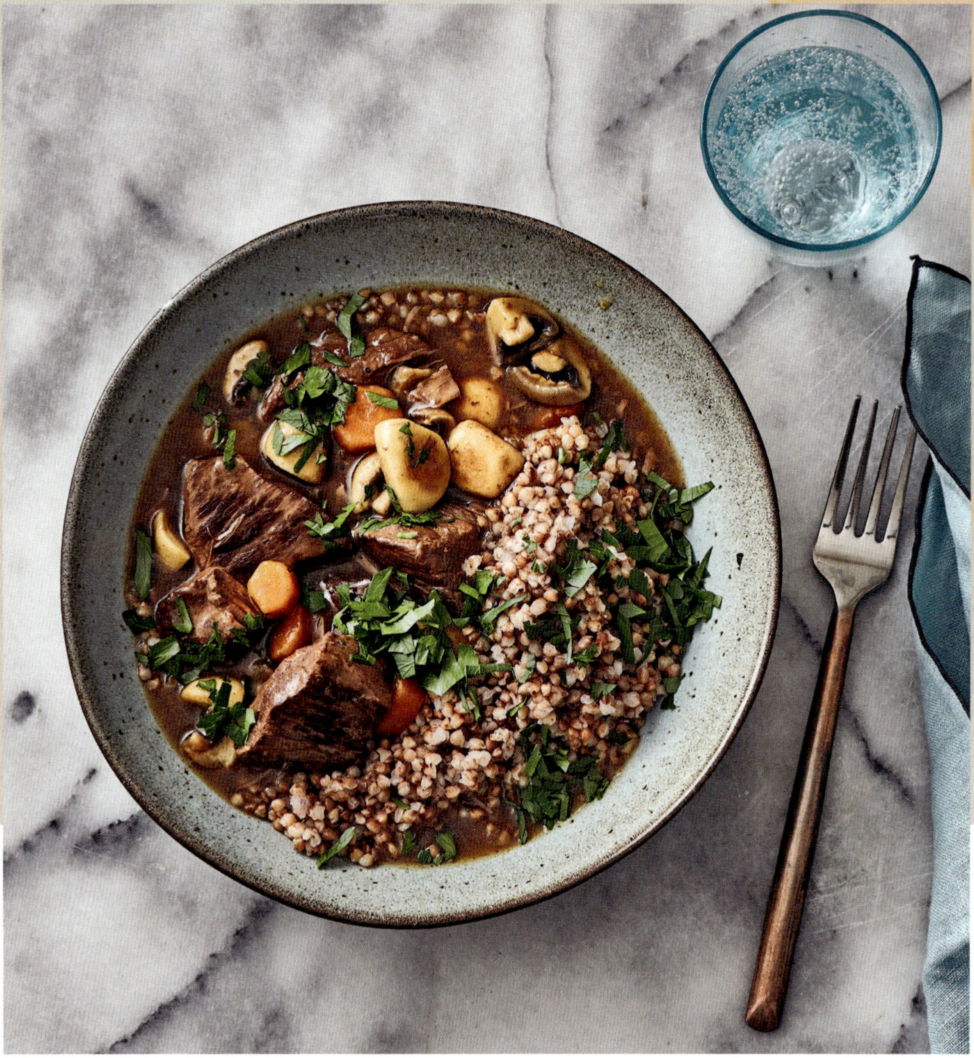

Das klassische Boeuf Bourguignon ist so bekömmlich, dass wir es nahezu unverändert gelassen haben. Es braucht seine Zeit, aber es ist gut vorzubereiten und das Kochen der größeren Menge lohnt sich: Ohne die Pilze können Sie es im Kühlschrank mehrere Tage aufbewahren oder einfrieren. Als Beilage empfehlen wir statt der üblichen Kartoffeln Buchweizen.

1,5 kg Rindfleisch zum Schmoren (z. B. Wade oder Schulter)

2 Zwiebeln

2 große Möhren

3 EL Olivenöl

1 Flasche Rotwein (750 ml)

200 g Buchweizen (oder 600 g schon gekochter Buchweizen, s. S. 135)

500 g Champignons

2 Knoblauchzehen

1 Bund Petersilie

Salz

Pfeffer

1. Fleisch in 4–5 cm große Stücke schneiden. Zwiebeln schälen und in kleine Würfel schneiden. Möhren putzen, schälen und in 1–2 cm große Stücke schneiden. In einem großen Topf 2 EL Olivenöl erhitzen und Zwiebeln mit Möhren darin bei mittlerer bis großer Hitze 3 Min. anbraten. Fleisch dazugeben und rundum leicht braun anbraten. Rotwein und 500 ml Wasser dazugießen. Mit geschlossenem Deckel aufkochen, dann die Hitze reduzieren. Fleisch bei kleiner Hitze mindestens ca. 2 Std. köcheln lassen, bis es weich und zart ist. Währenddessen öfters umrühren.

2. Inzwischen Buchweizen in einem Sieb heiß waschen. Mit 400 ml Wasser in einem Topf zugedeckt zum Kochen bringen und in ca. 15 Min. weich köcheln, bei ausgeschaltetem Herd ca. 5 Min. ausquellen lassen.

3. Ebenfalls in der Zwischenzeit die Champignons putzen, falls nötig mit einem Tuch trocken abreiben, und jeweils vierteln. Knoblauch schälen und in kleine Würfel schneiden. Restliches Olivenöl (1 EL) in einer beschichteten Pfanne erhitzen und den Knoblauch mit den Pilzen darin bei mittlerer Hitze 5–10 Min. anbraten, dann beiseitestellen. Petersilie waschen und trocken schütteln, die Blätter abzupfen und fein hacken.

4. Champignons unter das fertige Fleisch mischen. Mit Salz und Pfeffer abschmecken. Zum Servieren mit dem Buchweizen auf Tellern anrichten und mit Petersilie bestreuen. Reste halten sich im Kühlschrank maximal 1 Tag und sollten dann beim Aufwärmen gut durcherhitzt werden. Zur längeren Aufbewahrung oder zum Einfrieren die Champignons weglassen und erst später beim Aufwärmen hinzufügen.

VARIANTE: MIT MEHR GEMÜSE

Für ein Boeuf Bourguignon mit mehr Gemüse drehen Sie das Verhältnis von Fleisch und Gemüse um: Auf 500 g Rindfleisch kommen 1,5 kg Champignons. Ansonsten bleiben die Zutatenmengen und die Zubereitung wie oben beschrieben.

Provenzalisches
FENCHEL-ZITRONEN-HÄHNCHEN

Für 4 Personen | Zubereitung: 30 Min., Braten: 1 Std. 30 Min.
Pro Portion: 690 kcal, 63 g EW, 36 g F, 24 g KH

3 EL Olivenöl

2 TL getrocknete Kräuter der
   Provence

Salz

Pfeffer

1 Bio-Zitrone

1 Bio-Hähnchen (ca. 1,5 kg;
   küchenfertig)

1 große Fenchelknolle

500 g gekochte Kichererbsen
   (aus der Dose oder selbst
   gekocht, s. S. 135)

1. Den Backofen auf 200° vorheizen. Das Olivenöl mit den Kräutern der Provence, 1 TL Salz und etwas Pfeffer vermischen. Die Zitrone waschen und halbieren. Eine Zitronenhälfte in dünne Scheiben schneiden, aus der zweiten Hälfte den Saft auspressen.

2. Das Hähnchen innen und außen waschen, trocken tupfen und rundum gut mit der Olivenölmarinade einreiben. In eine große Auflaufform oder einen Bräter legen und 500 ml Wasser in die Form gießen. Das Hähnchen mit den Zitronenscheiben belegen und mit dem Zitronensaft beträufeln.

3. Das Hähnchen im Ofen (Mitte) ca. 30 Min. garen. Währenddessen immer wieder etwas vom Bratsud mit einem Löffel über das Hähnchen gießen, damit es nicht austrocknet.

4. Inzwischen den Fenchel waschen und in 1 cm breite Streifen schneiden, dabei den Strunk entfernen. Nach den 30 Min. Bratzeit zum Hähnchen in die Form geben und in der Bratflüssigkeit verteilen. Alles 50 Min. weiterbraten. Dann die Kichererbsen hinzufügen und das Hähnchen in ca. 10 Min. fertig braten. Das Hähnchen ist durchgegart, wenn beim Einstechen mit einem Holzspieß klarer Fleischsaft austritt – andernfalls noch etwas weiterbraten.

VARIANTE: MIT FRISCHEN KRÄUTERN

Wenn Sie frischen Rosmarin oder Thymian haben, können Sie diese statt der getrockneten Kräuter der Provence für die Marinade verwenden. Dazu die Kräuter waschen und trocken schütteln, die Nadeln bzw. Blätter von den Stielen zupfen und fein hacken. Wie oben beschrieben mit den übrigen Marinadezutaten mischen.
Wie viele Gerichte, die länger im Backofen braten, bereiten wir das Hähnchen manchmal einen halben oder ganzen Tag vorher vor und stellen es abgedeckt in den Kühlschrank. Dann muss es nur noch in den Ofen.

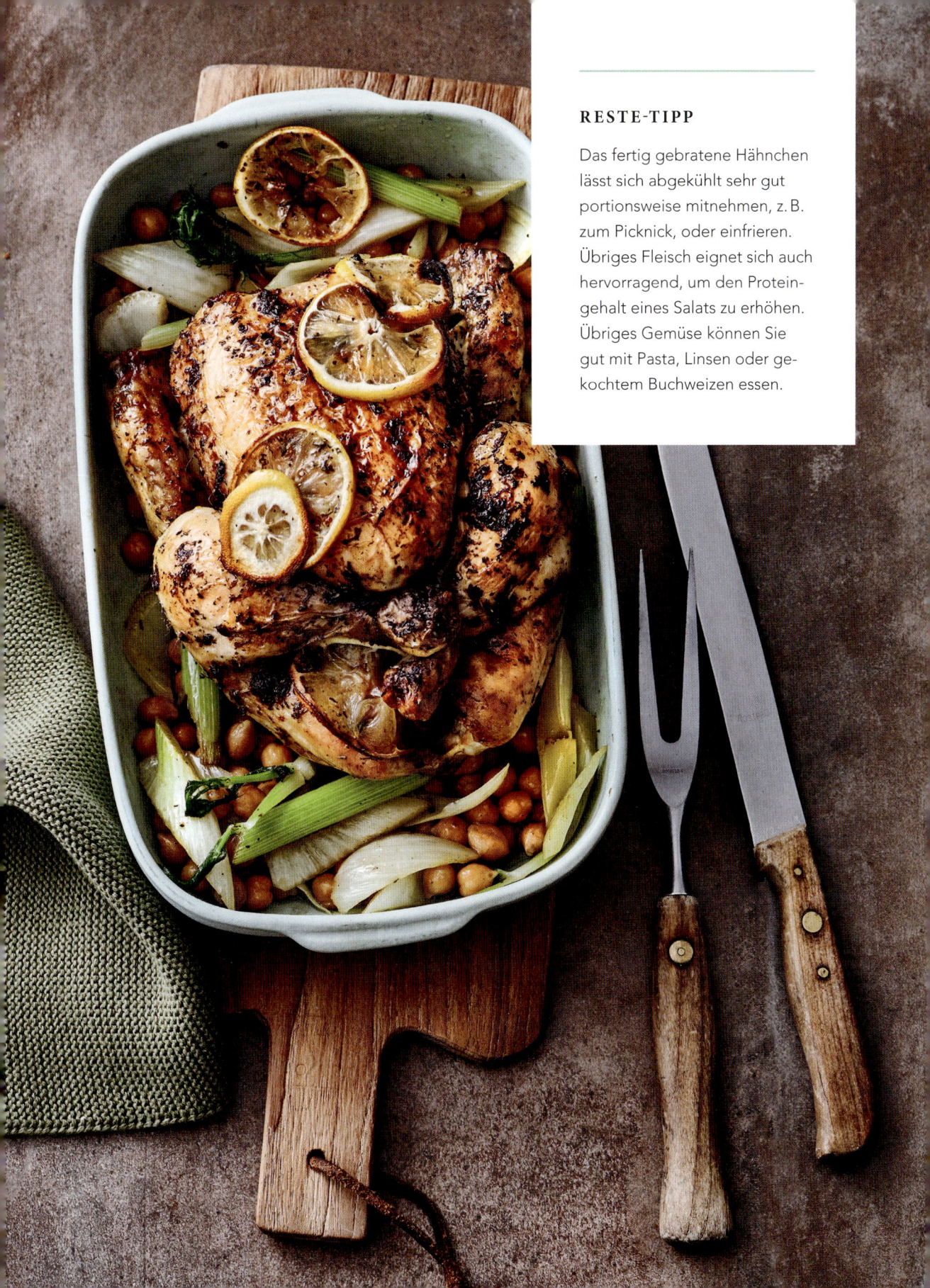

RESTE-TIPP

Das fertig gebratene Hähnchen lässt sich abgekühlt sehr gut portionsweise mitnehmen, z. B. zum Picknick, oder einfrieren. Übriges Fleisch eignet sich auch hervorragend, um den Protein-gehalt eines Salats zu erhöhen. Übriges Gemüse können Sie gut mit Pasta, Linsen oder ge-kochtem Buchweizen essen.

ROSMARIN-HÄHNCHEN
mit Kartoffeln

Für 4 Personen | Zubereitung: 30 Min., Garen: 1 Std. 30 Min.
Pro Portion: 820 kcal, 61 g EW, 44 g F, 44 g KH

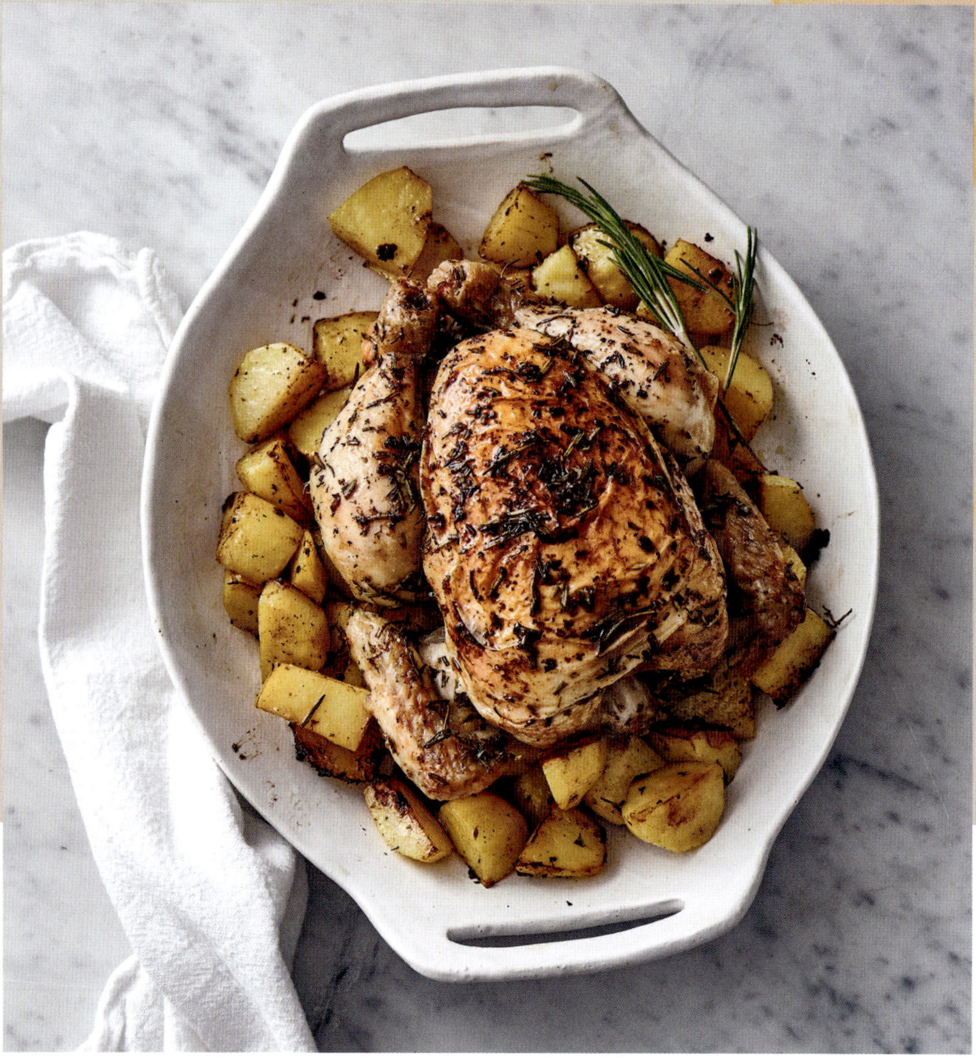

Manchmal waren wir vom vielen Schauen und Probieren am Markt in St. Tropez so erschöpft, dass wir uns fürs Mittagessen einfach ein Rosamarin-Grillhuhn mitgenommen haben, unter dem auf einem Rost im herabtropfenden Bratfett gleich Kartoffeln mitgeröstet wurden. In diesem Rezept machen wir es ähnlich: Im Hähnchenbratfett braten die Kartoffeln als Beilage mit.

3 Zweige Rosmarin

7 EL Olivenöl

1 TL Salz

Pfeffer

1 Bio-Hähnchen (ca. 1,5 kg; küchenfertig)

1,5 kg Kartoffeln

1. Den Backofen auf 200° vorheizen. Den Rosmarin waschen und trocken schütteln. Die Nadeln abzupfen, fein hacken und mit dem Olivenöl, 1 TL Salz und etwas Pfeffer vermischen.

2. Das Hähnchen innen und außen waschen, trocken tupfen und rundum gut mit der Olivenölmarinade einreiben. In eine große Auflaufform oder einen Bräter legen und 500 ml Wasser in die Form gießen.

3. Das Hähnchen im Ofen (Mitte) ca. 30 Min. garen. Währenddessen immer wieder etwas vom Bratsud mit einem Löffel über das Hähnchen gießen, damit es nicht austrocknet.

4. Inzwischen die Kartoffeln schälen, waschen und in mundgerechte Stücke schneiden. Die Kartoffeln nach den 30 Min. Bratzeit zum Hähnchen in die Form geben und in der Bratflüssigkeit verteilen.

5. Alles zusammen noch ca. 1 Std. weiterbraten, bis das Fleisch durchgegart ist. Währenddessen weiterhin immer wieder mit Bratflüssigkeit übergießen. Das Hähnchen ist durchgegart, wenn beim Einstechen mit einem Holzspieß klarer Fleischsaft austritt – andernfalls noch etwas weiterbraten.

VARIANTENVIELFALT GARANTIERT

Das Braten eines ganzen Hähnchens lohnt sich auch für einen kleinen 2-Personen-Haushalt, das Fleisch hält sich im Kühlschrank zwei bis drei Tage. Sie können es gemeinsam mit den Kartoffeln und der Sauce in der Mikrowelle erwärmen und unter Pasta, Getreide (z. B. Dinkel oder Rollgerste), Pseudogetreide (z. B. Buchweizen oder Quinoa) oder Linsen mischen. Kalt in Streifen geschnitten macht es sich gut auf Salaten oder als Brot- bzw. Sandwichbelag.

HÄHNCHENCURRY
mit Quinoa

Für 2 Personen | Zubereitung: 20 Min., Kochen: 30 Min.
Pro Portion: 915 kcal, 46 g EW, 63 g F, 39 g KH

2 Hähnchenbrustfilets
(à ca. 150 g)

1 Zwiebel

400 g Möhren

½ Bund Petersilie

2 EL Kokosöl

3 EL gelbe Currypaste

2 EL süße oder milde Chilipaste

400 g Kokosmilch

60 g Quinoa (oder 200 g
schon gekochte Quinoa,
s. S. 135)

Salz

Pfeffer

1. Das Hähnchen trocken tupfen und in mundgerechte Stücke schneiden. Die Zwiebel schälen und in kleine Würfel schneiden. Die Möhren putzen, schälen und in dünne Scheiben schneiden. Die Petersilie waschen und fein hacken.

2. Das Kokosöl in einem Topf erhitzen und die Zwiebelwürfel darin bei mittlerer Hitze kurz anbraten. Die Möhren und das Hähnchenfleisch dazugeben und alles 3–5 Min. weiterbraten. Currypaste, Chilipaste, 100 ml Wasser und die Kokosmilch unterrühren. Die Petersilie untermengen.

3. Das Curry mit geschlossenem Deckel bei kleiner Hitze ca. 30 Min. sanft köcheln lassen, bis das Fleisch zart und durchgegart ist.

4. Inzwischen die Quinoa in einem Sieb mit heißem Wasser waschen. In einem Topf mit ca. 150 ml Wasser zugedeckt aufkochen und ca. 15 Min. bei mittlerer Hitze köcheln, dann bei ausgeschalteter Herdplatte in ca. 15 Min. ausquellen lassen.

5. Das Curry mit Salz und Pfeffer abschmecken und mit der Quinoa auf Teller verteilen.

CURRY-VARIANTEN

Die Möglichkeiten dieses Curry sind grenzenlos: So können Sie die Möhren gegen jede andere Gemüsesorte austauschen oder auch unterschiedliche Gemüsearten verwenden. Die Curryportion kann auch verkleinert und dafür mit mehr Quinoa serviert werden. Ebenso lässt sich die Quinoa gegen eine andere Beilage austauschen, etwa Buchweizen oder Hülsenfrüchte wie Linsen.

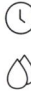

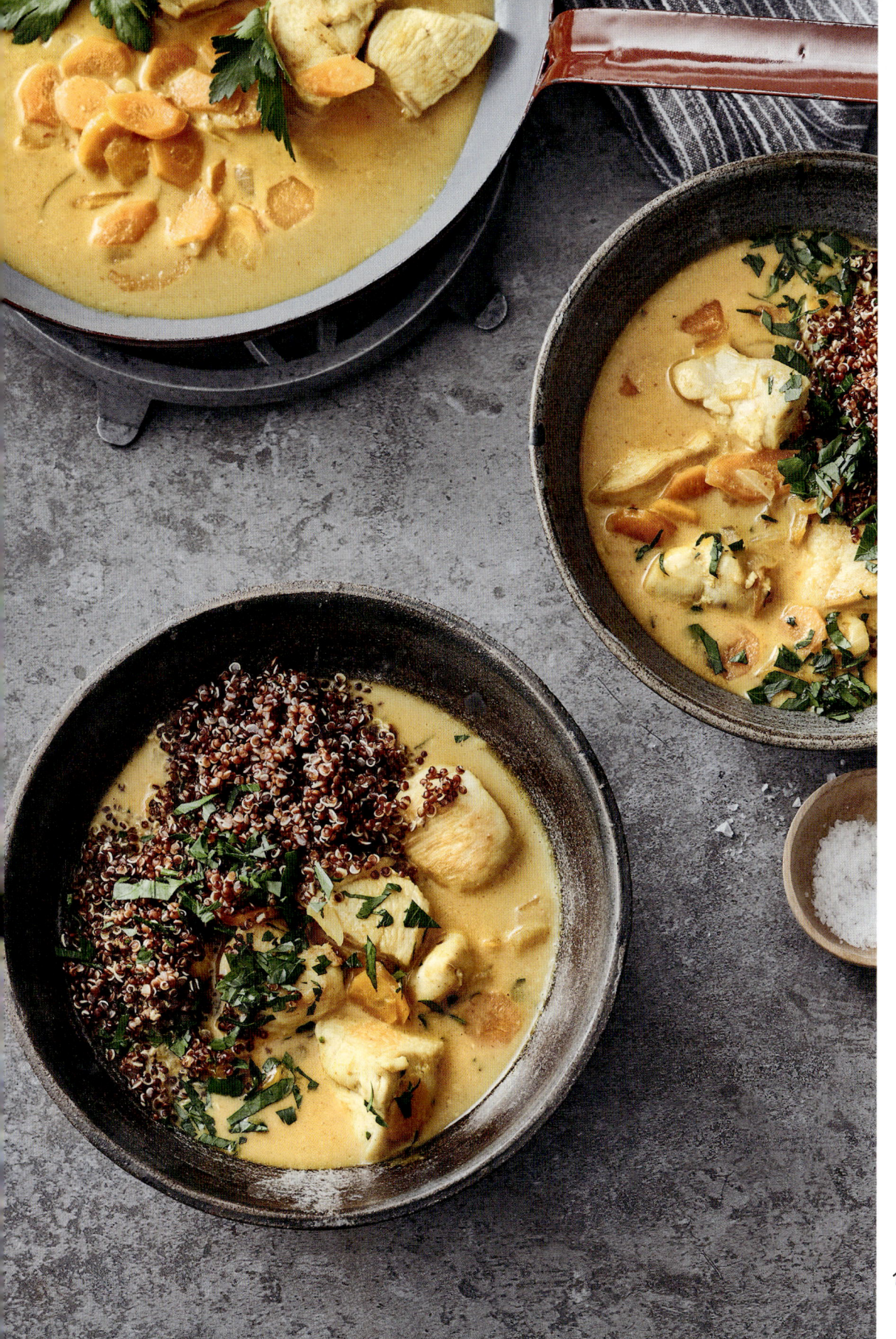

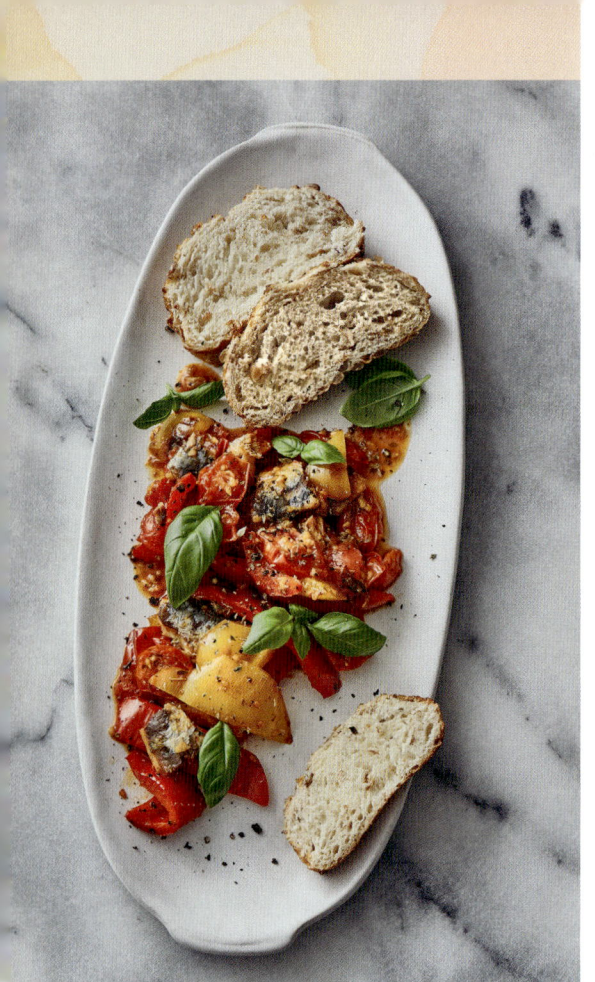

VENEZIANISCHE PAPRIKA MIT SARDINEN

Für 2 Personen | Zubereitung: 15 Min., Kochen: 30 Min.
Pro Portion: 285 kcal, 15 g EW, 21 g F, 11 g KH

3 große Paprika (rot und gelb) | 300 g Cocktailtomaten | 1 Dose Sardinen in Öl (90 g Abtropfgewicht) | 3 EL Olivenöl | 2 TL getrockneter Oregano | Salz | Pfeffer | 1 Handvoll Basilikumblätter

1. Die Paprika waschen und längs halbieren, die weißen Trennwände und Kerne entfernen. Die Hälften in ca. 2 cm breite Stücke schneiden. Die Cocktailtomaten waschen und je nach Größe jeweils halbieren oder vierteln. Die Sardinen abtropfen lassen und in kleine Stücke zerteilen.

2. Das Olivenöl in einer großen Pfanne erhitzen. Paprika und Tomaten darin bei mittlerer Hitze ca. 5 Min. anbraten. Dann die Hitze reduzieren und Sardinen sowie Oregano in die Pfanne geben und alles zugedeckt ca. 30 Min. köcheln lassen. Währenddessen immer wieder umrühren.

3. Das Gemüse mit Salz und Pfeffer abschmecken und auf Teller verteilen. Das Basilikum waschen, trocken schütteln und daraufgeben. Dazu passt Dinkel- oder Roggenvollkornbrot.

GETREIDE & CO. VORKOCHEN

Wir haben in den Rezepten in Klammern immer auch die Menge des gekochten Getreides angegeben. Wir glauben nämlich, es ist nicht sehr sinnvoll, Getreide und auch Hülsenfrüchte nur für ein Rezept zu kochen. Vielmehr ist es besser, immer eine größere Menge zu kochen (Haltbarkeit im Kühlschrank 2–3 Tage): Einerseits werden Sie die Zutaten vielfältiger einsetzen und zu anderen Gerichten verwenden, wenn sie schon da sind, andererseits spart es Energie. Hülsenfrüchte wie Kichererbsen gibt es oft auch in der Dose. Natürlich können Sie auch diese verwenden, aber durch das Selbstkochen bekommen Sie ein ganz anderes Bewusstsein für das Thema. Sehen Sie sich um, was es in Ihrer Umgebung, in Supermärkten, Bioläden oder beim Gemüsehändler alles gibt – die Vielfalt an getrockneten Hülsenfrüchten ist immens! Ideal zum Kochen ist ein Dampfdrucktopf, da darin alles viel schneller gart – beachten Sie dann hinsichtlich der Garzeiten die Angaben in der Anleitung Ihres Topfes.

Buchweizen kochen: Körner in einem Sieb mit heißem Wasser waschen. Mit der 2-fachen Menge Wasser in einen Topf geben (z. B. 200 ml Wasser auf 100 g Buchweizen). Mit geschlossenem Deckel zum Kochen bringen. In ca. 15 Min. weich köcheln, dann bei ausgeschaltetem Herd ca. 5 Min. ausquellen lassen. 100 g Rohware ergeben ca. 300 g gekochten Buchweizen.

Dinkel kochen: Körner in einem Sieb waschen. In der 2-fachen Menge kaltem Wasser mindestens 2 Std. einweichen, besser 10–12 Std. In einem Sieb abbrausen. In einem Topf mit frischem Wasser bedecken, zugedeckt zum Kochen bringen und bei kleiner Hitze in ca. 45 Min. weich köcheln, dann bei ausgeschaltetem Herd in ca. 15 Min. ausquellen lassen. Eventuell überschüssiges Wasser abgießen. 100 g Rohware ergeben ca. 250 g gekochten Dinkel.

Quinoa kochen: Körner in einem Sieb heiß waschen. Mit der 2,5-fachen Menge Wasser in einen Topf geben (z. B. 250 ml Wasser auf 100 g Quinoa). Mit geschlossenem Deckel zum Kochen bringen und bei kleiner Hitze in ca. 15 Min. weich köcheln, dann bei ausgeschaltetem Herd in ca. 15 Min. ausquellen lassen. 100 g Rohware ergeben ca. 350 g gekochte Quinoa.

Rollgerste kochen: Körner in einem Sieb waschen und mit der 3-fachen Menge Wasser in einen Topf geben (z. B. 300 ml Wasser auf 100 g Gerste). Mit geschlossenem Deckel zum Kochen bringen und bei kleiner Hitze in ca. 30 Min. weich köcheln, dann bei ausgeschaltetem Herd in ca. 15 Min. ausquellen lassen. 100 g Rohware ergeben ca. 400 g gekochte Gerste.

Hülsenfrüchte kochen: Bis auf Linsen müssen Sie getrocknete Hülsenfrüchte vor dem Kochen 8–12 Std. mit der 2,5- bis 3-fachen Menge kaltem Wasser bedeckt einweichen – etwa über Nacht fürs Mittagessen oder morgens fürs Abendessen. Das Einweichwasser abgießen (verringert die blähende Wirkung der Hülsenfrüchte), die Hülsenfrüchte in einem Topf mit frischem Wasser bedeckt aufkochen und zugedeckt nach Packungsanweisung weich garen. Die Garzeit hängt von Sorte und Alter der Hülsenfrüchte ab – Kichererbsen sind zum Beispiel nach 1–2 Std. gar. 100 g getrocknete Hülsenfrüchte ergeben gekocht 220 g (Bohnen) bis 250 g (Linsen).

SARDINEN-QUINOA-PFANNE
mit Tomaten und Kichererbsen

Für 2 Personen | Zubereitung: 15 Min., Kochen: 30 Min.
Pro Portion: 270 kcal, 17 g EW, 12 g F, 24 g KH

50 g Quinoa (oder 150 g schon
   gekochte Quinoa, s. S. 135)

300 g Cocktailtomaten

1 Knoblauchzehe

½ Bund Petersilie

1 EL Olivenöl

1 Dose Sardinen (in Öl,
   90 g Abtropfgewicht)

50 g gekochte Kichererbsen
   (aus der Dose, abgetropft;
   oder selbst gekocht,
   s. S. 135)

Salz

Pfeffer

1. Die Quinoa in einem Sieb mit heißem Wasser waschen. In einem Topf mit ca. 125 ml Wasser zugedeckt aufkochen und ca. 15 Min. bei mittlerer Hitze köcheln lasssen. Bei ausgeschalteter Herdplatte noch ca. 15 Min. ausquellen lassen.

2. Inzwischen die Cocktailtomaten waschen und jeweils halbieren. Den Knoblauch schälen und in kleine Würfel schneiden. Die Petersilie waschen, trocken schütteln und fein hacken.

3. Sobald die Quinoa fertig ist, das Olivenöl in einer großen Pfanne erhitzen und den Knoblauch darin bei mittlerer bis großer Hitze kurz anbraten. Dann die Tomaten hinzufügen und alles bei mittlerer Hitze 3 Minuten weiterbraten. Sardinen, Quinoa und Kichererbsen in die Pfanne geben und alles ca. 5 Min. weiterbraten, bis alle Zutaten erhitzt sind. Mit Salz und Pfeffer abschmecken.

4. Die Sardinen-Quinoa-Pfanne auf Teller verteilen und mit gehackter Petersilie bestreuen.

NÄHRSTOFFE SATT

Dieses Gericht ist in mehrfacher Hinsicht neuroprotektiv: Quinoa ist reich an Magnesium, Antioxidanzien und Omega-3-Fettsäuren. In Sardinen stecken viele Omega-3-Fettsäuren, Kichererbsen liefern reichlich Folsäure und Tomaten sowie Knoblauch Antioxidanzien.

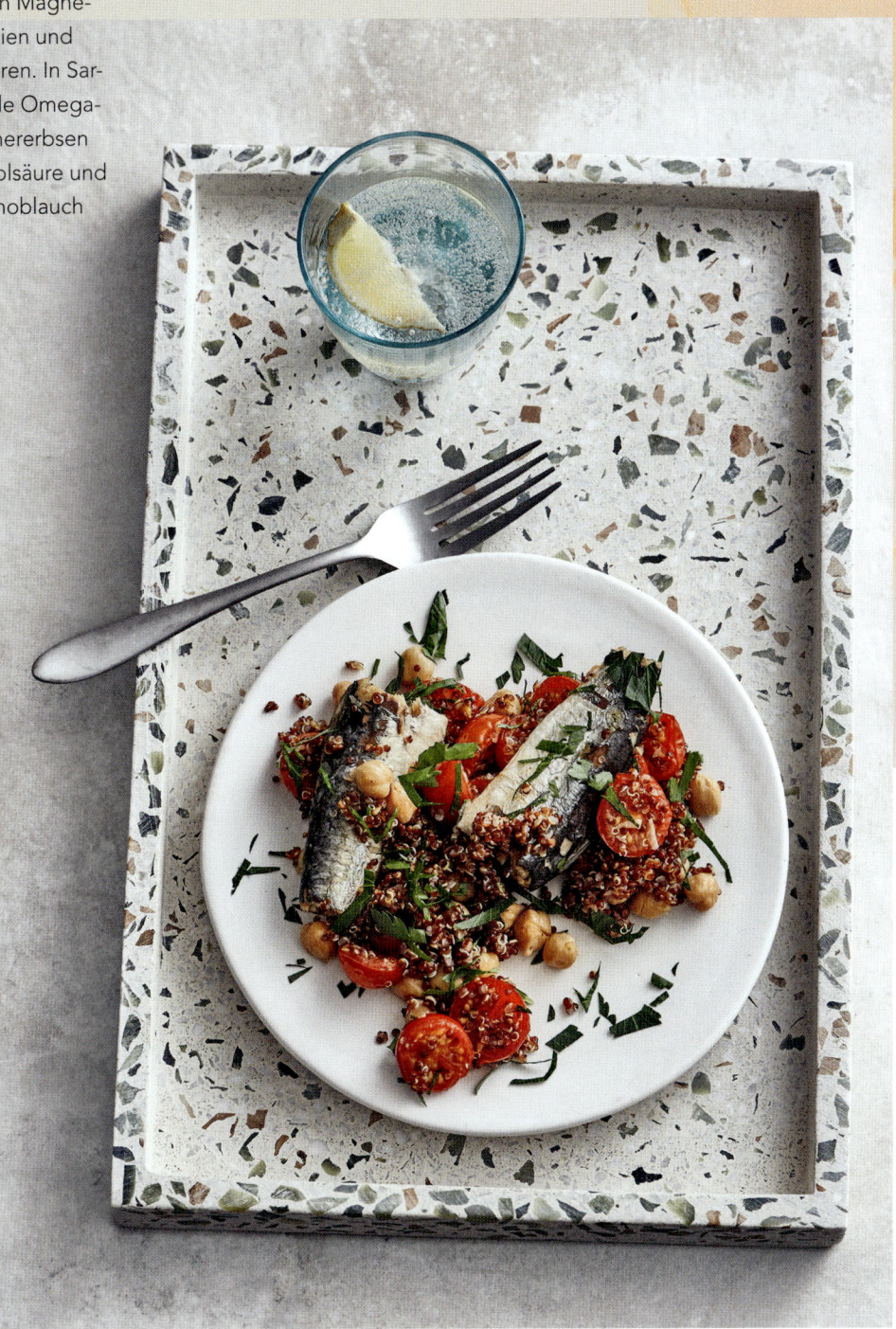

SAINT-TROPEZ-BURGER
mit Thunfisch

Für 2 Personen | Zubereitung: 5 Min., Kochen: 10 Min.
Pro Portion: 280 kcal, 18 g EW, 8 g F, 27 g KH

1 Ei (M)

1 Handvoll Rucola

1 große Tomate

1 Dose Thunfisch (in Salzlake;
    ca. 75 g Abtropfgewicht)

2 Vollkornbrötchen (oder
    Dinkelbrötchen)

10 schwarze Oliven (entsteint)

1. Das Ei in 10 Min. hart kochen, dann kalt abschrecken, pellen und längs in Viertel schneiden.

2. Inzwischen den Rucola verlesen, waschen und trocken schütteln, grobe Stiele entfernen. Die Tomate waschen und in dünne Scheiben schneiden, dabei den Stielansatz entfernen. Den Thunfisch abtropfen lassen.

3. Die Brötchen aufschneiden. Die unteren Hälften jeweils auf einen Teller legen und nacheinander mit jeweils der Hälfte Rucola, Tomatenscheiben, Thunfisch und gekochtem Ei belegen. Zum Schluss die Oliven daraufgeben und die Brötchenoberhälften daraufsetzen.

ZUTATEN-TIPP

Achten Sie beim Einkauf darauf, dass Sie wirklich Vollkornbrötchen erwischen – so darf ein Brötchen nur dann heißen, wenn das dafür verwendete Mehl zu 90 Prozent aus dem ganzen Getreidekorn stammt. Bei Produkten mit Bezeichnungen wie »Mehrkornbrötchen« oder »Körnerbrötchen« handelt es sich selten um Vollkornprodukte, sondern lediglich um Brötchen aus dem Mehl verschiedener Getreidesorten.

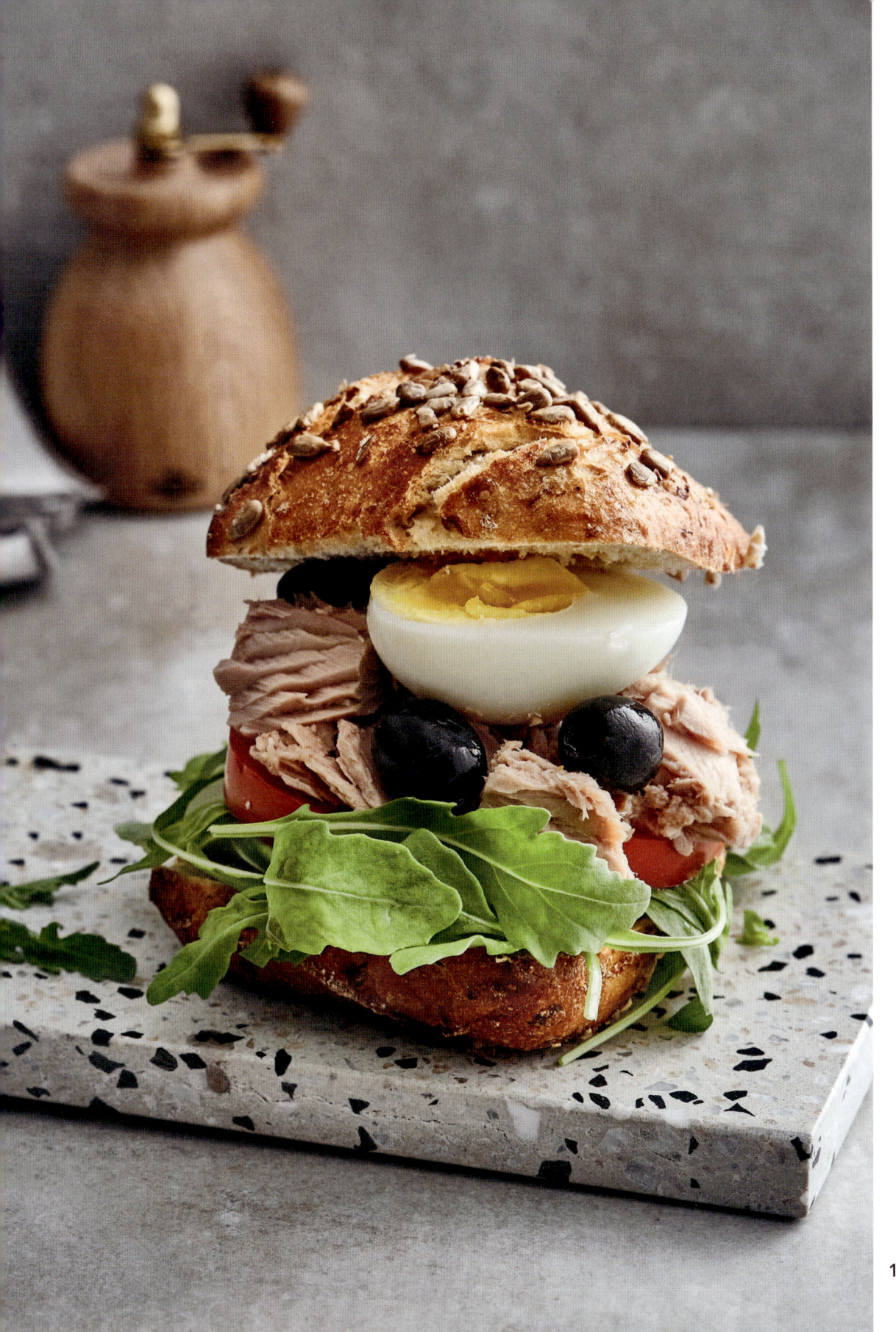

PASTA, PIZZA & TARTES

Ein schlankes Image haben Pasta und Co. nicht gerade. Doch unsere Rezepte beweisen: Wer abnehmen möchte, muss auch darauf nicht verzichten!

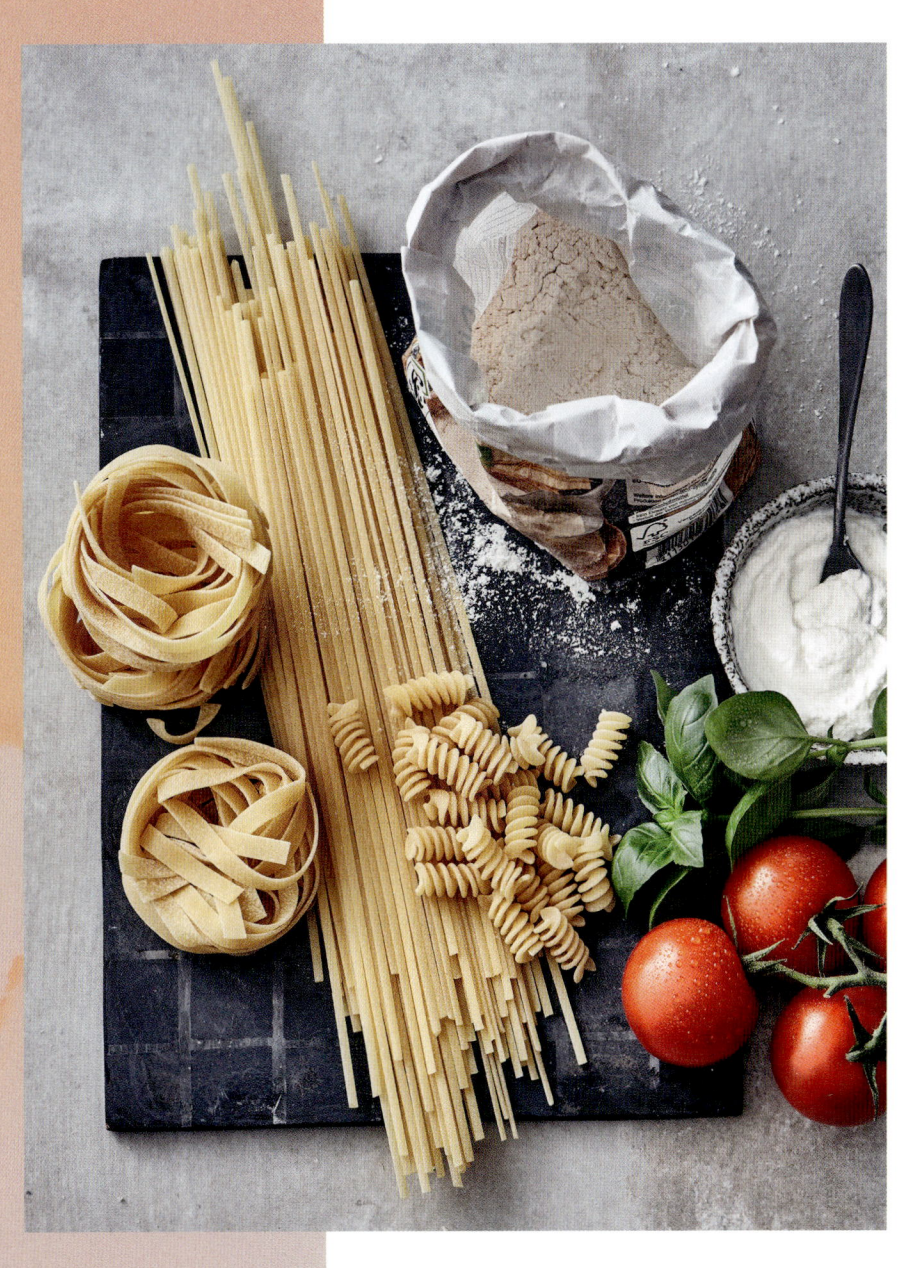

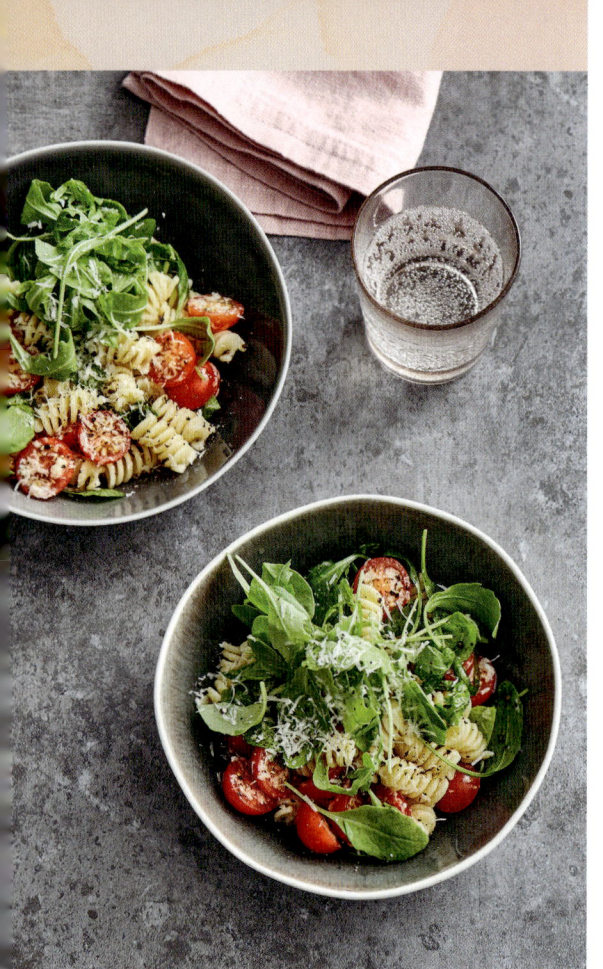

PASTA MIT TOMATE, RUCOLA UND PARMESAN

Für 2 Personen | Zubereitung: 15 Min., Kochen: 12 Min.
Pro Portion: 515 kcal, 24 g EW, 19 g F, 59 g KH

350 g Cocktailtomaten | 100 g Rucola | 80 g Parmesan
(oder Pecorino, Grana Padano) | 1 EL Olivenöl | Salz |
Pfeffer | 150 g Pasta (z. B. Fusilli)

1. Die Cocktailtomaten waschen und jeweils je nach
Größe halbieren oder vierteln. Den Rucola verlesen
und waschen, grobe Stiele entfernen. Den Parmesan
fein reiben.

2. Die Tomaten, den Rucola, ein Drittel des Parmesan
und das Olivenöl in eine große Schüssel geben. Mit
Salz und Pfeffer würzen und ziehen lassen, bis die
Pasta gekocht ist.

3. Die Pasta nach Packungsanweisung in reichlich Salzwasser bissfest garen. In einem Sieb abtropfen lassen
und unter die Tomatenmischung mengen. Auf Teller
verteilen und mit dem übrigen Parmesan bestreuen.

FÜR VEGETARIER

Für Vegetarier oder Veganer eignet sich statt Parmesan,
der mit tierischem Lab hergestellt ist, ein Montello.
Dabei handelt es sich ebenfalls um einen italienischen
Hartkäse, allerding mit mikrobiellem Lab.

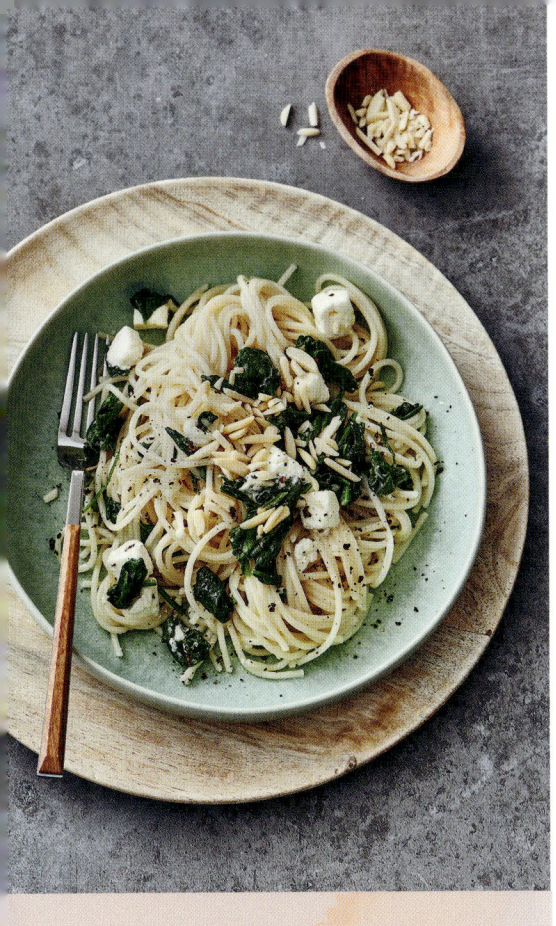

GERLINDES BÄRLAUCHPASTA

Für 2 Personen | Zubereitung: 10 Min., Kochen: 12 Min.
Pro Portion: 655 kcal, 22 g EW, 31 g F, 70 g KH

200 g Bärlauch | 2 Knoblauchzehen | 2 EL Olivenöl |
180 g Pasta (z. B. Spaghetti) | 140 g Feta (Schafskäse) |
Salz | Pfeffer | Mandelstifte für die Garnitur

1. Pasta nach Packungsanweisung in reichlich Salzwasser bissfest garen. Während die Nudeln kochen,
Bärlauch waschen, trocken schleudern und in Streifen
schneiden. Knoblauch schälen und fein hacken. Feta in
ca. 1 cm große Würfel schneiden.

2. Olivenöl in einer großen Pfanne erhitzen und
Knoblauch darin bei mittlerer bis großer Hitze glasig
anbraten. Bärlauch dazugeben und bei mittlerer Hitze
ca. 2 Min. mit anbraten.

3. Nudeln in ein Sieb abgießen und sofort zum Bärlauch geben. Feta dazugeben und alles verrühren,
bis der Käse warm geworden beziehungsweise leicht
geschmolzen ist.

4. Pasta mit Salz (je nach Salzgehalt des Käses) und
Pfeffer abschmecken und auf Teller verteilen. Mit Mandelstiften garnieren.

ZUTATEN-TIPP

Diese Pasta ist so einfach und
schnell zu machen, dass wir sie auch
schon in unserer Ambulanzküche
gekocht hatten, wenn meine Kolle-
gin Gerlinde Bärlauch vom Wochenende in Mariazell mitgebracht hatte.
Bärlauch enthält viele antioxidative
Faktoren und schützt daher die
Nervenzellen.

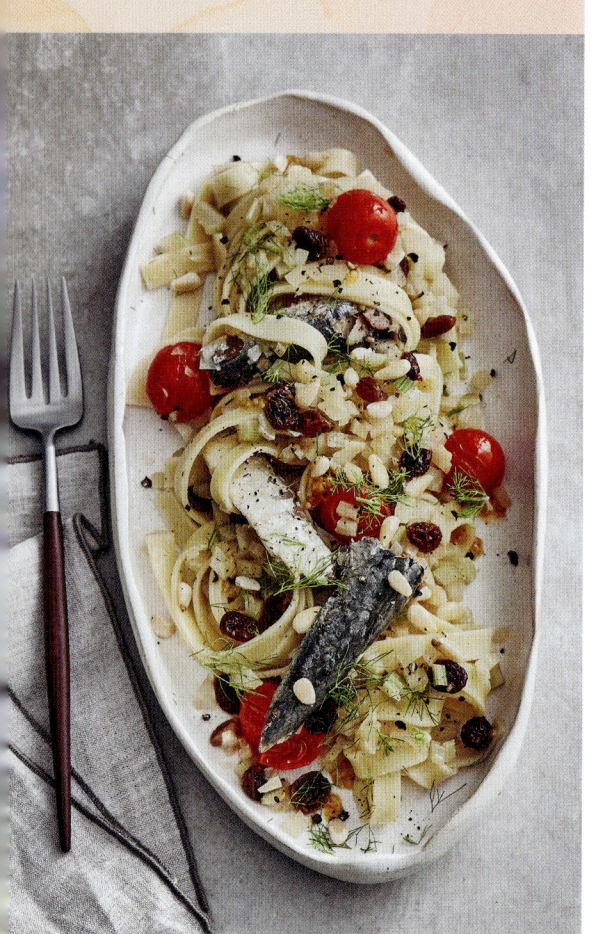

SIZILIANISCHE SARDINENPASTA

Für 2 Personen | Zubereitung: 15 Min., Kochen: 25 Min.
Pro Portion: 745 kcal, 24 g EW, 23 g F, 98 g KH

½ Fenchelknolle (möglichst mit Grün) | 1 kleine Zwiebel | ½ Zitrone | 100 g Cocktailtomaten | 2 EL Olivenöl | 125 ml Weißwein | 4 EL Rosinen | 2 EL Pinienkerne | 1 Dose Sardinen (90 g Abtropfgewicht) | 180 g Pasta (z. B. Tagliatelle) | Salz | Pfeffer

1. Den Fenchel waschen und den Strunk herausschneiden. Grün abschneiden, fein hacken und beiseitestellen. Knolle fein hacken. Die Zwiebel schälen und in kleine Würfel schneiden. Die Tomaten waschen. Aus der Zitrone den Saft auspressen.

2. Das Olivenöl in einer großen Pfanne erhitzen und die Zwiebel darin bei mittlerer Hitze 2 Min. anbraten. Weißwein und Fenchel dazugeben und alles mit halb aufgelegtem Deckel 15 Min. dünsten, das Gemüse soll kaum Farbe annehmen. Rosinen, Pinienkerne und die Hälfte der Sardinen zur Sauce geben und diese weitere 7 Min. köcheln. Restliche Sardinen und Tomaten untermischen und 3 Min. weiterköcheln.

3. Während die Sauce köchelt, die Pasta nach Packungsanweisung in reichlich Salzwasser bissfest garen. Die Sauce mit Salz und Pfeffer abschmecken. Fertige Nudeln in ein Sieb abgießen und mit der Sauce vermischen. Auf Teller verteilen, mit Zitronensaft beträufeln und mit Fenchelgrün bestreuen.

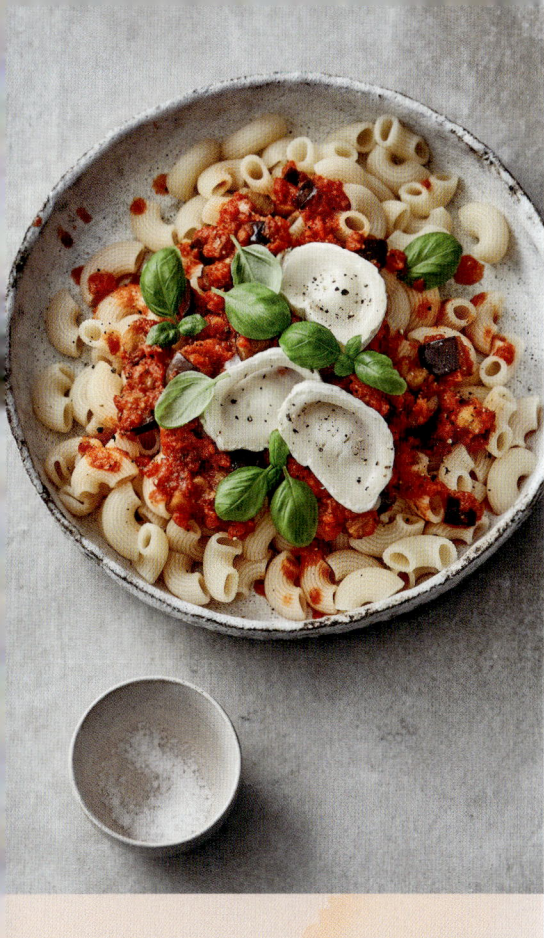

AUBERGINEN-PASTA MIT ZIEGENKÄSE

Für 2 Personen | Zubereitung: 20 Min, Kochen: 15 Min.
Pro Portion: 660 kcal, 22 g EW, 27 g F, 79 g KH

1 Aubergine | 2 Knoblauchzehen | 2 EL Olivenöl |
400 ml passierte Tomaten | 1 TL getrocknete Kräuter
der Provence | 180 g Pasta (z. B. Hörnchennudeln) |
Salz | 100 g Ziegenkäserolle (4 cm Ø) | 1 Handvoll Basi-
likumblätter | Pfeffer

1. Die Aubergine waschen, putzen und in ca. 1 cm
große Würfel schneiden. Den Knoblauch schälen und
fein hacken.

2. Das Olivenöl in einer Pfanne erhitzen. Den Knoblauch und die Aubergine darin bei großer Hitze 1 Min.
anbraten, dann bei mittlerer Hitze ca. 4 Min. weiterbraten. Tomaten dazugeben und die Hitze wieder
erhöhen, bis die Sauce sanft köchelt. Die Kräuter der
Provence untermischen und die Sauce ca. 15 Min.
köcheln lassen, bis die Aubergine weich ist.

3. Inzwischen die Pasta nach Packungsanweisung in
reichlich Salzwasser bissfest garen. Den Ziegenkäse in
sechs gleich dicke Scheiben schneiden. Das Basilikum
waschen und trocken schütteln.

4. Die Nudeln in ein Sieb abgießen, abtropfen lassen
und auf Teller verteilen. Sauce mit Salz und Pfeffer abschmecken und daraufgeben. Mit Ziegenkäse belegen
und mit Basilikum bestreuen.

ZUTATEN-TIPP

Auch hier gilt wieder: Wenn Sie
irgendwie die Möglichkeit haben,
regionalen Ziegenkäse, oder auch
Schafskäse, zu bekommen, verwenden Sie diesen. Ansonsten eignet
sich für dieses Rezept aber natürlich
auch eine Ziegenkäserolle aus dem
Supermarkt.

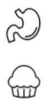

LASAGNE

Für 8 Personen | Zubereitung: 45 Min., Kochen: 25 Min., Backen: 45 Min.
Pro Portion: 580 kcal, 25 g EW, 21 g F, 71 g KH

FÜR DIE SAUCE

160 g getrocknete Puy-
    linsen (oder Belugalinsen;
    oder 400 g schon gekochte
    Linsen, s. S 135)

3 Knoblauchzehen

1 kleine Zwiebel

2 große Möhren

1 Zweig Rosmarin

1 EL Olivenöl

1,5 l passierte Tomaten

FÜR DIE BÉCHAMEL

80 g Butter

100 g Weizenmehl (Type 405)

1 l Milch

100 g geriebener Parmesan

Salz

Pfeffer

FÜR DIE SCHICHTEN

Butter für die Form

1 Zucchini (ca. 250 g)

375 g Lasagnenudelblätter

50 g geriebener Parmesan

1 Handvoll Basilikumblätter

1. Für die Tomatensauce die Linsen nach Packungsanweisung in ca. 25 Min. weich garen, in ein Sieb abgießen und abtropfen lassen. Knoblauch, Zwiebel sowie Möhren schälen und fein hacken. Rosmarin waschen und trocken schütteln, die Nadeln abzupfen und fein hacken. Olivenöl in einem Topf erhitzen und Knoblauch, Zwiebel und Möhren darin bei mittlerer Hitze ca. 5 Min. anbraten. Passierte Tomaten, Rosmarin und gekochte Linsen unterrühren. Zugedeckt ca. 15 Min. bei kleiner Hitze köcheln lassen.

2. Für die Béchamel Butter in einem Topf zerlassen. Mehl dazugeben und unter Rühren aufschäumen. Topf vom Herd nehmen. Milch nach und nach langsam unter Rühren mit dem Schneebesen zur Butter-Mehl-Mischung geben und glatt rühren. Die Sauce unter Rühren wieder erhitzen, bis sie andickt. Abkühlen lassen, Parmesan unterrühren und mit Salz und Pfeffer abschmecken.

3. Backofen auf 180° vorheizen. Eine große Auflaufform (ca. 31 × 24 cm) einfetten. Zucchini waschen, putzen und in ca. 0,5 cm dicke Scheiben schneiden. In einem Topf Salzwasser erhitzen. Den Boden der Form mit Lasagneblättern auslegen, diese dafür zunächst kurz in heißes Wasser tauchen. Dann nacheinander zunächst je die Hälfte der Tomatensauce, Zucchini, Béchamel und Parmesan übereinanderschichten. Die übrigen Zutaten ebenso daraufschichten, den Abschluss bildet mit Parmesan bestreute Béchamel. Lasagne im Ofen (Mitte) in ca. 45 Min. goldbraun backen. Basilikum waschen, trocken schütteln und daraufstreuen.

DEN VISUELLEN CORTEX AUSTRICKSEN

Die Lasagne wirkt zwar auf mehrere Regler gleichzeitig, doch aufgrund der Béchamel ist sie nicht gerade ein Leichtgewicht. Achten Sie deshalb etwas auf die Portionsgröße und essen Sie wie die Italiener eine kleine Lasagneportion mit einem großen grünen Salat – Ihr visueller Cortex wird es nicht bemerken.

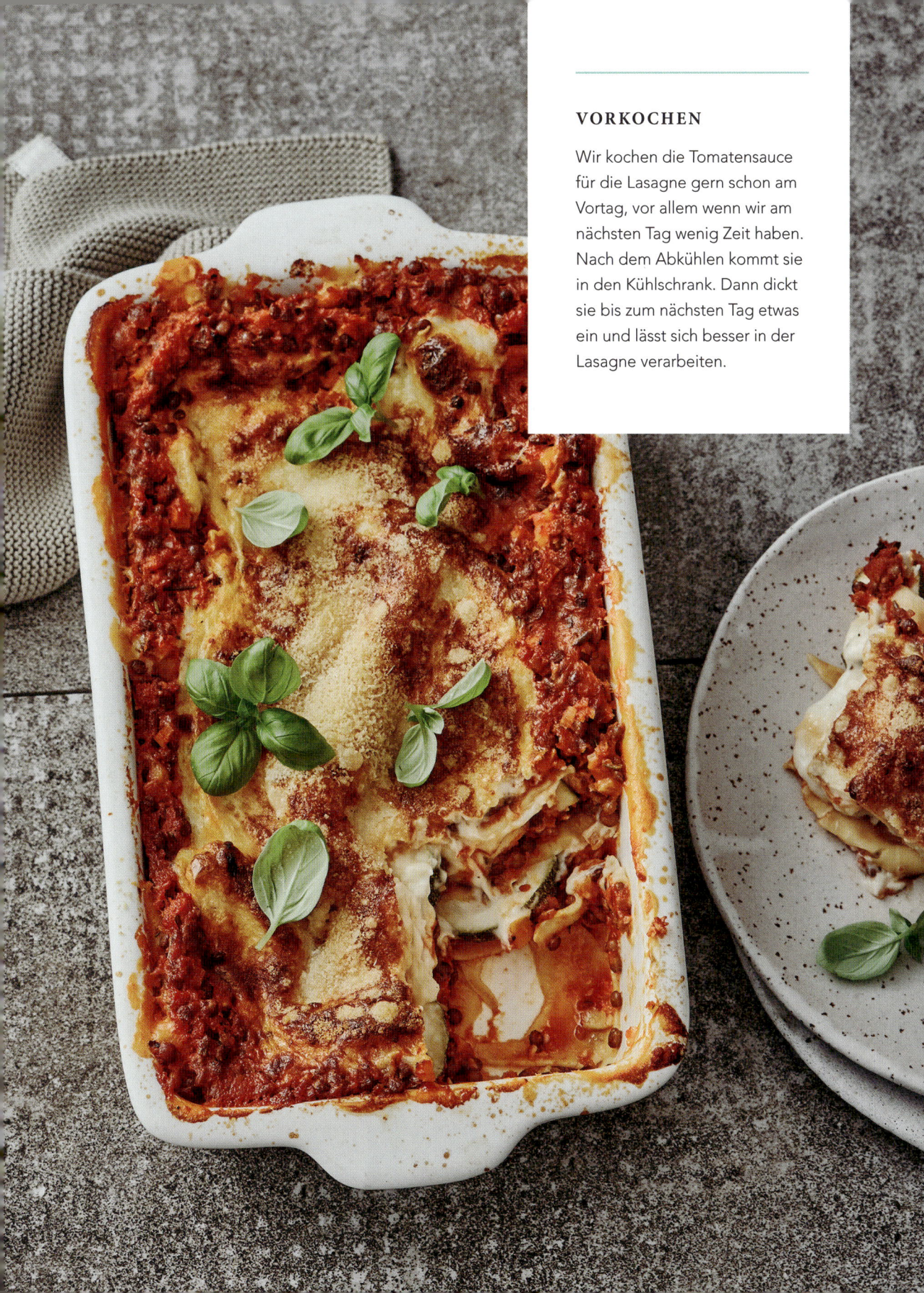

VORKOCHEN

Wir kochen die Tomatensauce für die Lasagne gern schon am Vortag, vor allem wenn wir am nächsten Tag wenig Zeit haben. Nach dem Abkühlen kommt sie in den Kühlschrank. Dann dickt sie bis zum nächsten Tag etwas ein und lässt sich besser in der Lasagne verarbeiten.

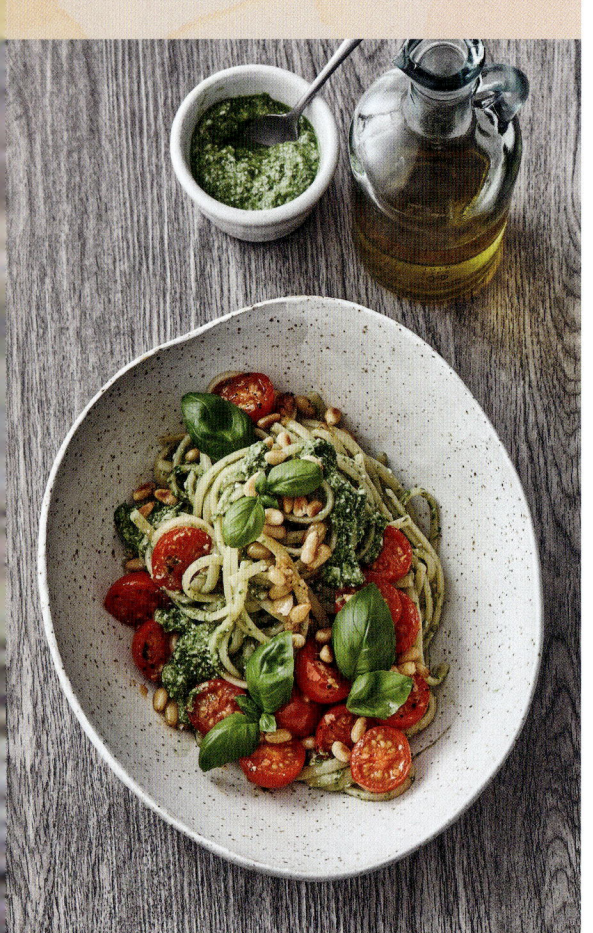

PESTO GENOVESE

Für 2 Personen | Zubereitung: 20 Min., Kochen: 12 Min.
Pro Portion: 650 kcal, 22 g EW, 32 g F, 67 g KH

50 g Pinienkerne | 300 g Cocktailtomaten | 50 g Parmesan | 3 Knoblauchzehen | 50 g Basilikum | 150 g Pasta (z. B. Linguine) | 3 TL Olivenöl | Salz | Pfeffer

1. Die Hälfte der Pinienkerne in einer beschichteten Pfanne goldbraun anrösten, dann beiseitestellen. Tomaten waschen und je nach Größe jeweils halbieren oder vierteln. Parmesan fein reiben. Knoblauch schälen und fein hacken. Basilikum waschen und trocken schleudern, Blätter abzupfen.

2. Pasta nach Packungsanweisung in reichlich Salzwasser bissfest garen. Inzwischen 1 TL Olivenöl in einer Pfanne erhitzen und die Hälfte des Knoblauchs darin bei mittlerer Hitze kurz anbraten. Tomaten und ungeröstete Pinienkerne hinzufügen und alles ca. 5 Min. weiterbraten. Mit Salz und Pfeffer würzen.

3. Einige Basilikumblätter für die Deko auf einem Teller beiseitelegen. Restliches Basilikum und übrigen Knoblauch in ein hohes Gefäß geben und ca. 3 EL kaltes Wasser hinzufügen. Mit dem Pürierstab zu einem cremigen Pesto verarbeiten, bei Bedarf noch etwas mehr Wasser untermixen. Parmesan unterrühren. Mit Salz und Pfeffer abschmecken.

4. Nudeln in ein Sieb abgießen, zurück in den Topf geben und das Pesto untermischen. Mit den gebratenen Tomaten auf Teller verteilen, mit gerösteten Pinienkernen und übrigem Basilikum bestreuen. Das übrige Olivenöl (2 TL) daraufträufeln.

TRICKSEN MIT MENGEN UND ZUTATEN

DER OPTIK-TRICK: WIE DAS ORIGINAL, NUR VIEL LEICHTER

Wasser statt Öl: Die Idee zum Pesto Genovese kam uns, als wir in Saint-Tropez einmal die Soupe au pistou (s. S. 68) kochten. Die Suppe war fertig und wir mixten gerade mit dem Pürierstab Basilikum aus dem Garten mit Suppenflüssigkeit. »Koste mal, das schmeckt ja fast genauso wie Pesto Genovese«, meinte Marion. Und sie hatte recht: Denn einer der Hauptfaktoren, die unser Gehirn als »Pesto Genovese« identifiziert, sind der Basilikumgeschmack und die intensiv grüne Farbe. Damit unser Pesto Genovese, das wir Ihnen hier vorstellen, alle Pesto-Kriterien erfüllt, kommen auch gebratene Pinienkerne und Olivenöl obendrauf.

DER KOHLENHYDRAT-TRICK: REDUZIEREN DER GLYKÄMISCHEN LAST

Damit das Pesto den Regler 3 bedient und eine niedrige glykämische Last hat, haben wir den Parmesananteil erhöht, die Pastamenge reduziert und stattdessen zusätzlich in Knoblauch

OPTISCHE TÄUSCHUNG

Einfach, aber wirkungsvoll: Wer abnehmen möchte, sollte eher kleinere Teller verwenden. Der Grund: Die gleiche Menge Essen sieht darauf nach einer viel größeren Portion aus als auf einem großen Teller – ohne es zu merken, isst man dann automatisch weniger!

gebratene Tomaten hinzugefügt – als Gewürz, das im Originalpesto ebenso vorkommt. Auch die »Fake Spaghetti bolognese« (s. S. 153) sind mit der entsprechenden Deko vom Original auf den ersten Blick kaum zu unterscheiden. Verwenden Sie dazu großzügig Parmesan und frisches Basilikum. Wir kochen die Spaghetti statt mit gemischtem Hackfleisch mit Linsen – diese enthalten kein tierisches Fett, haben eine niedrige glykämische Last und liefern gleichzeitig viel Protein und auch Ballaststoffe. Im Gegensatz zu den Portionen in Originalrezepten enthält unsere Variante auch einen größeren Gemüseanteil und weniger Pasta, die eine höhere glykämische Last hat.

DER VOLUMEN-TRICK: SATT WERDEN MIT WENIGER KALORIEN

Aufbauschen: Nahezu jeder Salat kann optisch durch eine Handvoll grünen Salat, Feldsalat oder gemischten Blattsalat vergrößert werden. Dazu bereiten Sie auf dem Teller einen kleinen Berg an grünem Salat und drapieren die andere Salatzutat darauf. Wenn Sie unterschiedliche Zutaten haben, machen Sie einfach mehrere kleine Hügel aus grünem Salat und positionieren dann die jeweiligen Salatzutaten darauf – für unser Gehirn entsteht dadurch der Eindruck einer enormen Salatportion, die schon beim Anblick satt macht.

Hauchdünn schneiden: Schneiden Sie Obst für eine Garnitur hauchdünn – das sieht erstens viel schöner aus und zweitens nehmen Sie bei ähnlicher Optik auch weniger zu sich.

BASILIKUM-WALNUSS-PESTO
mit Oliven

Für 2 Personen | Zubereitung: 10 Min., Kochen: 12 Min.
Pro Portion: 620 kcal, 13 g EW, 31 g F, 68 g KH

50 g Basilikum

40 g Walnusskerne

40 g Oliven (entsteint; nach Belieben grün oder schwarz)

3 EL Olivenöl

2 TL Zitronensaft

Salz

Pfeffer

180 g Pasta (z. B. Penne)

FÜR DIE GARNITUR

Basilikumblätter (nach Belieben)

geriebener Parmesan (nach Belieben)

1. Das Basilikum waschen und trocken schütteln. Die Walnusskerne fein hacken. Die Oliven sehr klein schneiden oder hacken.

2. Alle vorbereiteten Zutaten mit Olivenöl, Zitronensaft und ca. 50 ml kaltem Wasser in einem hohen Becher mit dem Pürierstab fein zerkleinern. Zum Schluss das Pesto mit Salz und Pfeffer abschmecken.

3. In einem großen Topf Salzwasser zum Kochen bringen und die Pasta darin nach Packungsanweisung bissfest garen. Die Pasta in ein Sieb abgießen, kurz abtropfen lassen und in eine Schüssel geben.

4. Das Pesto zur Pasta geben und alles gut miteinander vermischen. Die Pasta auf Teller verteilen und nach Belieben mit Basilikumblättern und geriebenem Parmesan garnieren.

VARIANTE

Das Pesto können Sie mit unterschiedlichem Grün zubereiten: Außer Basilikum eignet sich ebenso gut Blattspinat oder, wenn Sie einen Garten oder Balkon haben, die jungen Blätter von Radieschen oder Möhren, die ausgedünnt wurden. Einen tollen Geschmack erhalten Sie auch, wenn Sie unterschiedliches Grün mischen.

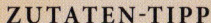

ZUTATEN-TIPP

Kaufen Sie möglichst immer
ganze Walnusskerne und
hacken Sie diese frisch.
Durch den hohen Gehalt an
Omega-3-Fettsäuren sind
die Nüsse sehr empfindlich
und werden nach dem Zer-
kleinern rasch ranzig.

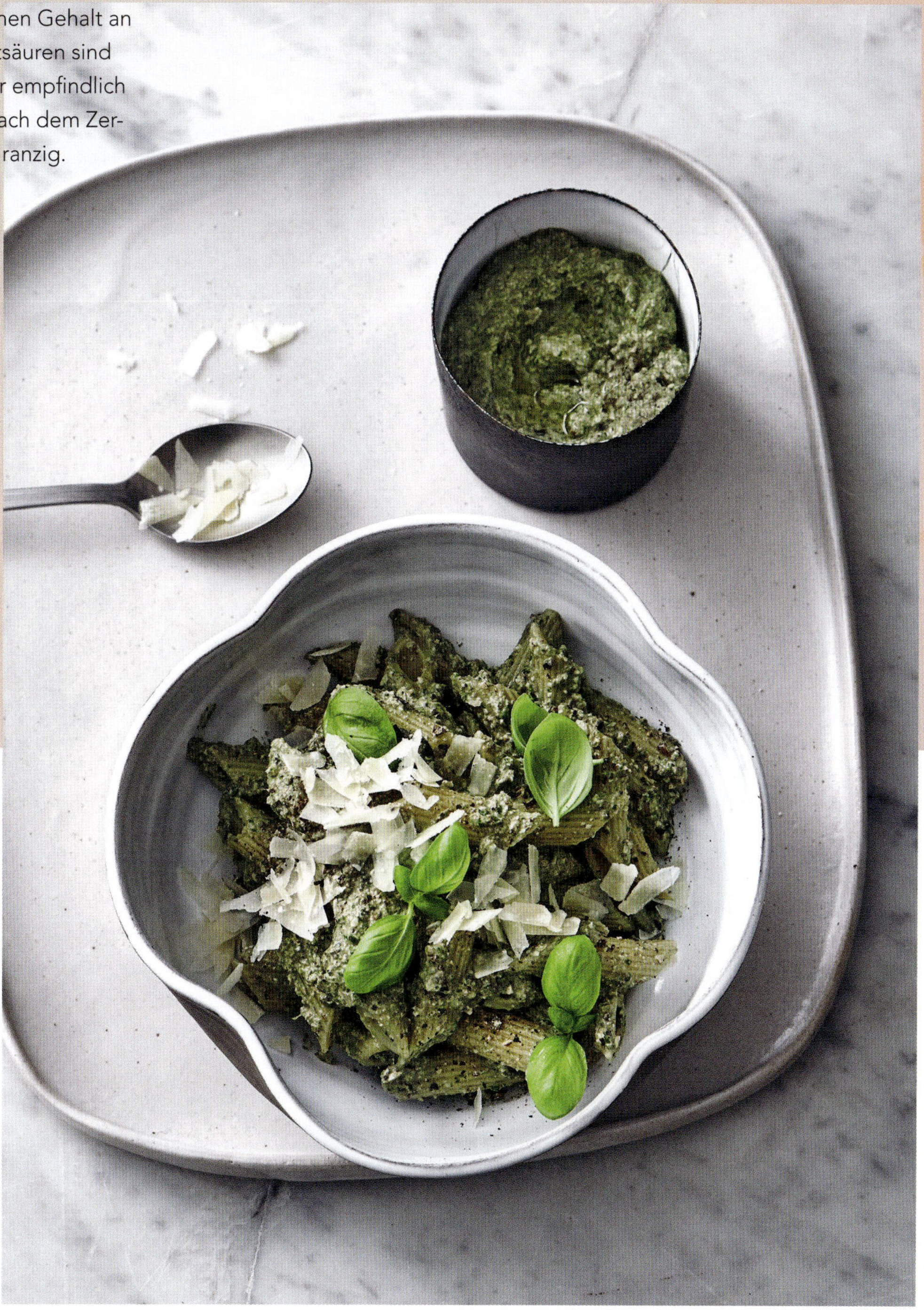

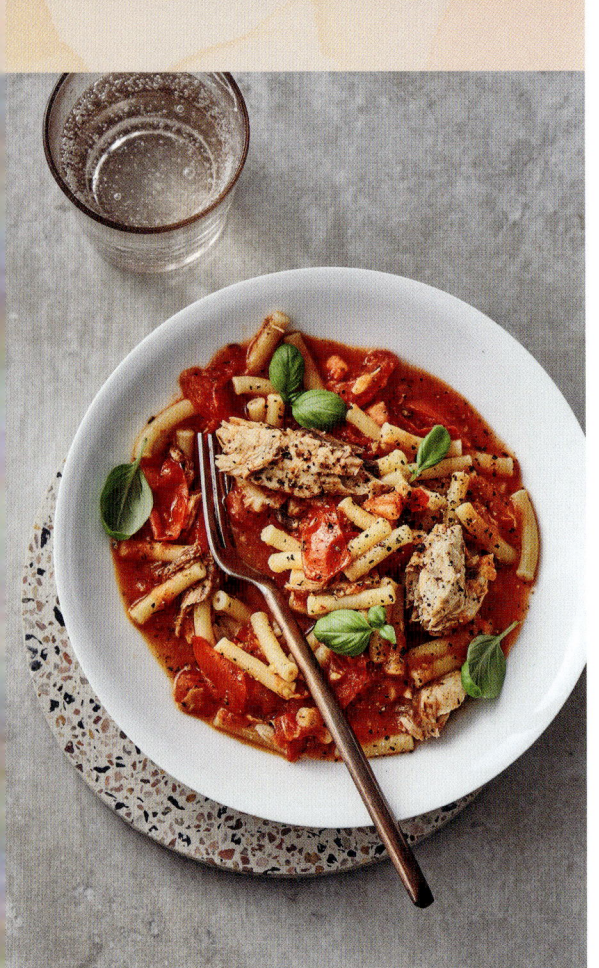

AFTER-BEACH BLITZ-PASTA

Für 2 Personen | Zubereitung: 5 Min., Kochen: 12 Min.
Pro Portion: 455 kcal, 18 g EW, 13 g F, 63 g KH

160 g Pasta (z. B. kurze Makkaroni) | 2 Knoblauchzehen |
300 g Tomaten | 1 EL Olivenöl | 1 TL getrocknete Kräu-
ter der Provence | 1 Dose Makrelen (in Öl, 90 g Ab-
tropfgewicht; oder Sardinen) | Salz | Pfeffer | 1 Handvoll
Basilikumblätter

1. Pasta nach Packungsanweisung in Salzwasser bissfest garen. Inzwischen den Knoblauch schälen und fein
hacken. Tomaten waschen und in kleine Stücke schneiden, dabei jeweils den Stielansatz herausschneiden.

2. Olivenöl in einem Topf erhitzen und Knoblauch
darin bei mittlerer Hitze kurz anbraten. Tomaten hinzufügen und alles zugedeckt bei kleiner Hitze köcheln
lassen. Kräuter der Provence untermischen. Fisch mit
der Gabel etwas zerkleinern, unterrühren und kurz mit-
köcheln. Sauce mit Salz und Pfeffer abschmecken.

3. Basilikum waschen und trocken schütteln. Pasta in
einem Sieb abtropfen lassen und unter die Sauce rühren. Auf Teller verteilen und mit Basilikum garnieren.

TIPP

Diese Pasta ist eine Expressrezept, wenn man sehr hungrig ist und schnell etwas essen möchte – dieseSituation
sollten wir prinzipiell eher vermeiden, weil wir Gefahr
laufen, auf die Schnelle etwas sehr Ungesundes zu
essen. Passiert es aber doch einmal, ist es gut, auch ein
paar Blitzrezepte parat zu haben.

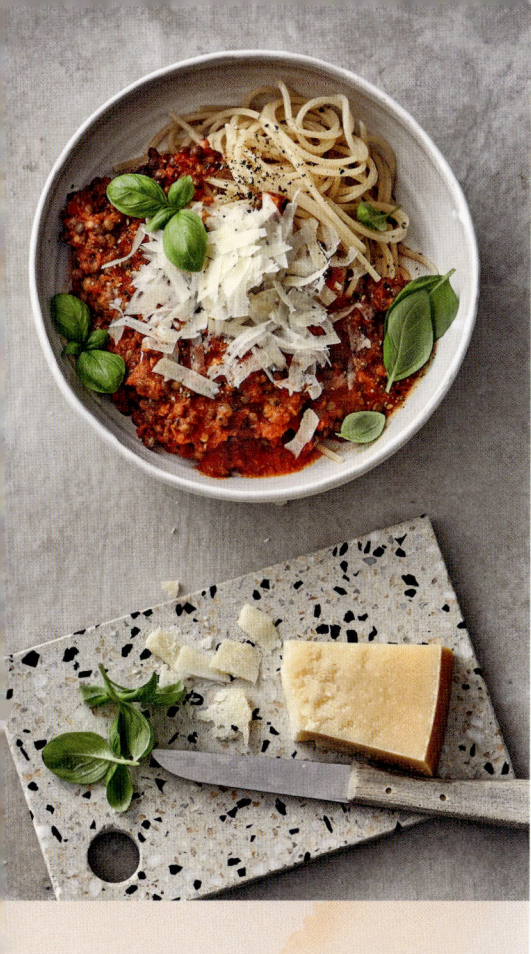

FAKE SPAGHETTI BOLOGNESE

Für 2 Personen | Zubereitung: 20 Min., Kochen: 40 Min.
Pro Portion: 460 kcal, 19 g EW, 10 g F, 71 g KH

50 g Puylinsen (oder 125 g schon gekochte Linsen, s. S. 135; alternativ Belugalinsen) | 1 große Knoblauchzehe | 1 EL Olivenöl | 250 ml passierte Tomaten | 1 EL getrockneter Oregano | Salz | 140 g Spaghetti | 20 g Parmesan | 1 Handvoll Basilikumblätter | Pfeffer

1. Die Linsen nach Packungsanweisung zugedeckt in ca. 25 Min. weich garen. In ein Sieb abgießen, abschrecken und abtropfen lassen. Den Knoblauch schälen und fein hacken.

2. Das Olivenöl in einem Topf erhitzen und den Knoblauch darin bei mittlerer Hitze kurz anbraten. Sobald der Knoblauch etwas glasig wird, Tomaten, Linsen und Oregano unterrühren und alles zugedeckt bei kleiner Hitze 10–15 Min. köcheln lassen.

3. Inzwischen Pasta nach Packungsanweisung in reichlich Salzwasser bissfest garen. Parmesan reiben. Basilikum waschen und trocken schütteln.

4. Fertige Pasta in einem Sieb abtropfen lassen und auf Teller verteilen. Die Sauce mit Salz und Pfeffer abschmecken und daraufgeben. Mit Parmesan und Basilikum toppen.

ZUBEREITUNGS-TIPP

Es lohnt sich, von der Sauce gleich die doppelte Menge zu kochen. Bei Verwendung einer 500-ml-Packung passierter Tomaten haben Sie dann keine halbleere Packung im Kühlschrank stehen. Die Sauce hält sich ca. 3 Tage im Kühlschrank oder lässt sich portionsweise einfrieren.

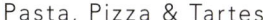

PROTEIN-PIZZA

Für 2 Personen | Zubereitung: 15 Min., Kühlen: 12 Std., Backen: 15 Min.
Pro Portion: 735 kcal, 40 g EW, 28 g F, 77 g KH

FÜR DEN TEIG

200 g Dinkelmehl (Type 630)

2 TL Backpulver

Salz

150 g Magerquark

FÜR DEN BELAG

200 g Büffelmozzarella

8 EL passierte Tomaten

2 EL Pizzakäse (oder geriebener Parmesan)

1 Handvoll Rucola

2 TL getrockneter Oregano

Pfeffer

1. Für den Teig Mehl, Backpulver und 1 Prise Salz mischen. Quark in eine große Schüssel geben. Mehlmischung dazusieben und alles mit den Knethaken des Handrührgeräts verrühren. Nach und nach unter weiterem Kneten ca. 60 ml warmes Wasser dazugeben, bis ein zäher, klebriger Teig entstanden ist. Dann den noch sehr klebrigen Teig mit gut bemehlten Händen in der Schüssel noch etwas weiterkneten. Den Teig zur Kugel formen, mit etwas Mehl bestäuben, in Frischhaltefolie wickeln und 12 Std. im Kühlschrank ruhen lassen (er hält sich dort 1–2 Tage).

2. Den Backofen auf 240° vorheizen. Für den Belag Mozzarella in Scheiben schneiden. Teig halbieren und auf einem Bogen Backpapier zu zwei runden Pizzaböden (à ca. 20 cm Ø) ausrollen. Mit den passierten Tomaten bestreichen, dabei einen Rand frei lassen. Die Mozzarellascheiben und den Pizzakäse darauf verteilen.

3. Die Pizza im Ofen (Mitte) in ca. 15 Min. knusprig backen. Inzwischen den Rucola verlesen, waschen und trocken schütteln, grobe Stiele entfernen. Zum Servieren die fertige Pizza mit Oregano bestreuen und den Rucola darauf verteilen. Mit Pfeffer würzen.

VARIANTE: KNOBLAUCHBROT

Aus der Hälfte der oben angegebenen Teigmenge können Sie auch leckere Knoblauchbrote machen. Den Backofen auf 200° vorheizen. Ein Backblech mit Backpapier auslegen. 3 Knoblauchzehen fein hacken und mit 2 EL Olivenöl vermischen. Den Teig in 8–10 Portionen teilen. Jedes Teigstück etwas bemehlen und dann in die Länge ziehen, sodass Sie einen ca. 20 × 2 cm großen Teigstreifen haben. Den Teigstreifen an beiden Enden fassen und gegenläufig um die eigene Achse drehen, sodass in sich gedrehte Brote entstehen (ähnlich wie eine Spiralnudel). Fertig gedrehte Teigstreifen auf das Blech legen. Die Brote mit dem Knoblauchöl bestreichen und im Ofen (Mitte) 10–15 Min. backen. Herausnehmen und abkühlen lassen. Die Knoblauchbrote passen gut zu Suppen oder Salaten.

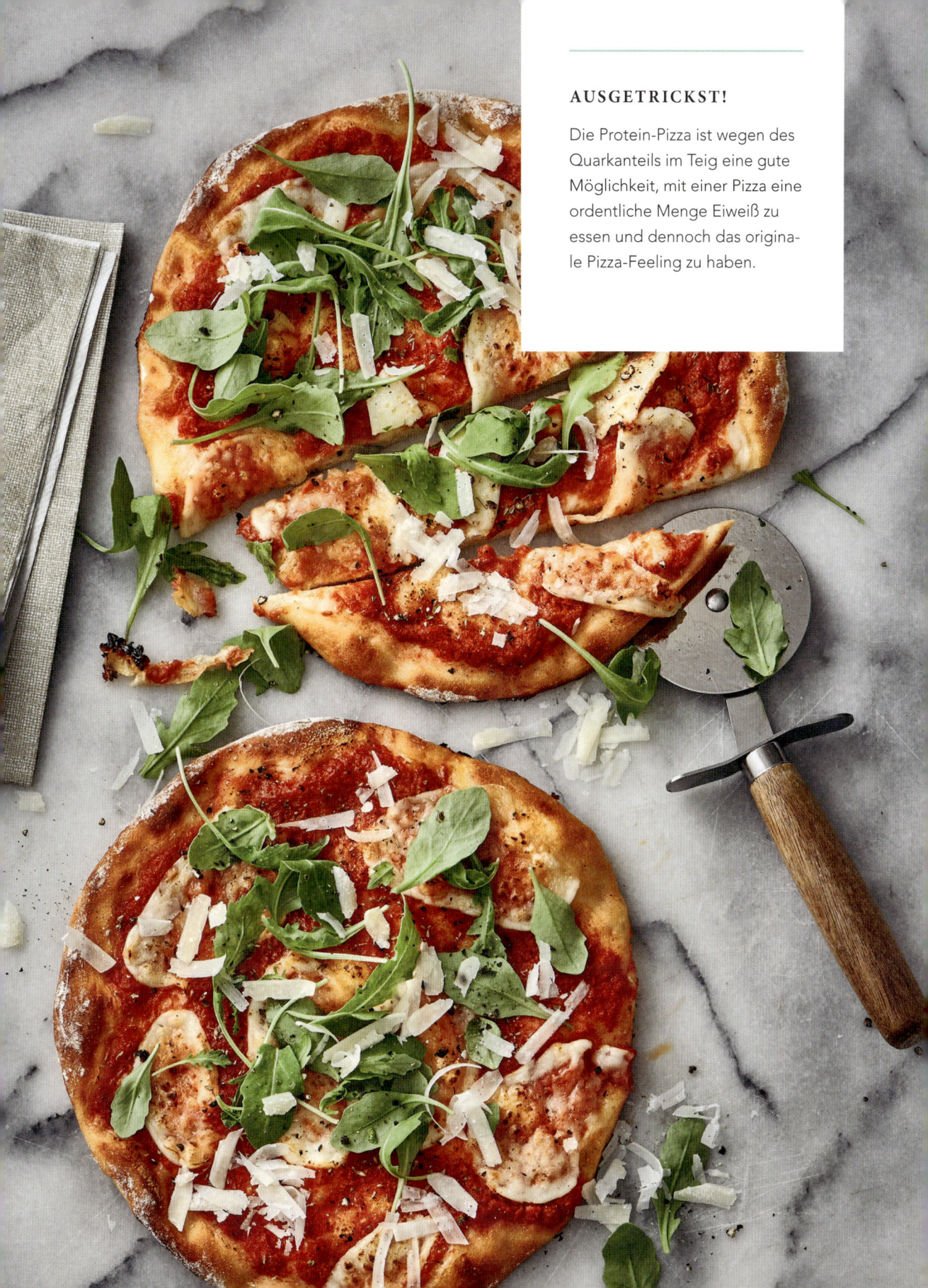

AUSGETRICKST!

Die Protein-Pizza ist wegen des Quarkanteils im Teig eine gute Möglichkeit, mit einer Pizza eine ordentliche Menge Eiweiß zu essen und dennoch das originale Pizza-Feeling zu haben.

Provenzalischer
OLIVENKUCHEN

Für 1 Kuchen (8 Stücke) | Zubereitung: 20 Min., Backen: 50 Min.
Pro Stück: 445 kcal, 10 g EW, 34 g F, 22 g KH

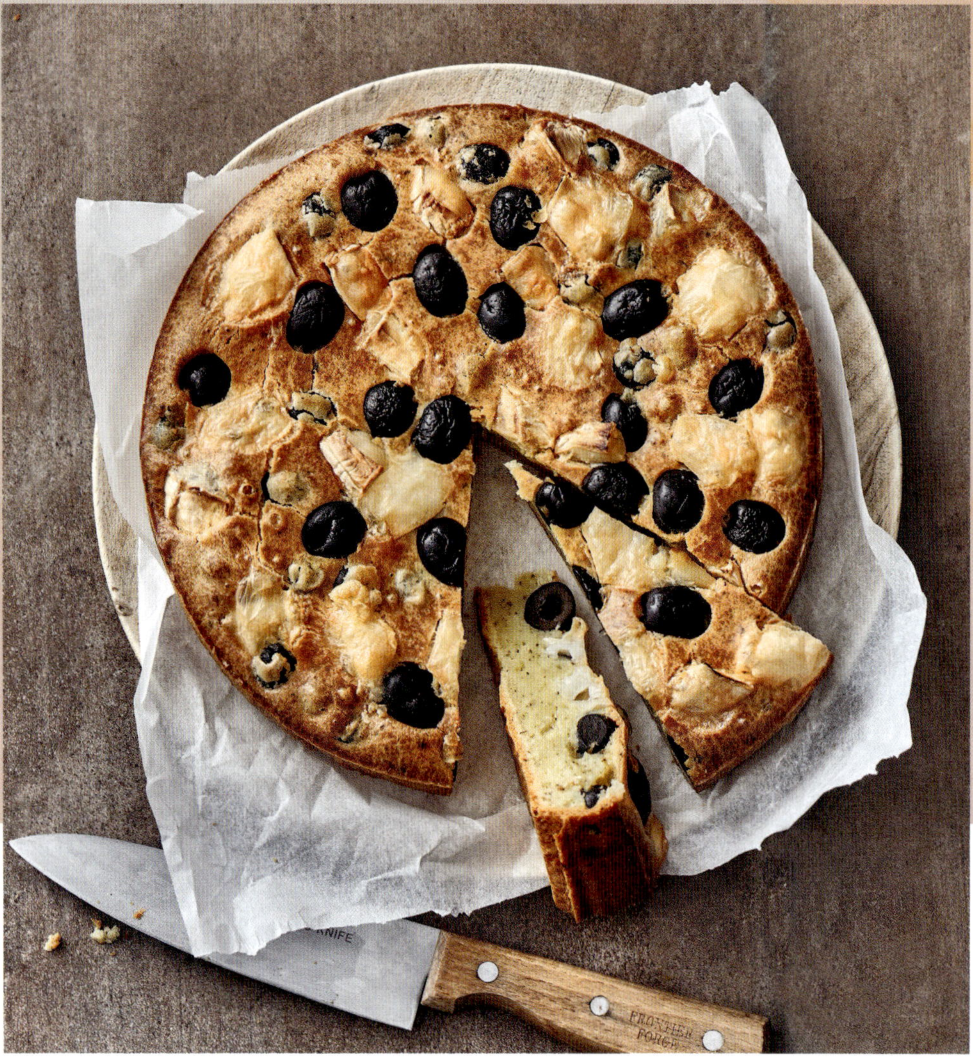

In diesem Kuchen ist wegen des enthaltenen Olivenöls und der Oliven reichlich Ölsäure. Aufgrund der Eier und des Ziegenkäses enthält dieser pikante Kuchen allerdings auch Protein und bedient im Gehirn den Regler 2. Er schmeckt warm oder kalt als kleines Mittag- oder Abendessen, zum Aperitif oder als Vorspeise, ebenso aber zu einem Käsedessert.

100 g Ziegenkäserolle
(ca. 4 cm Ø)

250 g Dinkelmehl (Type 630)

1 Pck. Backpulver

4 Eier (M)

200 ml Olivenöl

100 ml Weißwein

200 g Oliven (entsteint;
nach Belieben grün oder
schwarz)

2 TL getrocknete Kräuter der
Provence

AUSSERDEM

Springform (ca. 26 cm Ø)

1. Den Backofen auf 200° vorheizen. Die Springform am Boden mit Backpapier auslegen. Den Ziegenkäse in Würfel schneiden. Das Mehl mit Backpulver vermischen.

2. Die Eier in einer großen Schüssel verquirlen. Die Mehlmischung nach und nach mit den Rührbesen des Handrührgeräts unterrühren. Das Olivenöl und den Wein hinzufügen und alles zu einem glatten Teig verrühren. Die Oliven und zum Schluss den Ziegenkäse untermengen.

3. Den Teig in die Form füllen und im Ofen (Mitte) zunächst 15 Min. backen. Dann die Ofentemperatur auf 180° reduzieren und den Kuchen in ca. 35 Min. goldbraun backen. Kuchen aus dem Ofen nehmen und in der Form ca. 10 Min. abkühlen lassen. Aus der Form lösen und nach Belieben warm oder abgekühlt servieren.

SERVIER-TIPP

Der provenzalische Olivenkuchen eignet sich auch sehr gut zum Mitnehmen als kleine Büromahlzeit oder für ein Picknick – packen Sie ihn dafür portionsweise in eine gut schließende Brotzeitdose.

CHAMPIGNON-QUICHE

Für 1 Quiche (8 Stücke) | Zubereitung: 30 Min., Kühlen: 2 Std., Backen: 40 Min.
Pro Stück: 210 kcal, 17 g EW, 4 g F, 25 g KH

FÜR DEN TEIG

250 g Dinkelmehl (Type 630)

10 g Backpulver

400 g Magerquark

Salz

Pfeffer

FÜR DEN BELAG

100 g Champignons

3 Tomaten

100 g Lauch

200 g Hüttenkäse (körniger
    Frischkäse)

3 Eier (M)

Salz

Pfeffer

AUSSERDEM

Springform (ca. 28 cm Ø)

1. Für den Teig Mehl und Backpulver in einer Schüssel mischen. Quark und je 1 Prise Salz sowie Pfeffer hinzufügen und alle Zutaten zunächst mit den Knethaken des Handrührgeräts und dann so lange mit den Händen verkneten, bis eine weiche Teigkugel entstanden ist. Den Teig in Frischhaltefolie wickeln und mindestens 2 Std. im Kühlschrank ruhen lassen.

2. Den Backofen auf 180° vorheizen. Die Springform am Boden mit Backpapier auslegen. Für den Belag die Champignons putzen, falls nötig mit einem Tuch trocken abreiben. Die Tomaten waschen, die Stielansätze herausschneiden. Den Lauch putzen und waschen. Alle Gemüsesorten in ca. 0,5 cm dicke Scheiben schneiden. Den Hüttenkäse in einer Schüssel mit den Eiern gut verrühren, die Masse mit Salz und Pfeffer würzen.

3. Den Teig zwischen zwei Bögen Backpapier etwas größer als die Form rund (ca. 30 cm Ø) ausrollen. Die Form mit dem Teig auslegen, der Teig sollte etwas über den Rand ragen. Hüttenkäse-Eier-Masse daraufgeben und mit dem Gemüse belegen.

4. Die Quiche im Ofen (Mitte) ca. 40 Min. backen. Die Quiche aus dem Ofen nehmen und in der Form ca. 10 Min. abkühlen lassen. Dann aus der Form lösen und nach Belieben warm oder abgekühlt servieren.

BRAUCHT ÜBUNG

Das Ausrollen des Teigs ist am Anfang etwas ungewohnt und schwierig, da er durch den Quark etwas klebriger ist als normaler Quicheteig. Dafür ist der Eiweißgehalt verglichen zu herkömmlichem Quicheteig aber sehr viel höher.

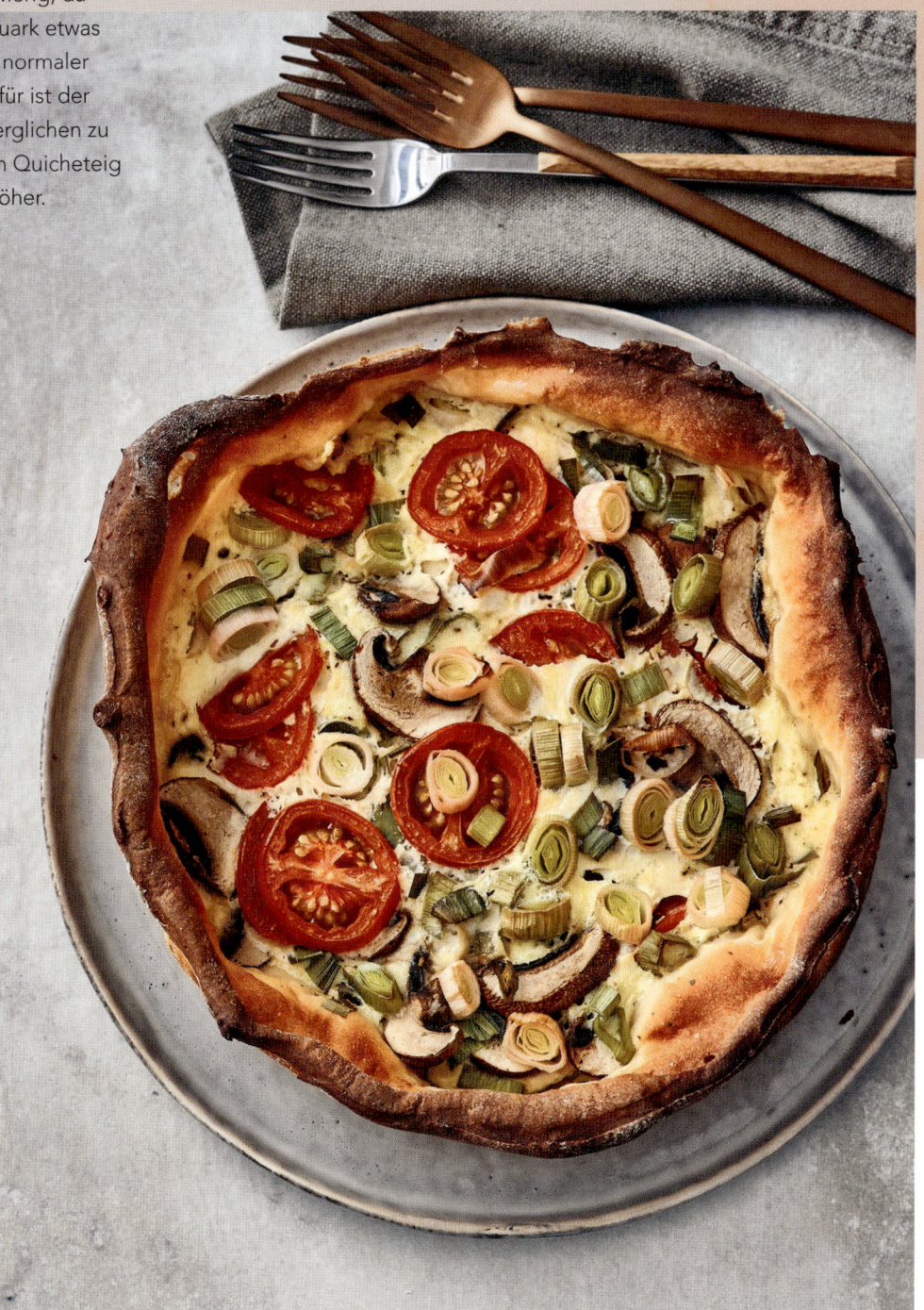

SÜDFRANZÖSISCHER ZWIEBELKUCHEN
Pissaladière

Für 1 Kuchen (8 Stücke) | Zubereitung: 30 Min., Kühlen: 2 Std., Garen: 20 Min., Backen: 25 Min.
Pro Stück: 230 kcal, 13 g EW, 6 g F, 30 g KH

FÜR DEN TEIG

250 g Dinkelmehl (Type 630)

10 g Backpulver

400 g Magerquark

Salz

Pfeffer

FÜR DEN BELAG

1 kg Zwiebeln

3 Knoblauchzehen

3 EL Olivenöl

Pfeffer

8 Sardellenfilets (in Olivenöl)

10 kleine schwarze Oliven
   (entsteint)

1. Für den Teig Mehl und Backpulver in einer Schüssel mischen. Quark und je 1 Prise Salz sowie Pfeffer hinzufügen und alle Zutaten zunächst mit den Knethaken des Handrührgeräts und dann so lange mit den Händen verkneten, bis eine weiche Teigkugel entstanden ist. Den Teig in Frischhaltefolie wickeln und mindestens 2 Std. im Kühlschrank ruhen lassen.

2. Für den Belag die Zwiebeln schälen und in dünne Ringe schneiden. Den Knoblauch schälen und fein hacken. Das Olivenöl in einem weiten Topf erhitzen und die Zwiebeln darin bei mittlerer bis großer Hitze ca. 5 Min. anbraten. Dann die Hitze reduzieren, den Knoblauch hinzufügen und alles offen weitere 20 Minuten sanft garen.

3. Inzwischen den Backofen auf 200° vorheizen. Ein Backblech (40 × 30 cm) mit Backpapier auslegen. Den Teig darauf mit wenig Mehl ausrollen, dabei einen kleinen Rand bilden. Die Zwiebelmischung mit Pfeffer würzen und auf dem Teig verteilen. Sardellen und Oliven darauflegen.

4. Die Pissaladière im Ofen (Mitte) ca. 25 Min. backen. Die Pissaladière aus dem Ofen nehmen und in der Form ca. 10 Min. abkühlen lassen. Dann aus der Form lösen.

SO WIRKT DIE PISSALADIÈRE

Wir haben aufgrund ihres hohen Salzgehalts die Anzahl der Sardellen des Originalrezepts reduziert, damit Ihr Körper nicht zu viel Wasser einlagert. Der Boden unserer Pissaladière ist durch den Quark besonders proteinreich und wirkt auf Regler 2, durch das für die glykämische Last günstigere Dinkelmehl aber ebenso auf Regler 3. Zwiebeln liefern reichlich Antioxidanzien und Oliven Oleinsäure, beides wirkt günstig auf die Stabilität der Nervenzellen und bedient daher den Regler 4.

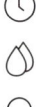

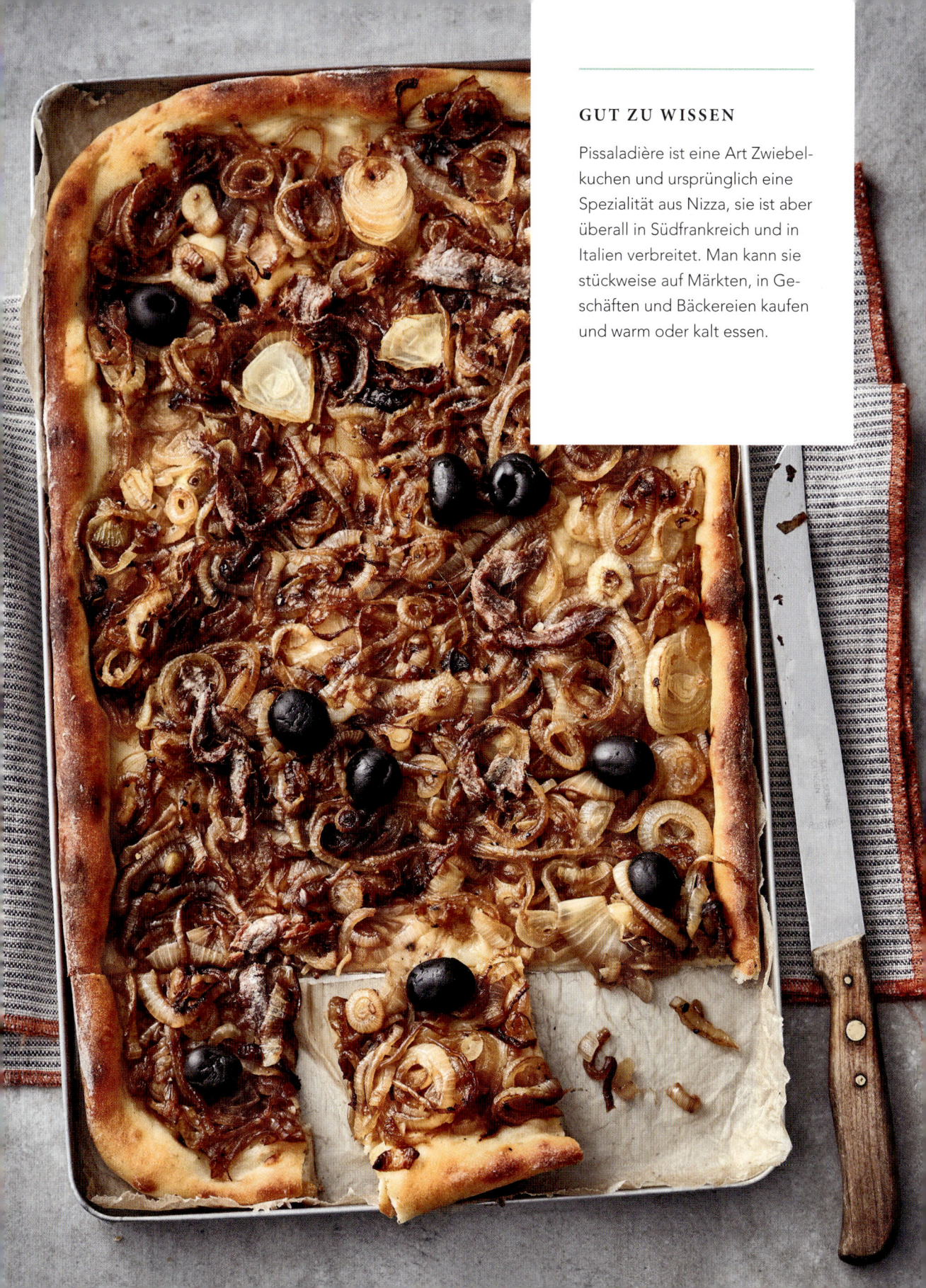

GUT ZU WISSEN

Pissaladière ist eine Art Zwiebel-kuchen und ursprünglich eine Spezialität aus Nizza, sie ist aber überall in Südfrankreich und in Italien verbreitet. Man kann sie stückweise auf Märkten, in Ge-schäften und Bäckereien kaufen und warm oder kalt essen.

Provenzalische
ZIEGENKÄSETARTE

Für 1 Tarte (8 Stücke) | Zubereitung: 40 Min., Kühlen: 2 Std., Backen: 35 Min.
Pro Stück: 410 kcal, 26 g EW, 21 g F, 26 g KH

FÜR DEN TEIG

250 g Dinkelmehl (Type 630)

10 g Backpulver

400 g Magerquark

Salz

Pfeffer

FÜR DEN BELAG

3 Eier (M)

500 g Ziegenfrischkäse

1 TL getrocknete Kräuter der
   Provence

Salz

Pfeffer

1 Zwiebel

2 Zucchini (ca. 500 g)

10 Basilikumblätter

2 EL Olivenöl

50 g Gruyère (oder Emmen-
   taler)

AUSSERDEM

Tarteform (ca. 26 cm Ø)

1. Für den Teig Mehl und Backpulver in einer Schüssel mischen. Quark und je 1 Prise Salz sowie Pfeffer hinzufügen und alle Zutaten zunächst mit den Knethaken des Handrührgeräts und dann so lange mit den Händen verkneten, bis eine weiche Teigkugel entstanden ist. Den Teig in Frischhaltefolie wickeln und mindestens 2 Std. im Kühlschrank ruhen lassen.

2. Den Backofen auf 180° vorheizen. Die Form am Boden mit Backpapier auslegen. Für den Belag Eier, Ziegenfrischkäse und Kräuter der Provence in einer Schüssel verquirlen. Die Eiermasse mit Salz und Pfeffer würzen.

3. Die Zwiebel schälen und fein hacken. Die Zucchini waschen, putzen und in ca. 1 cm dicke Scheiben schneiden. Die Basilikumblätter waschen, trocken tupfen und in feine Streifen schneiden.

4. Das Olivenöl in einer Pfanne erhitzen und die Zwiebel darin bei mittlerer Hitze in ca. 3 Min. glasig anschwitzen. Die Zucchini und das Basilikum hinzufügen und mit Salz und Pfeffer würzen. Das Gemüse mit geschlossenem Deckel in ca. 8 Min. weich dünsten. Den Gruyère reiben.

5. Den Teig zwischen zwei Bögen Backpapier etwas größer als die Form ausrollen. Die Form mit dem Teig auslegen, der Teig sollte etwas über den Rand ragen. Die Hälfte der Ziegenkäsemischung auf den Teig gießen, das Zucchinigemüse darauf verteilen, die übrige Ziegenkäsemischung darübergießen und alles mit dem Käse bestreuen. Die Ziegenkäsetarte im Ofen (Mitte) ca. 35 Min. backen.

6. Die Tarte aus dem Ofen nehmen und in der Form ca. 10 Min. abkühlen lassen. Aus der Form lösen und warm oder abgekühlt servieren.

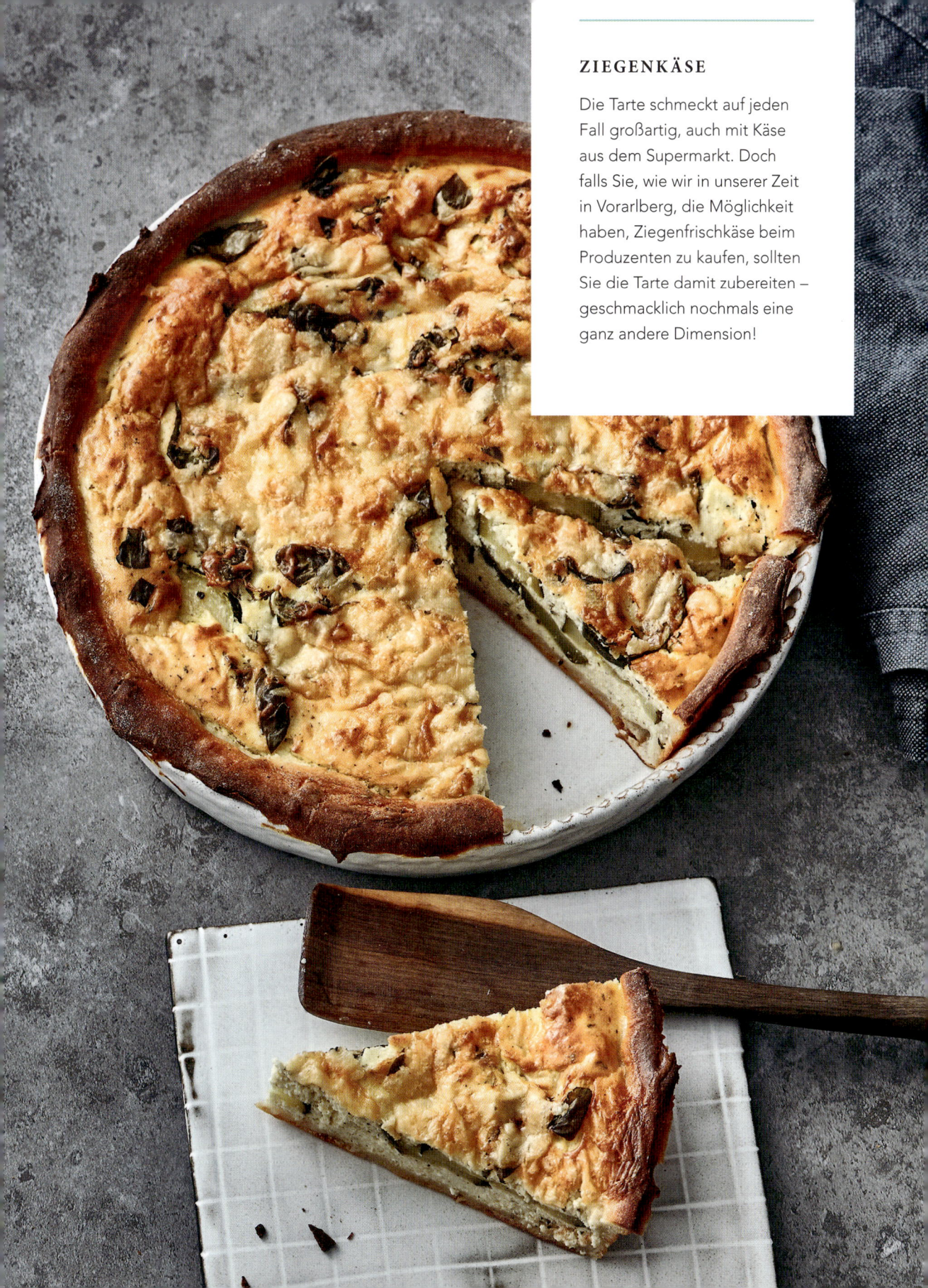

ZIEGENKÄSE

Die Tarte schmeckt auf jeden Fall großartig, auch mit Käse aus dem Supermarkt. Doch falls Sie, wie wir in unserer Zeit in Vorarlberg, die Möglichkeit haben, Ziegenfrischkäse beim Produzenten zu kaufen, sollten Sie die Tarte damit zubereiten – geschmacklich nochmals eine ganz andere Dimension!

DESSERTS & GEBÄCK

Bei unseren »Süßen« geht es gemischt zu:
Manche sind so leicht, dass Sie davon getrost
öfter mal naschen können, andere
sollten Sie sich hingegen seltener gönnen.

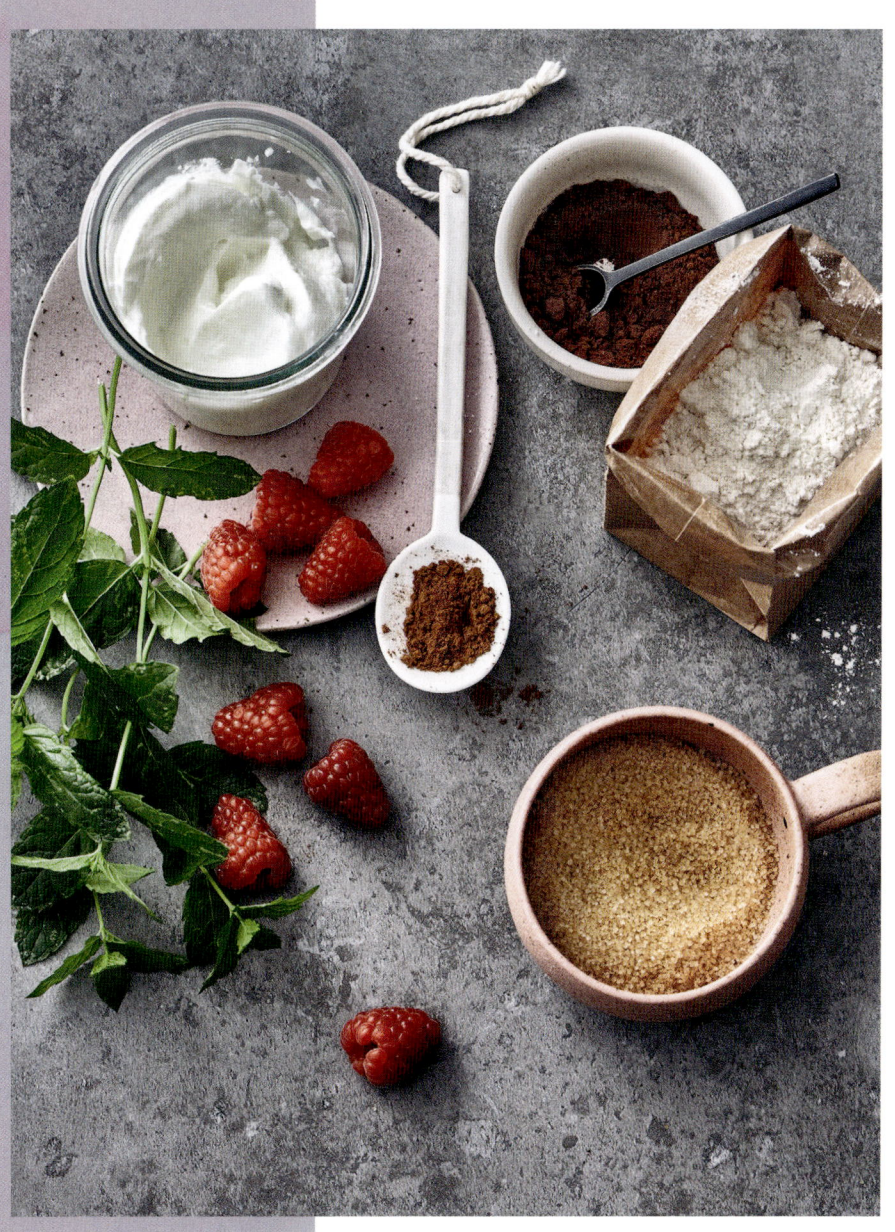

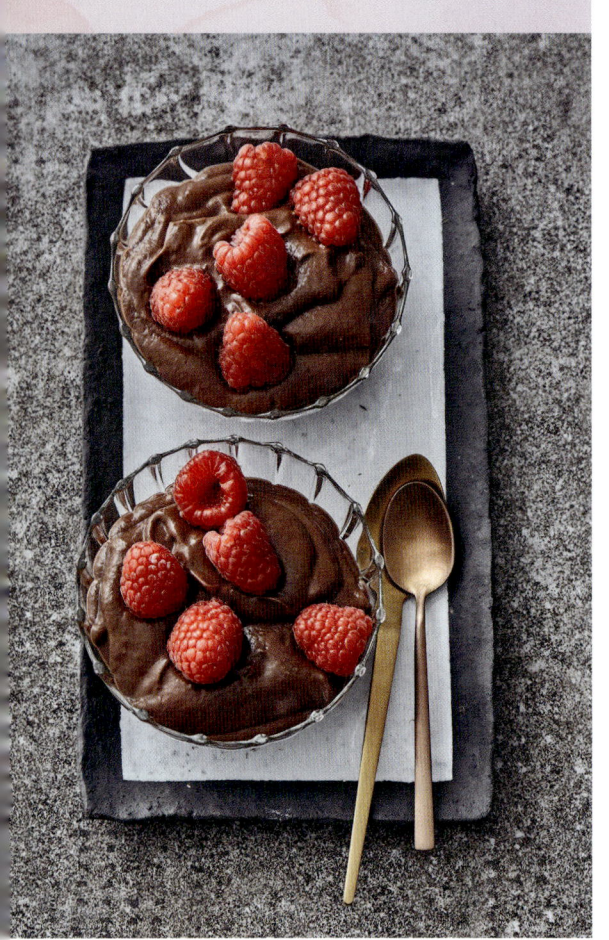

MOUSSE AU CHOCOLAT MIT AVOCADO

Für 2 Personen | Zubereitung: 5 Min.
Pro Portion: 355 kcal, 4 g EW, 26 g F, 26 g KH

1 große Avocado (benötigt werden ca. 200 g Fruchtfleisch) | 1 sehr reife Banane | 3 TL stark entöltes Kakaopulver | 1 EL Honig | 120 ml ungesüßter Haferdrink | ca. 50 g Himbeeren

1. Die Avocado längs halbieren und den Kern entfernen. Das Fruchtfleisch mit einem Esslöffel in Stücken aus der Schale lösen. Die Banane schälen und in grobe Stücke schneiden.

2. Avocado und Banane mit Kakaopulver, Honig und Haferdrink in einem hohen Mixbecher mit dem Pürierstab zu einer feinen Creme mixen. Die Mousse in Schälchen verteilen und mit Himbeeren dekorieren.

KLASSISCHE MOUSSE AU CHOCOLAT

Manchmal darf es auch mal der üppigere Klassiker sein: Für 6 Personen 140 g gehackte Zartbitterkuvertüre mit 50 g Butter im warmen Wasserbad unter Rühren schmelzen, dann etwas abkühlen lassen. 5 sehr frische Eiweiße (M) mit 1 Prise Salz steif schlagen. In einer Schüssel 3 sehr frische Eigelbe (M) mit 3 EL Zucker 5 Min. schaumig schlagen. Eigelbschaum unter die Schokoladenmasse rühren. Eischnee in zwei Portionen unterheben. In Schälchen füllen und mindestens 2 Std. in den Kühlschrank stellen.

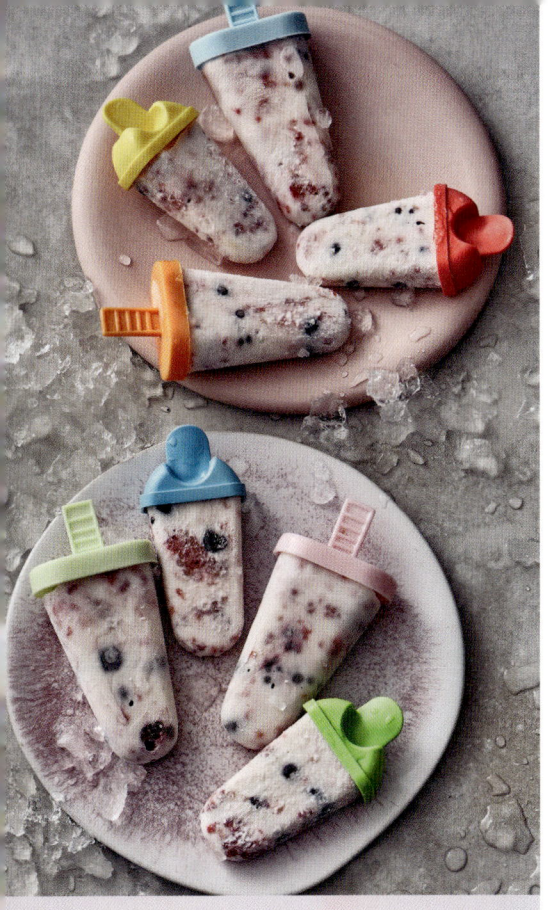

EIS AM STIEL
MIT BEEREN

Für 8 Stück | Zubereitung: 10 Min., Gefrieren:
mind. 5 Std.
Pro Stück: 70 kcal, 7 g EW, 0 g F, 8 g KH

150 g Himbeeren | 100 g Waldbeeren (z. B. Heidel- und
Brombeeren) | 500 g Skyr | 2 EL Honig (am besten flüssige Sorte) | 8 Stieleisformen (à ca. 85 ml Inhalt)

1. Alle Beeren verlesen, in einem Sieb vorsichtig kalt
abbrausen und sehr gut abtropfen lassen oder trocken
tupfen. Sehr große Beeren halbieren.

2. Skyr und Honig in einer Schüssel gut verrühren. Die
Beeren unterrühren, dabei etwas zerdrücken, bis sich
die Masse leicht rosa färbt.

3. Die Eismasse in die Stieleisformen füllen. Im Tief-
kühlfach in mindestens 5 Std. gefrieren lassen. Zum
Herauslösen des Stieleises die Förmchen kurz in
heißes Wasser tauchen.

ZUTATEN-TIPP

Durch die Waldbeeren bekommt
das Eis eine besonders kräftige
Farbe. Sie können statt der Waldbeeren jedoch auch mehr oder auch
nur Himbeeren verwenden.
Skyr, ein traditionelles isländisches
Milchprodukt, ist proteinreich und
fettarm. Aufgrund seiner Cremigkeit
eignet es sich sehr gut für Stieleis.

KAISERSCHMARREN
mit warmem Obstsalat

Für 2 Personen | Zubereitung: 30 Min.
Pro Portion: 760 kcal, 25 g EW, 22 g F, 112 g KH

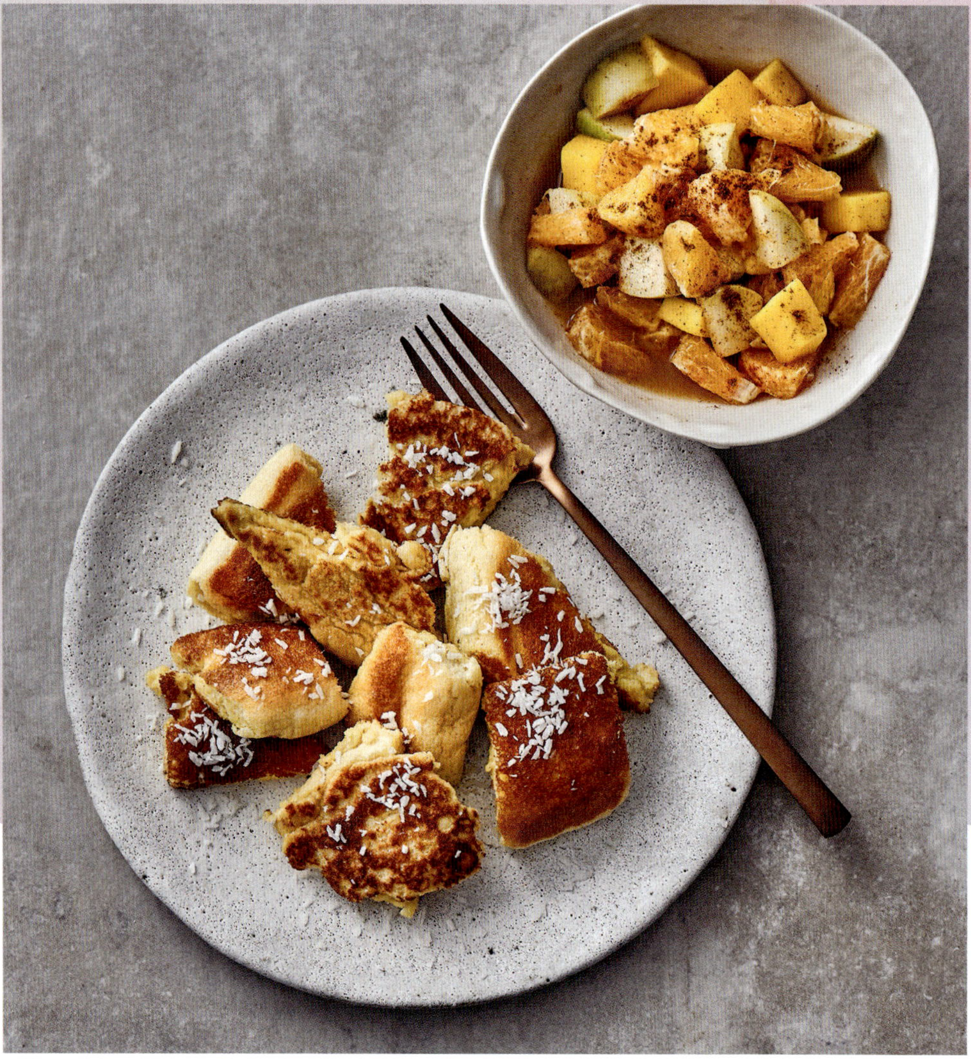

Wir haben den Klassiker umgewandelt: Dinkelmehl ersetzt das Weizenmehl der deftigen Hüttenvariante. Die Kuhmilch haben wir durch Getreidemilch ausgetauscht und damit den Anteil an pflanzlichem Protein erhöht. Statt des üblicherweise dazu servierten zuckerreichen »Zwetschkenröster« gibt es Obstsalat, der mit Gewürznelke und Zimt verfeinert ist.

FÜR DEN OBSTSALAT

1 Mango
1 Apfel
3 Orangen
½ TL Lebkuchengewürz

FÜR DEN KAISER-SCHMARREN

3 Eier (M)
180 g Dinkelmehl (Type 630)
Salz
340 ml ungesüßter Haferdrink (oder Dinkeldrink)
ca. 2 TL Kokosöl
2 TL Kokosraspel

1. Für den Obstsalat die Mango schälen. Das Fruchtfleisch zunächst vom Stein schneiden, dann in mundgerechte Stücke. Den Apfel waschen und vierteln, das Kerngehäuse herausschneiden. Zwei Orangen schälen und in die einzelnen Segmente teilen. Die Apfelviertel und die Orangensegmente in mundgerechte Würfel schneiden. Die dritte Orange halbieren und den Saft auspressen. Die Obststücke mit dem ausgepressten Orangensaft und dem Lebkuchengewürz in einer Schüssel vorsichtig vermischen. Den Obstsalat abgedeckt ziehen lassen, bis der Kaiserschmarren zubereitet ist.

2. Für den Kaiserschmarren die Eier trennen. Die Eiweiße steif schlagen. Das Mehl in einer Rührschüssel mit 1 Prise Salz, dem Haferdrink und den Eigelben mit den Rührbesen des Handrührgeräts zu einem glatten, dickflüssigen Teig verrühren. Ist der Teig zu zähflüssig, noch etwas Haferdrink dazugeben. Den Eischnee vorsichtig in mehreren Portionen unterheben.

3. Den Backofen auf 70° vorheizen. Aus dem Teig nacheinander Kaiserschmarren backen: Dazu in einer Pfanne ca. 1 TL Kokosöl bei mittlerer Hitze zerlassen. So viel Teig hineingeben, dass er ca. 1 cm hoch in der Pfanne steht. Den Teig ca. 5 Min. backen, bis die Unterseite goldgelb gebräunt ist. Dann den dicken Pfannkuchen mithilfe eines Pfannenwenders in große Stücke teilen, diese wenden und auf der zweiten Seite in ca. 5 Min. goldgelb fertig backen. Am Ende die großen Stücke mithilfe von zwei Gabeln in ca. 2 cm große Stücke reißen. Den Schmarren auf einen Teller geben und im Ofen warm halten. Den übrigen Teig auf die gleiche Weise nach und nach verarbeiten.

4. Nebenher den Obstsalat in einem Topf lauwarm erhitzen. Den Kaiserschmarren auf Teller verteilen und mit Kokosraspeln bestreuen. Den warmen Obstsalat dazu servieren.

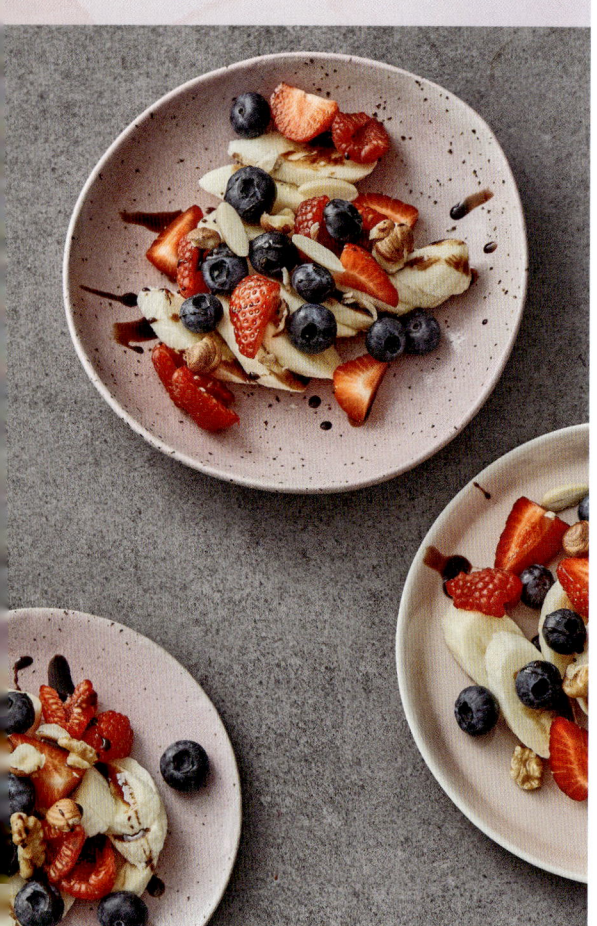

BANANENSPLIT

Für 2 Personen | Zubereitung: 5 Min.
Pro Portion: 235 kcal, 5 g EW, 7 g F, 35 g KH

2 Bananen | 125 g Beeren (z. B. Him-, Heidel- oder Erdbeeren) | 25 g Nusskerne (z. B. Erdnüsse, Cashews, Walnüsse oder Pekannüsse) | 4 EL dunkle Schokoladen-Dessertsauce (Fertigprodukt)

1. Die Bananen schälen und in Scheiben schneiden. Die Beeren verlesen, in einem Sieb vorsichtig kalt abbrausen und gut abtropfen lassen.

2. Die Bananenscheiben auf Tellern anrichten. Die Beeren und die Nüsse daraufstreuen und alles mit etwas Schokosauce garnieren.

FRUCHT PUR: ERDBEEREN MIT SAHNE

Für 2 Personen 500 g Erdbeeren waschen, putzen und in kleine Stücke schneiden. Erdbeerstücke in einer Schüssel mit 1 EL Puderzucker vermischen. Zugedeckt ca. 1 Std. ziehen lassen, bis etwas Flüssigkeit ausgetreten ist. Währenddessen die Erdbeeren häufiger umrühren. 125 g Sahne steif schlagen. Erdbeeren ohne den ausgetretenen Saft auf zwei Teller verteilen und die Sahne daraufsetzen. Den Erdbeersaft als Sauce über die Sahne gießen.

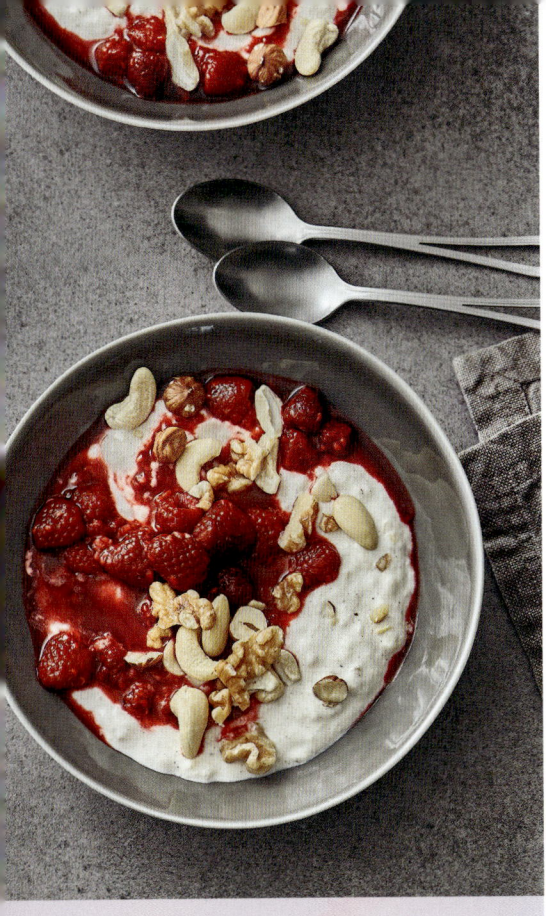

FALSCHE HEISSE LIEBE

Für 2 Personen | Zubereitung: 10 Min.
Pro Portion: 315 kcal, 14 g EW, 13 g F, 40 g KH

300 g TK-Himbeeren | 25 g Nusskerne (z. B. Erdnüsse, Cashews, Walnüsse oder Pekannüsse) | 2 sehr reife Bananen | 300 g Joghurt griechischer Art (2 % Fett) | 1 Pck. Bourbon-Vanillezucker

1. Die Himbeeren in kleinem Topf bei mittlerer Hitze auftauen und erwärmen. In der Zwischenzeit die Nusskerne grob hacken.

2. Die Bananen schälen und in einer Schüssel mit der Gabel fein zerdrücken. Joghurt und Vanillezucker hinzufügen und alles gut vermischen.

3. Zum Servieren die Bananenmischung auf zwei flache Teller verteilen und die Himbeersauce dazwischen verteilen. Die Nüsse daraufstreuen.

GUT GETÄUSCHT!

Klassisch besteht »Heiße Liebe« aus Eis und Himbeeren. Wir ersetzen das Eis durch eine Joghurtmischung mit Bananen und bestreuen das Dessert mit Nüssen. Himbeeren und Bananen sind reich an Antioxidanzien, und die Inhaltsstoffe der Nüsse stärken Gehirn und Nerven. Dieses Rezept täuscht unseren visuellen Cortex, indem es ein süßes Dessert vorgaukelt und bedient damit auch Regler 3. Durch das Protein im Joghurt wirkt es auch auf Regler 2.

HIMBEERCREME

Für 4 Personen | Zubereitung: 15 Min., Kühlen: 3 Std.
Pro Portion: 170 kcal, 19 g EW, 1 g F, 19 g KH

9 g gemahlene Gelatine

350 g Himbeeren

2 sehr reife Bananen

250 g Magerquark

250 g Skyr

1. Die Gelatine in einem Schälchen mit 6 EL kaltem Wasser anrühren und 5 Min. quellen lassen. Die Himbeeren verlesen, in einem Sieb vorsichtig kalt abbrausen und anschließend trocken tupfen. 50 g Himbeeren für die Garnitur im Kühlschrank beiseitestellen.

2. Die Bananen schälen und in einer Schüssel mit dem Pürierstab oder einer Gabel zu feinem Mus zerkleinern. Den Magerquark, den Skyr und die übrigen 300 g Himbeeren dazugeben und alles mit dem Pürierstab gut vermischen.

3. Die gequollene Gelatine in einem kleinen Topf bei mittlerer Hitze unter Rühren erwärmen, bis sie sich vollständig aufgelöst hat. Zunächst 5 EL der Quarkmischung mit dem Schneebesen unter die Gelatine rühren, dann diese Mischung zügig unter die übrige Quarkmasse rühren.

4. Die Creme auf Schälchen verteilen und im Kühlschrank in mindestens 3 Std. fest werden lassen. Zum Servieren mit den beiseitegestellten Himbeeren dekorieren.

SÜSSE VERSUCHUNG: DINKEL-GRIESSPUDDING

Zugegeben, der Grießpudding ist das genaue Gegenteil von der leichten Himbeercreme, aber durch die Verwendung von Haferdrink ist er weniger mächtig als ein klassisch mit Kuhmilch zubereiteter Grießpudding. Er eignet sich als kleines Dessert ebenso wie als Frühstück oder Abendessen. Für 2 Personen 500 ml ungesüßten Haferdrink mit 50 g Dinkelgrieß in einem Topf verrühren und bei mittlerer Hitze unter Rühren mit dem Schneebesen zum Kochen bringen. Die Hitze reduzieren und den Grieß unter Rühren weiterköcheln, bis er eindickt, dann noch 2–3 Min. weiterrühren. Den Grießpudding in tiefe Teller verteilen. 20–25 g Vollmilchschokolade in kleine Stücke brechen, in den Grießpudding geben und darin schmelzen lassen.

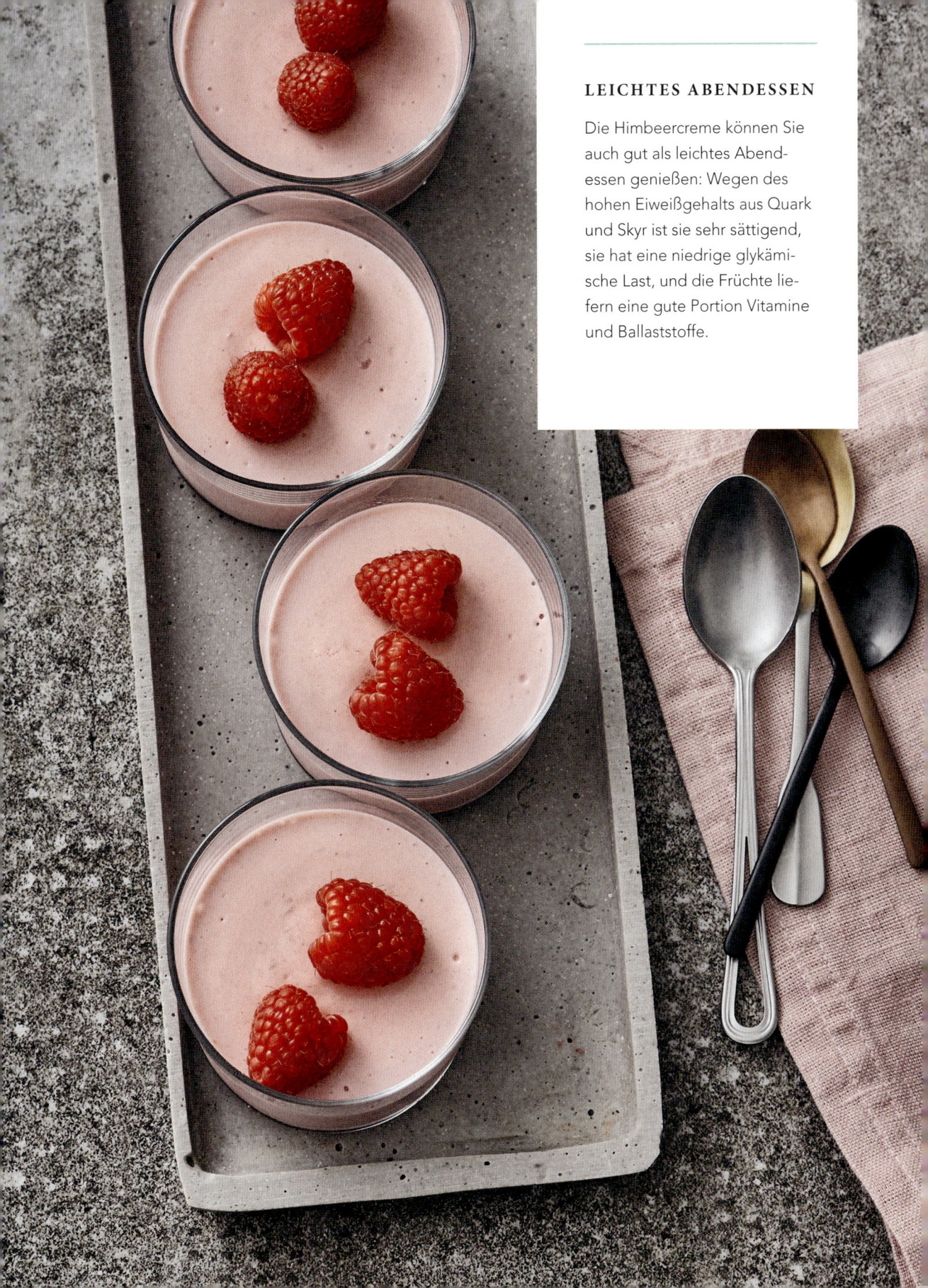

LEICHTES ABENDESSEN

Die Himbeercreme können Sie auch gut als leichtes Abendessen genießen: Wegen des hohen Eiweißgehalts aus Quark und Skyr ist sie sehr sättigend, sie hat eine niedrige glykämische Last, und die Früchte liefern eine gute Portion Vitamine und Ballaststoffe.

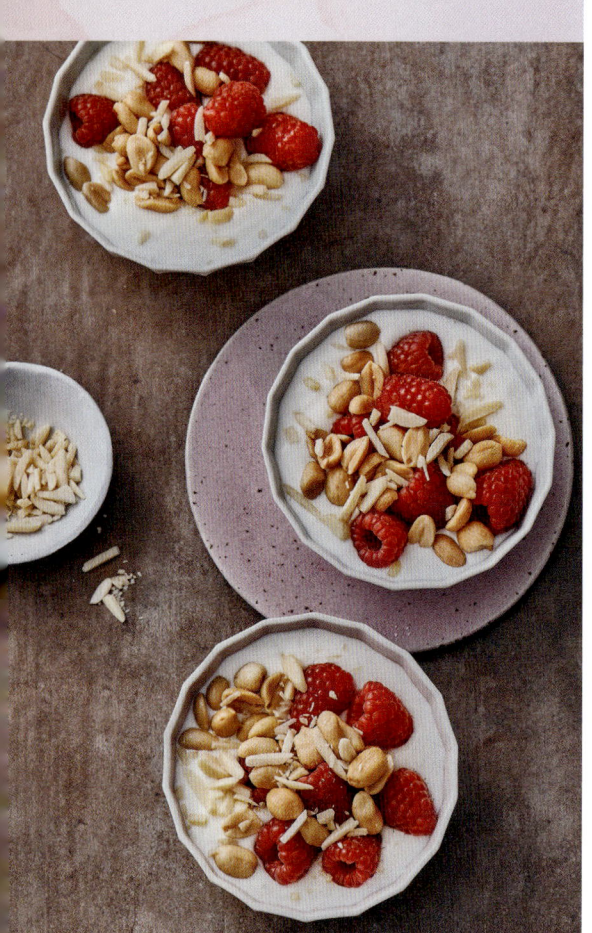

NUSSIGE BEEREN-JOGHURT-CREME

Für 2 Personen | Zubereitung: 5 Min.
Pro Portion: 515 kcal, 37 g EW, 32 g F, 17 g KH

160 g Himbeeren | 250 g Magerquark | 250 g Naturjoghurt (1,5 % Fett) | 6 EL Erdnusskerne | 2 EL Mandelstifte

1. Die Himbeeren verlesen, in einem Sieb vorsichtig kalt abbrausen und sehr gut abtropfen lassen oder trocken tupfen.

2. Den Magerquark und den Joghurt in einer Schüssel zu einer glatten Creme verrühren. Die Creme auf Schälchen verteilen. Zuerst die Himbeeren daraufgeben, anschließend die Erdnüsse und die Mandelstifte.

BEEREN-NUSS-FRAPPÉ

Für 2 Personen 1 Banane schälen und in grobe Stücke schneiden. Mit 75 g Heidelbeeren, 125 g Magerquark, 35 g feinen Haferflocken, ca. 300 ml Haferdrink und 4 Eiswürfel in einem hohen Mixbecher mit dem Pürierstab zu einem cremigen Frappé mixen. Das Frappé nach Belieben mit Beeren und gehackten Nüssen garnieren.

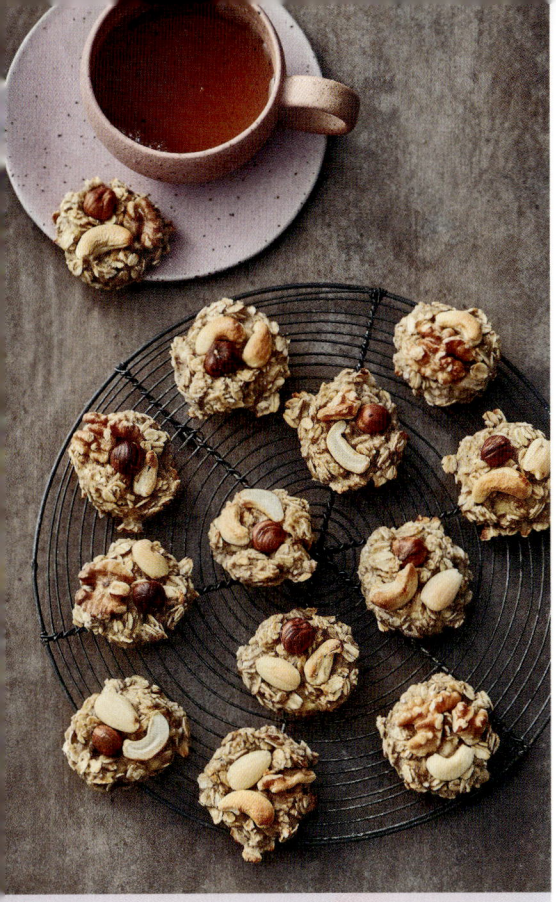

BANANEN-NUSS-COOKIES

Für 15 Stück | Zubereitung: 10 Min., Backen: 30 Min
Pro Stück: 55 kcal, 1 g EW, 3 g F, 7 g KH

2 sehr reife Bananen | 90 g Haferflocken (nach Belieben fein oder grob) | 50 g Nusskerne (z. B. Walnüsse, Erdnüsse, Cashews oder Pekannüsse)

1. Den Backofen auf 170° vorheizen. Ein Backblech mit Backpapier auslegen. Die Bananen schälen und in einer Schüssel mit einer Gabel zu einem feinen Mus zerdrücken. Die Haferflocken unter das Mus rühren.

2. Aus der Haferflocken-Bananen-Masse nacheinander mit einem Löffel ca. 15 Teighäufchen auf das Blech setzen, dabei jedes Teighäufchen zu einem runden, ca. 1 cm hohen Cookie formen. Die Nusskerne in die Cookies drücken.

3. Die Cookies im Ofen (Mitte) zunächst 15 Min. backen. Das Blech aus dem Ofen nehmen und die Cookies mithilfe eines Pfannenwenders darauf umdrehen. Das Blech zurück in den Ofen schieben und die Cookies in weiteren 15 Min. fertig backen. Die Cookies vom Blech nehmen und auf einem Kuchengitter auskühlen lassen.

ZOUS GEBURTSTAGS-CUPCAKES
mit pinker Creme

Für 12 Stück | Zubereitung: 20 Min., Backen: 30 Min.
Pro Stück: 245 kcal, 11 g EW, 14 g F, 17 g KH

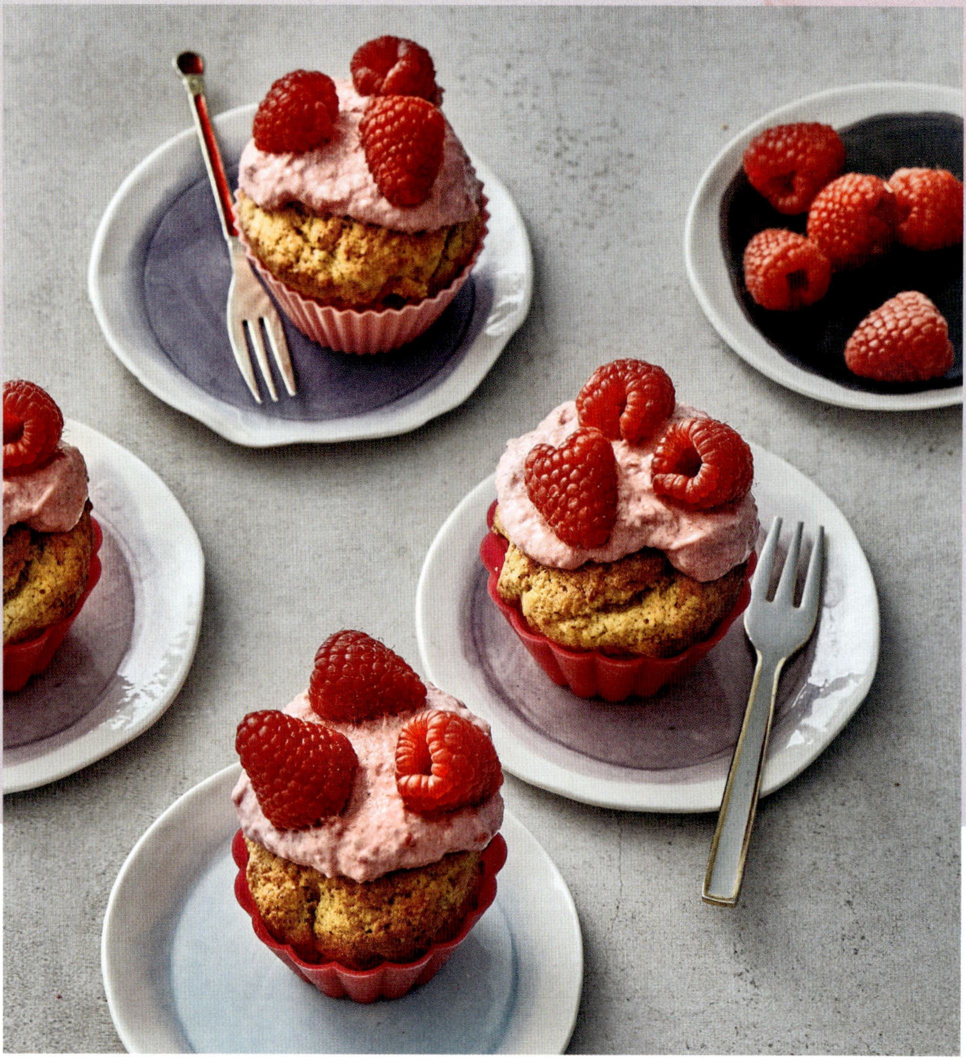

Zou, der Plüschleopard meiner Tochter, hatte Geburtstag und wir wollten richtig coole Törtchen machen. Muffins alleine wären zu langweilig gewesen und so entstand die peppige, pinke Creme. Die Flohsamenschalen machen die Creme fester und liefern gleichzeitig auch Ballaststoffe. Skyr und Eier wirken durch ihren Proteingehalt auf Regler 2.

FÜR DIE CREME

500 g Skyr

200 g TK-Himbeeren

3 TL Flohsamenschalen (aus der Drogerie)

FÜR DIE MUFFINS

320 g Möhren

4 Eier (M)

125 g gemahlene Haselnüsse

125 g gemahlene Mandeln

125 g brauner Zucker

1 Pck. Backpulver

1 TL Zimtpulver

Salz

AUSSERDEM

Muffinform (am besten aus Silikon; 12 große Mulden)

evtl. 12 Papierbackförmchen

ca. 200 g Himbeeren

1. Für die Creme den Skyr mit den Himbeeren und den Flohsamenschalen in einer Schüssel gut verrühren und abgedeckt in den Kühlschrank stellen, bis die Muffins gebacken sind. Die Flohsamenschalen binden Flüssigkeit und machen die Creme noch etwas fester.

2. Für die Muffins den Backofen auf 180° vorheizen. Falls eine Muffinform aus Metall verwendet wird, in jede Mulde ein Papierförmchen setzen.

3. Die Möhren putzen, schälen und mit der Küchenreibe fein in eine große Schüssel raspeln. Die Eier trennen. Die Eigelbe mit Haselnüssen, Mandeln, Zucker, Backpulver und Zimt zu den Möhren geben und alles gut verrühren. Die Eiweiße mit 1 Prise Salz steif schlagen. Den Eischnee vorsichtig unter den Teig heben.

4. Den Teig in die Papierförmchen füllen. Die Muffins im Ofen (Mitte) ca. 30 Min. backen. Die Form aus dem Ofen nehmen und die Muffins darin ca. 5 Min. abkühlen lassen. Dann herauslösen und auf einem Kuchengitter auskühlen lassen.

5. Die Himbeeren zum Garnieren verlesen, vorsichtig in einem Sieb kalt abbrausen und trocken tupfen. Direkt vor dem Servieren die Muffins mit je einem Klecks pinker Creme toppen und mit Himbeeren garnieren.

CREME ALS ZWISCHENMAHLZEIT

Wenn Sie am Arbeitsplatz einen Kühlschrank verfügbar haben, eignet sich die pinke Creme auch sehr gut zum Mitnehmen und ist eine erfrischende, protein- und ballaststoffreiche Zwischenmahlzeit. Sie können diese leichte Mahlzeit dann noch mit gekochtem Getreide oder Nüssen ergänzen.

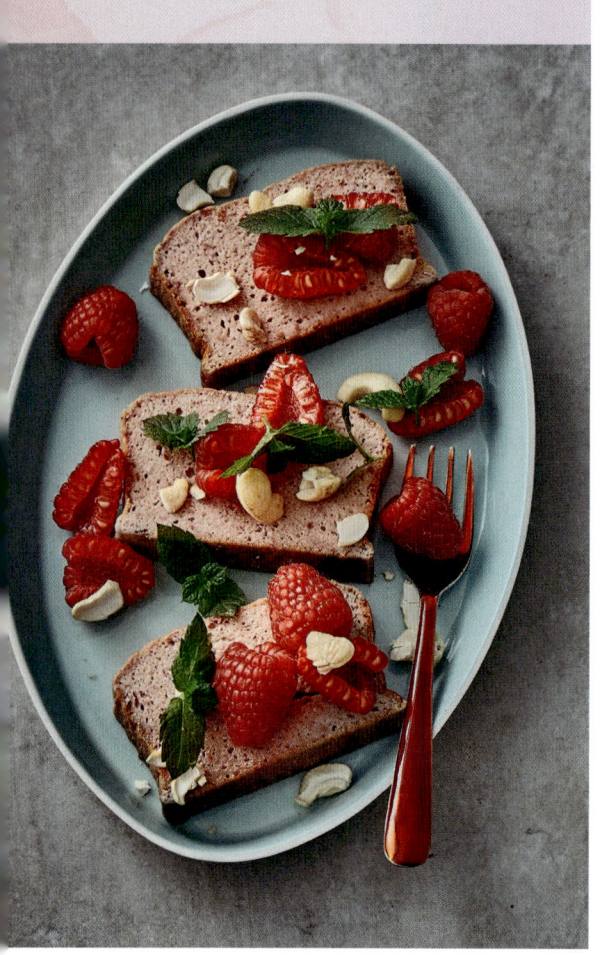

MARIONS PINKER FRÜHLINGS-HIMBEERKUCHEN

Für 1 Kuchen (12 Stücke) | Zubereitung: 15 Min.,
Backen: 50 Min., Kühlen: 1 Std.
Pro Stück: 125 kcal, 8 g EW, 10 g F, 2 g KH

150 g TK-Himbeeren | 4 Eier (M) | 250 g Magerquark |
2 TL Vanilleextrakt | 3 EL Kokosmilch | 150 g gemahlene
Mandeln | Garnitur nach Belieben (z. B. Himbeeren,
Cashewkerne, Minzeblätter) | Kastenform (ca. 25 cm
Länge)

1. Die Himbeeren in einer Schüssel auftauen lassen.
Den Backofen auf 150° vorheizen. Die Kastenform mit
Backpapier auslegen.

2. Die Eier trennen. Die Eiweiße steif schlagen. Die
Eigelbe mit Quark, Vanilleextrakt, Kokosmilch und
den aufgetauten Himbeeren in einer Schüssel gut
verrühren. Die Mandeln unterrühren. Zum Schluss den
Eischnee unter den Teig heben.

3. Den Teig in die Form geben und im Ofen (Mitte)
ca. 50 Min. backen. Die Form aus dem Ofen nehmen
und den Kuchen darin auskühlen lassen. Dann aus der
Form lösen und mindestens 1 Std. kalt stellen.

4. Zum Servieren in Scheiben schneiden. Nach Belieben mit Himbeeren, gehackten Cashewkernen und
Minzeblättern garnieren.

BACKEN MIT UNGEWOHNTEN ZUTATEN

Backen mit Zutaten wie weißem Mehl, Haushaltszucker, Puderzucker und Butter oder Margarine ist meist einfach und es gehört nicht viel dazu, dass Kuchen und Co. damit gut aufgehen. Schwieriger wird es hingegen bei Teigen mit Vollkornmehl, frischen oder getrockneten Früchten und geriebenem Gemüse. Dadurch wird der Teig schwerer und das Aufgehen weniger leicht. Aber mit den richtigen Ausgangsbedingungen gelingt auch diese Herausforderung. Beherzigen Sie deshalb folgende Hinweise, damit Ihr Gebäck locker wird:

Zutatentemperatur: Die Zutaten sollten Zimmertemperatur haben. Wenn sie zu kalt sind, vermischen sie sich nicht so gut, der Kuchen ist schwerer und geht schlechter auf. Achten Sie darauf, Zutaten wie Eier, Mascarpone, Quark und Obst rechtzeitig aus dem Kühlschrank zu holen.

Teig rühren: Bei vielen Teigen ist es wichtig, dass Luft hineinkommt, die dann später beim Backen für Lockerung sorgt. Deshalb: Rühren Sie die Teige immer so lange, wie im Rezept angegeben bzw. bis sie die gewünschte Konsistenz haben, also zum Beispiel schaumig sind.

Eischnee schlagen: Auch durch Eischnee gelangt lockernde Luft in den Teig. Damit sich Eiweiß gut zu steifem Schnee schlagen lässt, muss es sauber vom Eigelb getrennt sein. Schon das kleinste Tröpfchen Eigelb verhindert, dass fester Eischnee entsteht. Der Grund dafür ist das im Eigelb enthaltene Fett. Ist das Eiertrennen misslungen, müssen Sie das Ei leider anderweitig verwenden und für den Kuchen ein neues Ei aufschlagen. Den gleichen Effekt wie Eigelb haben übrigens auch Fettreste im Rührgefäß oder an den Rührbesen – deshalb immer gut auf sauberes Handwerkszeug achten.

Ofen vorheizen: Heizen Sie den Backofen immer vor! Wenn Sie den Teig in den noch kalten Backofen stellen, kann es leicht passieren, dass der Kuchen zusammenfällt und nicht aufgeht – obwohl Sie sonst alles perfekt gemacht haben.

Garprobe machen: Wenn die Backzeit vorbei ist, machen Sie bei Kuchen die Garprobe: Dafür ein dünnes Metallstäbchen (oder Holzstäbchen) bzw. Messer in die Mitte des Kuchens stecken. Klebt beim Herausziehen kein Teig mehr daran, ist der Kuchen fertig.

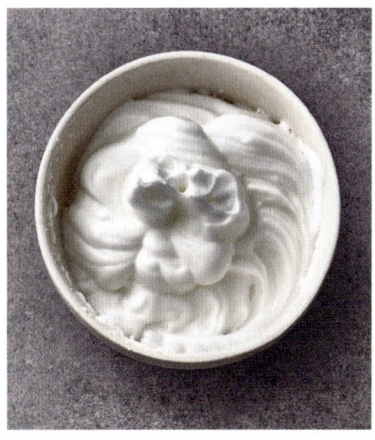

Eischnee lockert den Teig – damit das Aufschlagen gelingt, darf kein Eigelb im Eiweiß sein.

Wiener
APRIKOSENKUCHEN

Für 1 Kuchen (25 Stücke) | Zubereitung: 30 Min., Einweichen: 1 Std., Backen: 50 Min.
Pro Portion: 170 kcal, 5 g EW, 7 g F, 20 g KH

FÜR DEN KUCHEN

50 g Rosinen

ca. 60 ml ungesüßter Hafer-
    drink

1 sehr reife Banane

700 g Aprikosen

7 Eier (M)

300 g Dinkelmehl (Type 630)

1 Pck. Backpulver

2 TL Zimtpulver

140 g griechischer Joghurt
    (10 % Fett)

150 g Rohrohrzucker

80 g Olivenöl

50 g Pinienkerne

FÜR DIE GARNITUR

150 g Aprikosen

1 TL Zimtpulver

500 g Joghurt griechischer
    Art (2 % Fett)

1 Handvoll Minzeblätter

1. Die Rosinen 1 Std. in dem Haferdrink einweichen.

2. Die Banane schälen und in einer Schüssel mit einer Gabel fein zerdrücken. Die Aprikosen waschen, halbieren, entsteinen und in ca. 0,5 cm
dicke Scheiben schneiden. Die Eier trennen. Die Eiweiße steif schlagen.
Mehl, Backpulver und Zimt vermischen. Die Rosinen in einem Sieb abtropfen lassen, dabei den Haferdrink auffangen. Den Backofen auf 180°
vorheizen. Ein Backblech (ca. 40 × 30 cm) mit Backpapier auslegen.

3. Die Eigelbe mit Joghurt, Zucker und Olivenöl in einer Rührschüssel
mit den Rührbesen des Handrührgeräts cremig rühren. Dann 6 EL vom
aufgefangenen Haferdrink unterrühren. Die Mehlmischung dazugeben
und auf niedrigster Stufe unterrühren. Das Bananenmus und die Rosinen
unterrühren. Zum Schluss den Eischnee vorsichtig mit einem Teigspatel
von Hand unterheben.

4. Den Teig gleichmäßig auf dem Blech verteilen. Mit den Aprikosen-
scheiben belegen und mit den Pinienkernen bestreuen. Im Ofen (Mitte) 10 Min. backen. Dann die Temperatur auf 160° reduzieren und den
Kuchen in weiteren 35–40 Min. fertig backen. Aus dem Ofen nehmen und
auf dem Blech auskühlen lassen.

5. Während der Kuchen backt, für die Garnitur die Aprikosen waschen,
halbieren, entsteinen und in kleine Stücke schneiden. Die Aprikosenstü-
cke mit dem Zimt mischen und ziehen lassen, bis der Kuchen ausgekühlt
ist. Kuchen in Stücke schneiden. Die Stücke jeweils mit 1–2 EL Zimtapriko-
sen anrichten und mit griechischem Joghurt und Minze garnieren.

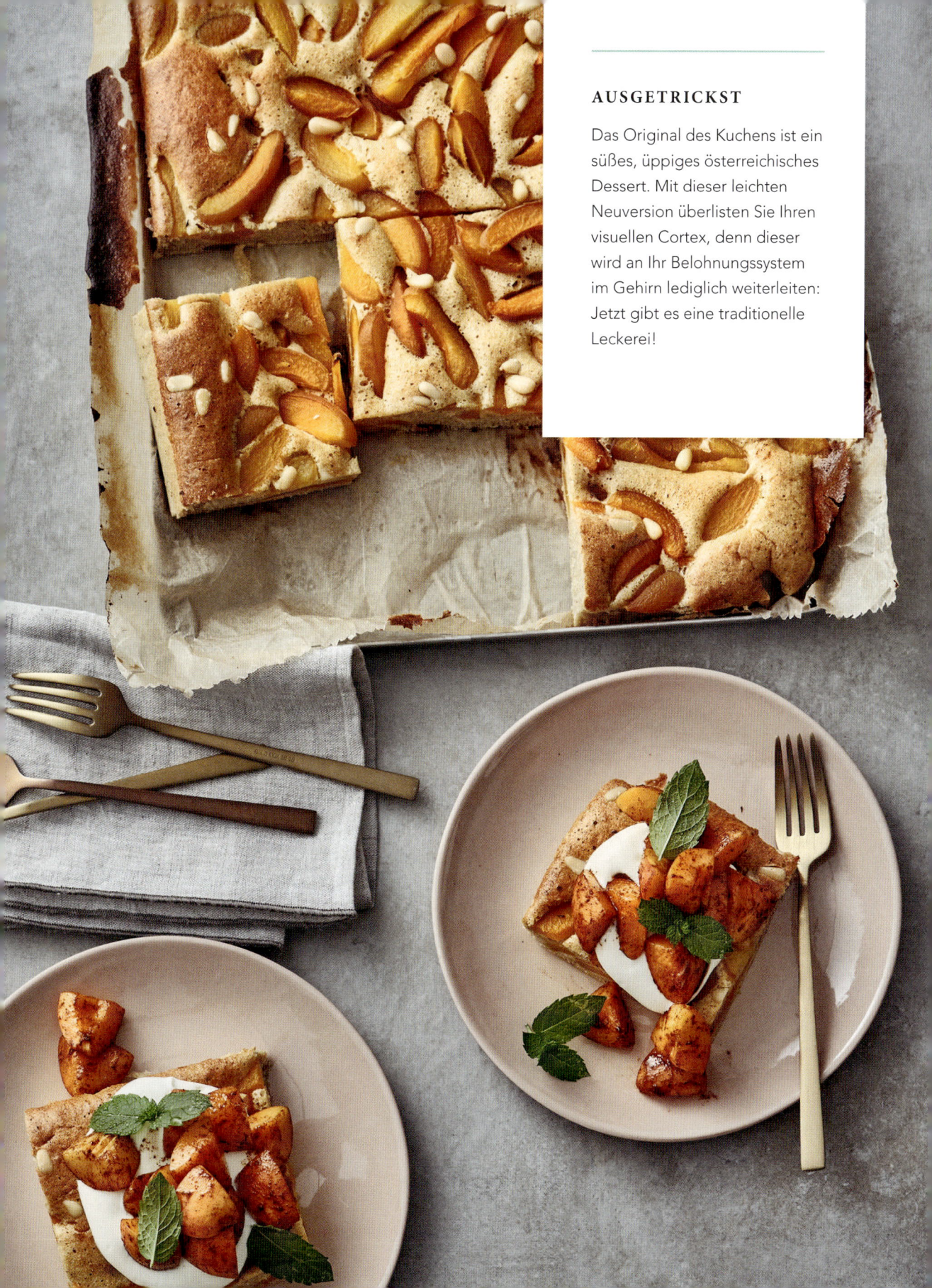

AUSGETRICKST

Das Original des Kuchens ist ein süßes, üppiges österreichisches Dessert. Mit dieser leichten Neuversion überlisten Sie Ihren visuellen Cortex, denn dieser wird an Ihr Belohnungssystem im Gehirn lediglich weiterleiten: Jetzt gibt es eine traditionelle Leckerei!

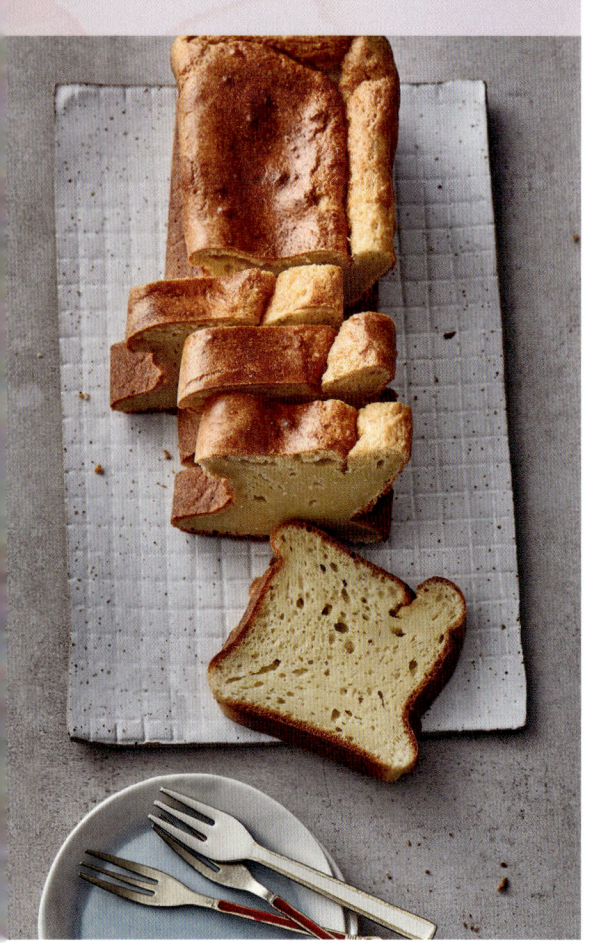

KOKOSKUCHEN
MIT MANDELN

Für 1 Kuchen (12 Stücke) | Zubereitung: 20 Min.,
Backen: 45 Min.
Pro Stück: 225 kcal, 10 g EW, 10 g F, 24 g KH

270 g Dinkelmehl (Type 630) | 50 g gemahlene Mandeln | 1 Pck. Backpulver | 5 Eier (M) | 250 g Magerquark | 100 g griechischer Joghurt (10 % Fett) | 70 g Rohrohrzucker | 200 g Kokosmilch | Kastenform (ca. 28 cm Länge)

1. Den Backofen auf 160° vorheizen. Die Kastenform mit Backpapier auslegen. Mehl, Mandeln und Backpulver vermischen. Die Eier trennen.

2. Die Eiweiße steif schlagen. Die Eigelbe mit Quark, Joghurt und Zucker in einer Schüssel mit den Rührbesen des Handrührgeräts schaumig schlagen. Die Kokosmilch unterrühren. Die Mehlmischung auf zweimal hinzufügen und jeweils gut unterrühren. Den Eischnee vorsichtig unterheben.

3. Den Teig in die Kastenform füllen und im Ofen (Mitte) ca. 45 Min. backen. Die Form aus dem Ofen nehmen und den Kuchen darin auskühlen lassen. D en Kuchen aus der Form lösen.

VARIANTE: MIT ZUCKERGUSS

Wer mag, kann den Kuchen mit einem Zitronenzuckerguss überziehen: Dazu 200 g Puderzucker mit so viel Zitronensaft (von ca. 1 Zitrone) verrühren, bis ein dickflüssiger Guss entstanden ist. Den Guss auf dem kalten Kuchen verteilen und fest werden lassen.

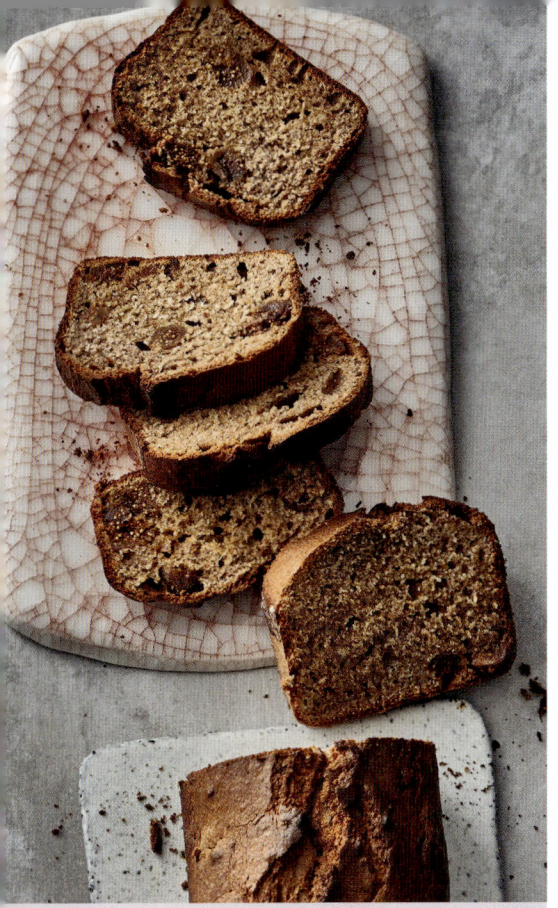

FEIGENKUCHEN MIT MASCARPONE

Für 1 Kuchen (12 Stücke) | Zubereitung: 15 Min., Einweichen: 12 Std., Backen: 1 Std.
Pro Stück: 300 kcal, 8 g EW, 13 g F, 37 g KH

12 getrocknete Feigen | 250 ml Milch | 250 g Dinkel-Vollkornmehl | 1 Pck. Backpulver | 3 TL Zimtpulver | Salz | 2 sehr reife Bananen | 3 Eier (L) | 80 g Rohrrohrzucker | 250 g Mascarpone | Kastenform (ca. 28 cm Länge)

1. Aus den Feigen die Stiele entfernen. Feigen klein schneiden, mit der Milch in eine Schüssel geben und im Kühlschrank 12 Std. einweichen.

2. Feigen in ein Sieb abgießen und abtropfen lassen (die Milch auffangen und anderweitig verwenden, s. Tipp). Den Backofen auf 180° vorheizen. Die Form mit Backpapier auslegen.

3. Mehl, Backpulver, Zimt und 1 Prise Salz vermischen. Bananen schälen und in einer Schüssel mit einer Gabel zu einem gleichmäßig feinen Mus zerdrücken. Eier in einer großen Schüssel mit Zucker und Mascarpone mit den Rührbesen des Handrührgeräts zu einer schaumigen Creme schlagen. Mehlmischung nach und nach auf niedrigster Stufe unterrühren. Bananenpüree gut unterrühren. Feigen unterheben.

4. Teig in die Form füllen und im Ofen (Mitte) ca. 1 Std. backen. Kuchen in der Form auskühlen lassen, dann herauslösen.

RESTE-TIPP

Die Milch, in der die Trockenfeigen eingelegt waren, nimmt den Geschmack und die Süße der Feigen an und schmeckt unglaublich gut. Wir verwenden sie daher gerne für Müsli oder Overnight Bowls.

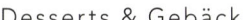

Saftiger
SCHOKOGUGELHUPF

Für 1 Kuchen (12 Stücke) | Zubereitung: 30 Min., Backen: 50 Min.
Pro Stück: 400 kcal, 9 g EW, 22 g F, 40 g KH

FÜR DEN TEIG

2 sehr reife Bananen

300 g Zucchini

6 Eier (M)

300 g Dinkelmehl (Type 630)

35 g stark entöltes Kakaopulver

1 Pck. Backpulver

150 g Rohrohrzucker

125 ml Olivenöl

FÜR DIE GLASUR

150 g Zartbitterkuvertüre

50 g Butter

AUSSERDEM

Gugelhupfform (ca. 22 cm Ø)

Butter und Mehl für die Form

1. Den Backofen auf 180° vorheizen. Die Gugelhupfform mit Butter einfetten und mit Mehl ausstäuben.

2. Für den Teig die Bananen schälen und mit einer Gabel sehr fein zerdrü-
cken, bis sie fast flüssig sind. Die Zucchini waschen, putzen und mit der
Küchenreibe fein raspeln. Die Eier trennen. Die Eiweiße steif schlagen.
Mehl, Kakao und Backpulver vermischen.

3. Eigelbe, Zucker und Olivenöl in einer Schüssel mit den Rührbesen des
Handrührgeräts leicht schaumig rühren. Die Mehlmischung nach und
nach dazugeben und auf niedrigster Stufe unterrühren. Das Bananenmus
unterrühren, dann die Zucchini. Zum Schluss den Eischnee vorsichtig mit
einem Teigspatel unterheben.

4. Den Teig in die Form füllen und im Ofen (Mitte) 45–50 Min. backen.
Den Kuchen aus dem Ofen nehmen und auf einem Kuchengitter in der
Form auskühlen lassen. Dann auf eine Kuchenplatte stürzen.

5. Für die Glasur die Kuvertüre hacken und mit der Butter im warmen
Wasserbad unter Rühren schmelzen. Den Kuchen mit der Glasur überziehen und diese fest werden lassen.

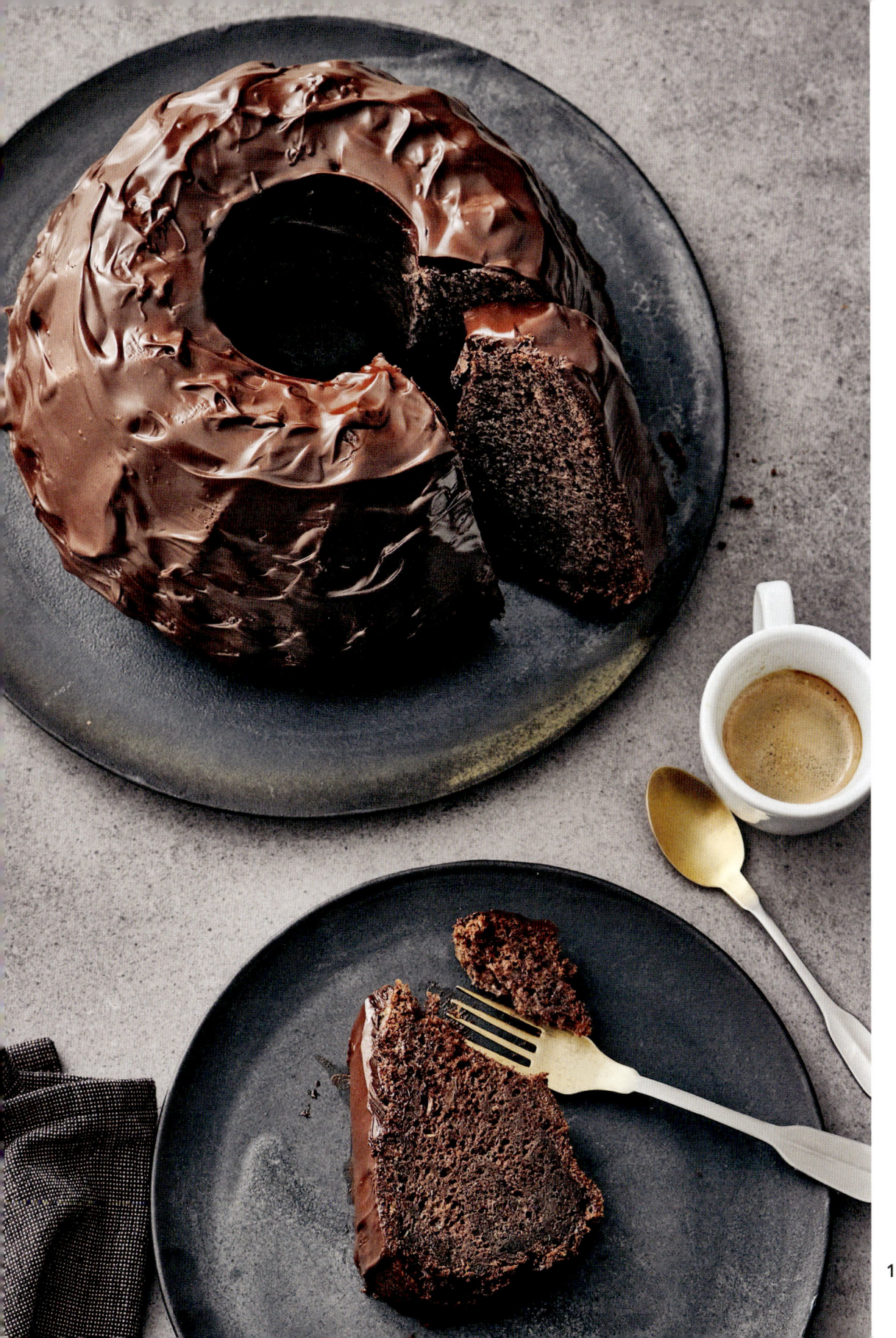

REGISTER

APPETIT AUF MEHR?

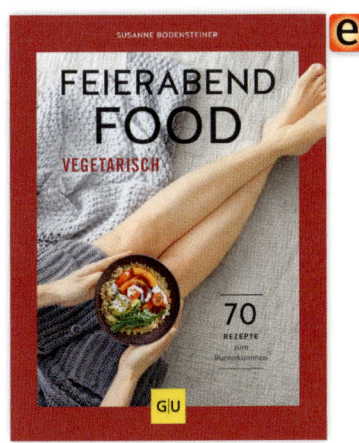

ISBN 978-3-8338-7556-4

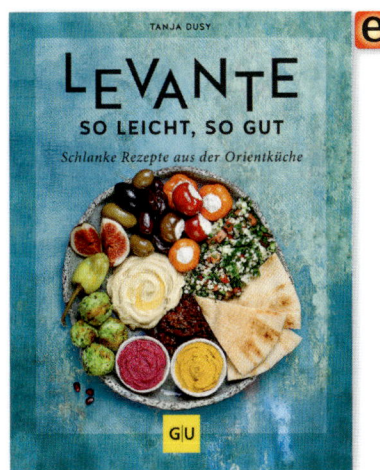

ISBN 978-3-8338-7327-0

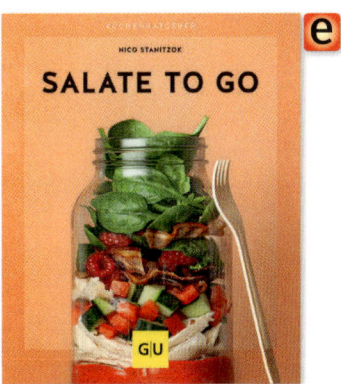

ISBN 978-3-8338-7300-3

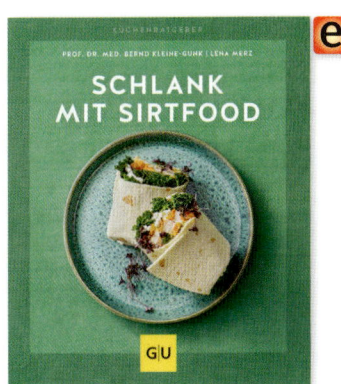

ISBN 978-3-8338-7702-5

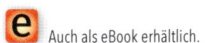 Auch als eBook erhältlich.

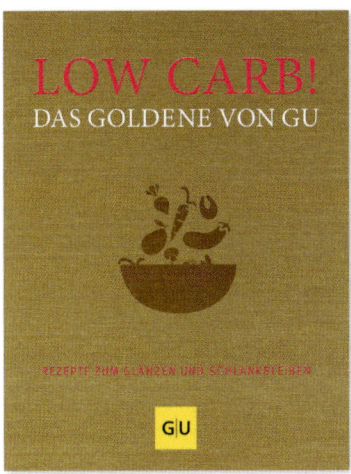

ISBN 978-3-8338-6451-3

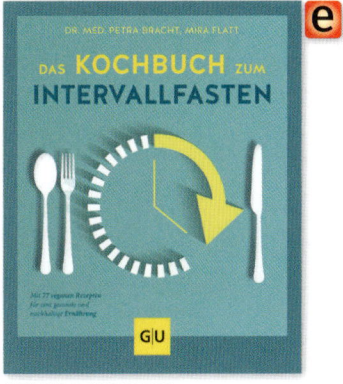

ISBN 978-3-8338-7098-9

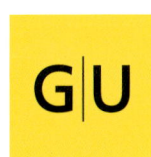

Mehr von GU auf **www.gu.de** und **f** **facebook.com/gu.verlag**

IMPRESSUM

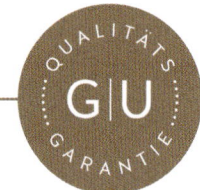

© 2021 GRÄFE UND UNZER VERLAG GmbH, München
Alle Rechte vorbehalten. Nachdruck, auch auszugsweise, sowie die Verbreitung durch Film, Funk, Fernsehen und Internet, durch fotomechanische Wiedergabe, Tonträger und Datenverarbeitungssysteme jeglicher Art nur mit schriftlicher Genehmigung des Verlages.
Projektleitung: Elke Sieferer
Lektorat: Karin Kerber
Korrektorat: Ulrike Wagner
Innen- und Umschlaggestaltung: independent Medien-Design, Horst Moser, München
Herstellung: Petra Roth
Satz: Marion Feldmann
Reproduktion: Longo AG, Bozen
Druck und Bindung: Firmengruppe APPL, aprinta druck, Wemding
Syndication: www.seasons.agency
Printed in Germany

1. Auflage 2021
ISBN 978-3-8338-7766-7

BILDNACHWEIS:

Julia Hoersch: Foodfotografie
Sebastien Manigaud (www.sebastienmphotography.com): S. 2/3 und 6 sowie Autorenfotos auf Cover und U4
Sonstige: Getty Images: S. 9; Shutterstock: S. 11, 13, 35, 38, 39, 41 und Icon „Nerven"; Stocksy: Aquarellhintergründe; The Noun Project: Icons „Tropfen", „Muffin", „Smiley", „Magen" und „Uhr"

DIE FOTOGRAFIN:

Julia Hoersch ist eine vielfach ausgezeichnete Fotografin. Sie arbeitet als freie Fotografin in Hamburg für zahlreiche renommierte Magazine, Agenturen und Buchverlage. Zusammen mit **Katja Baum** (Foodstyling) und **Meike Graf** (Requisite) setzte sie die Gerichte in diesem Buch gekonnt in Szene.

DIE AUTORINNEN:

Dr. med Iris Zachenhofer war als Neurochirurgin an der Wiener Uniklinik und der Neurochirurgie in Feldkirch tätig sowie an einer Kinderneurochirurgie in Paris. Inzwischen arbeitet sie in einer psychiatrischen Abteilung in Wien.
Dr. med. Marion Reddy hat ihre Ausbildung am AKH Wien absolviert. Als Neurochirurgin arbeitet sie in der Privatklinik Medipôle Garonne, Toulouse, mit Spezialisierung auf Wirbelsäulenchirurgie, Schmerztherapie und Sportmedizin.

WICHTIGER HINWEIS:

Die Gedanken, Methoden und Anregungen in diesem Buch stellen die Meinung bzw. Erfahrung der Autorinnen dar, wurden nach bestem Wissen erstellt und mit größtmöglicher Sorgfalt geprüft. Sie bieten jedoch keinen Ersatz für persönlichen kompetenten medizinischen Rat. Jede Leserin, jeder Leser ist für das eigene Tun und Lassen weiterhin selbst verantwortlich. Weder Autorinnen noch Verlag können für eventuelle Nachteile und Schäden, die aus den im Buch gegebenen praktischen Hinweisen resultieren, eine Haftung übernehmen.

UMWELTHINWEIS:

Dieses Buch ist auf PEFC-zertifiziertem Papier aus nachhaltiger Waldwirtschaft gedruckt.

BACKOFENHINWEIS:

Unsere Backzeiten können je nach Herd variieren. Die Temperaturangaben beziehen sich auf das Backen im Elektroherd mit Ober- und Unterhitze und können bei Gasherden oder Backen mit Umluft abweichen.

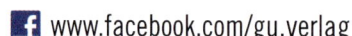
www.facebook.com/gu.verlag

LIEBE LESERINNEN UND LESER,

wir wollen Ihnen mit diesem Buch Informationen und Anregungen geben, um Ihnen das Leben zu erleichtern oder Sie zu inspirieren, Neues auszuprobieren. Wir achten bei der Erstellung unserer Bücher auf Aktualität und stellen höchste Ansprüche an Inhalt und Gestaltung. Alle Anleitungen und Rezepte werden von unseren Autoren, jeweils Experten auf ihren Gebieten, gewissenhaft erstellt und von unseren Redakteuren/innen mit größter Sorgfalt ausgewählt und geprüft.

Haben wir Ihre Erwartungen erfüllt? Sind Sie mit diesem Buch und seinen Inhalten zufrieden? Wir freuen uns auf Ihre Rückmeldung. Und wir freuen uns, wenn Sie diesen Titel weiterempfehlen, in Ihrem Freundeskreis oder bei Ihrem online-Kauf.

Sollten wir Ihre Erwartungen so gar nicht erfüllt haben, tauschen wir Ihnen Ihr Buch jederzeit gegen ein gleichwertiges zum gleichen oder ähnlichen Thema um.

KONTAKT ZUM LESERSERVICE

GRÄFE UND UNZER VERLAG
Grillparzerstraße 12
81675 München
www.gu.de

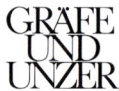

GRÄFE UND UNZER

Ein Unternehmen der
GANSKE VERLAGSGRUPPE